写真で見る生薬と漢方薬局

- 本文中にでてくるおもな生薬と基原植物，漢方薬局で使用する道具を掲載した．
- 基原植物を掲載している植物生薬は左に生薬，右に基原植物を並べている．
- 生薬と基原植物の写真説明は次のようになっている．
  生薬名：和名（漢名）・用部　　基原植物：和名（学名）
- 写真は杉本幸子氏，矢崎一史氏（京都大学生存圏研究所），吉本悟氏（薬王堂漢方薬局）のご厚意による．
  身近な『薬用植物園』を訪れてみよう．

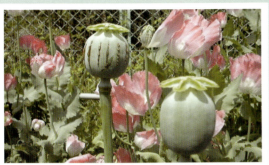
ケシ坊主（果実）に傷をつけて樹脂を採取する

ケシ（*Papaver somniferum* Linné）

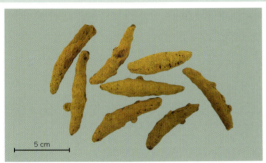
ウコン（鬱金）・根茎

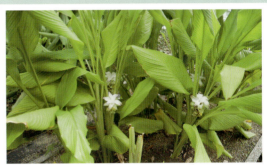
ウコン（*Curcuma longa* Linné）

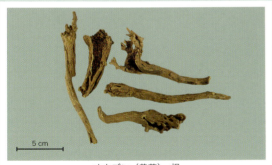
オウゴン（黄芩）・根

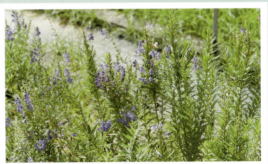
コガネバナ（*Scutellaria baicalensis* Georgi）

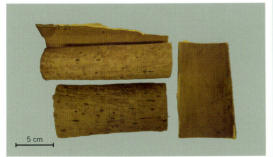
オウバク（黄柏）・周皮を除いた樹皮

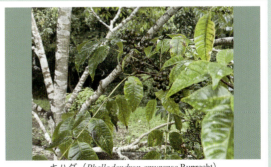
キハダ（*Phellodendron amurense* Ruprecht）

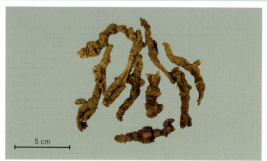
オウレン（黄連）・根茎

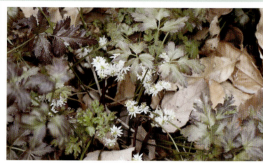
セリバオウレン（*Coptis japonica* Makino var. *dissecta* Nakai）

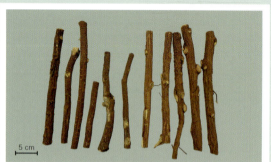
カンゾウ（甘草）・根およびストロン

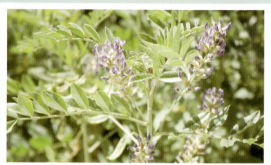
スペインカンゾウ（*Glycyrrhiza glabra* Linné）

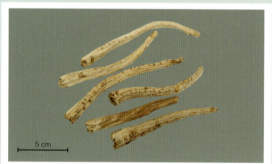
キキョウ（桔梗）・根

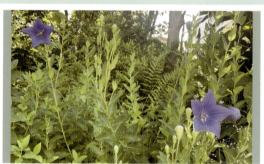
キキョウ（*Platycodon grandiflorus* A. De Candolle）

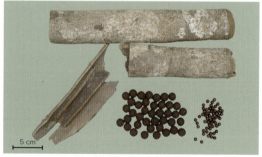
ケイヒ（桂皮）・樹皮と桂枝茯苓丸

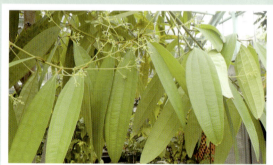
Cinnamomum cassia J. Presl

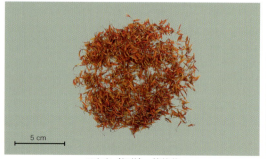
コウカ（紅花）・管状花

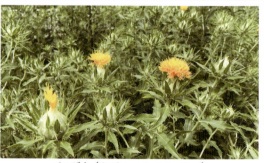
ベニバナ（*Carthamus tinctorius* Linné）

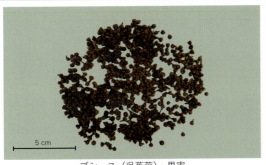
ゴシュユ（呉茱萸）・果実

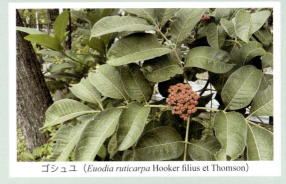
ゴシュユ（*Euodia ruticarpa* Hooker filius et Thomson）

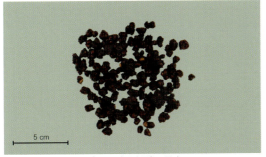
ゴミシ（五味子）・果実

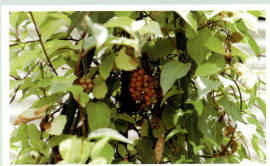
チョウセンゴミシ（*Schisandra chinensis* Baillon）

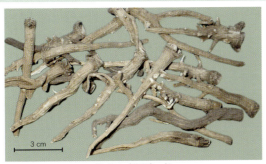
サイコ（柴胡）・根

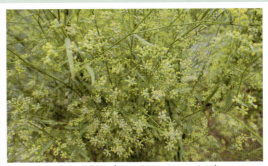
ミシマサイコ（*Bupleurum falcatum* Linné）

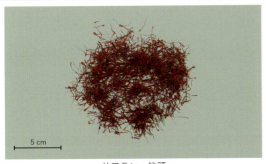
サフラン・柱頭

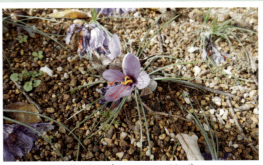
サフラン（*Crocus sativus* Linné）

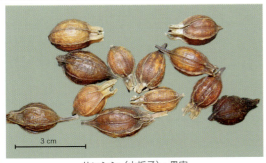
サンシシ（山梔子）・果実

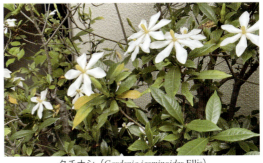
クチナシ（*Gardenia jasminoides* Ellis）

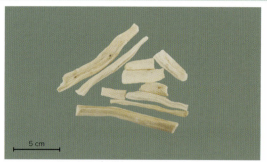
サンヤク（山薬）・周皮を除いた根茎

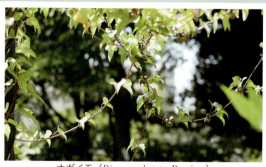
ナガイモ（*Dioscorea batatas* Decaisne）

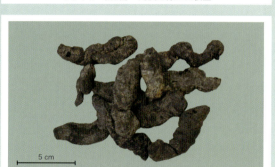
ジオウ（地黄）・根

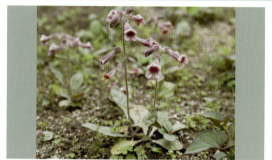
アカヤジオウ（*Rehmannia glutinosa* Liboschitz var. *purpurea* Makino）

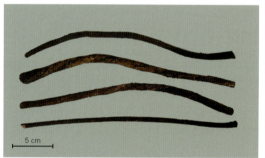
シコン（紫根）・根

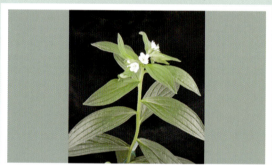
ムラサキ（*Lithospermum erythrorhizon* Siebold et Zuccarini）

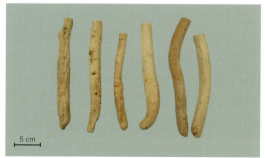
シャクヤク（芍薬）・根

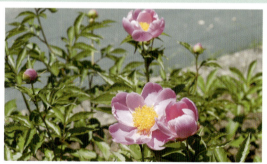
シャクヤク（*Paeonia lactiflora* Pallas）

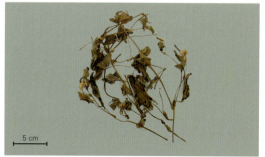
ジュウヤク（十薬）・花期の地上部

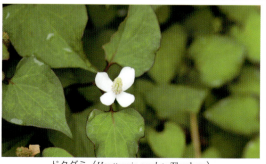
ドクダミ（*Houttuynia cordata* Thunberg）

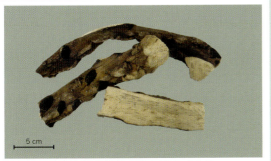
センコツ（川骨）・根茎を縦割したもの

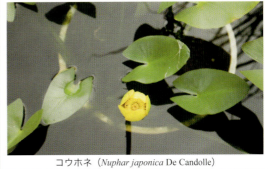
コウホネ（*Nuphar japonica* De Candolle）

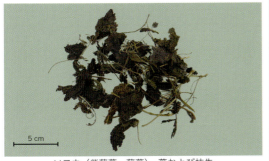
ソヨウ（紫蘇葉・蘇葉）・葉および枝先

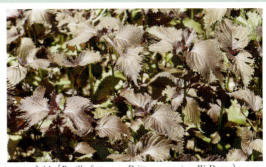
シソ（*Perilla frutescens* Britton var. *crispa* W. Deane）

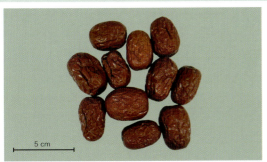
タイソウ（大棗）・果実

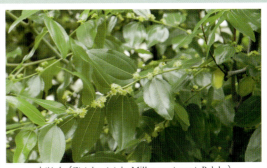
ナツメ（*Ziziphus jujuba* Miller var. *inermis* Rehder）

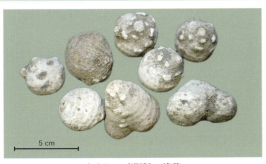
タクシャ（沢瀉）・塊茎

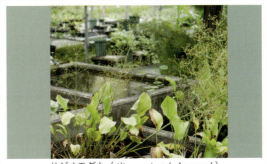
サジオモダカ（*Alisma orientale* Juzepczuk）

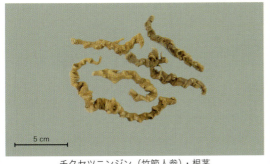
チクセツニンジン（竹節人参）・根茎

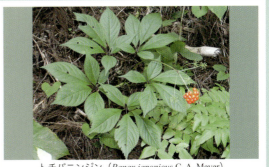
トチバニンジン（*Panax japonicus* C. A. Meyer）

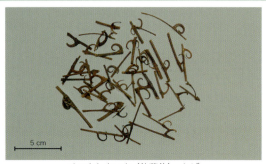
チョウトウコウ（釣藤鉤）・とげ

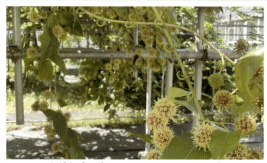
カギカズラ（*Uncaria rhynchophylla* Miquel）

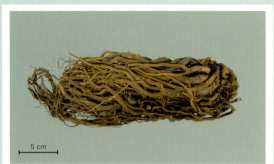
トウキ（当帰）・根

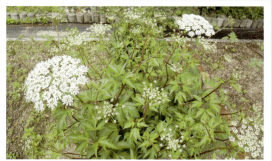
トウキ（*Angelica acutiloba* Kitagawa）

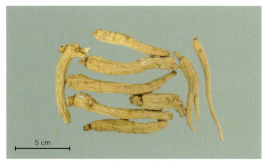
ニンジン（人参）・根

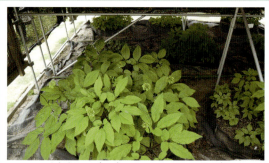
オタネニンジン（*Panax ginseng* C. A. Meyer）

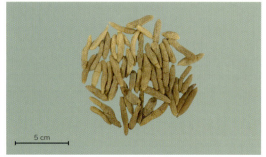
バクモンドウ（麦門冬）・根の膨大部

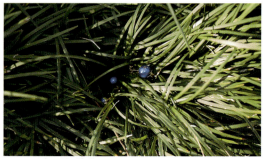
ジャノヒゲ（*Ophiopogon japonicus* Ker-Gawler）

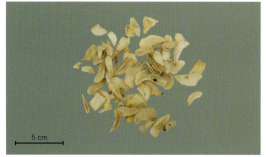
ビャクゴウ（百合）・鱗片葉

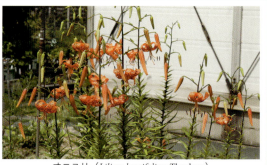
オニユリ（*Lilium lancifolium* Thunberg）

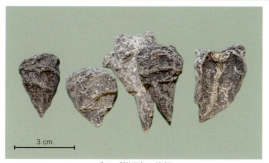
ブシ（附子）・塊根

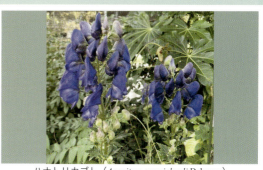
ハナトリカブト（*Aconitum carmichaeli* Debeaux）

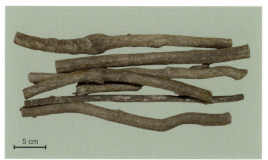
ボウイ（防已）・つる性の茎

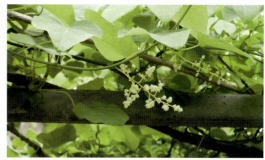
オオツヅラフジ（*Sinomenium acutum* Rehder et Wilson）

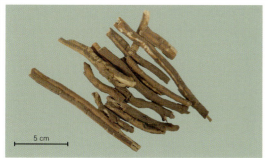
ボタンピ（牡丹皮）・根皮

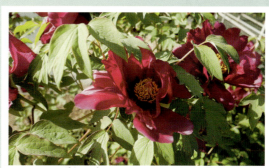
ボタン（*Paeonia suffruticosa* Andrews）

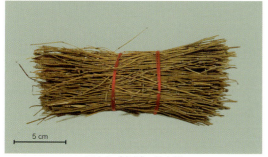
マオウ（麻黄）・地上茎

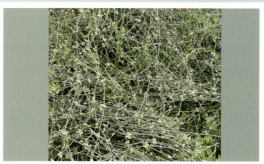
シナマオウ（*Ephedra sinica* Stapf）

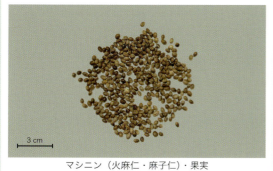
マシニン（火麻仁・麻子仁）・果実

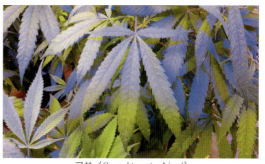
アサ（*Cannabis sativa* Linné）

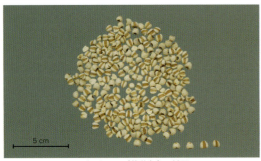
ヨクイニン（薏苡仁）・種子

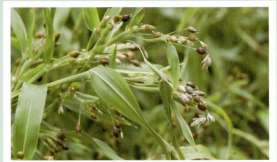
ハトムギ（*Coix lacryma-jobi* Linné var. *mayuen* Stapf）

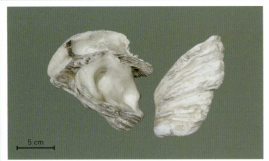
ボレイ（牡蛎）

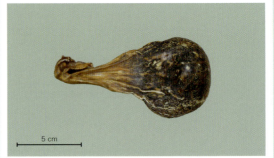
ユウタン（熊胆）

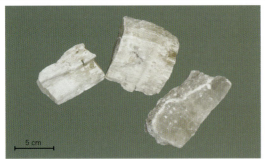
セッコウ（石膏）

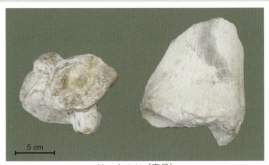
リュウコツ（竜骨）

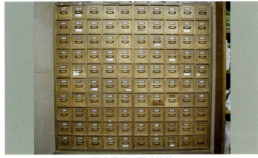
漢方薬局の百味箪笥

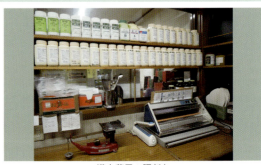
漢方薬局の調剤台

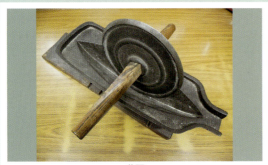
薬研

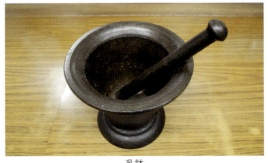
乳鉢

ベーシック薬学教科書シリーズ

薬学教育モデル・
コアカリキュラム準拠

7

生薬学・
天然物化学（第3版）

青木俊二［編］

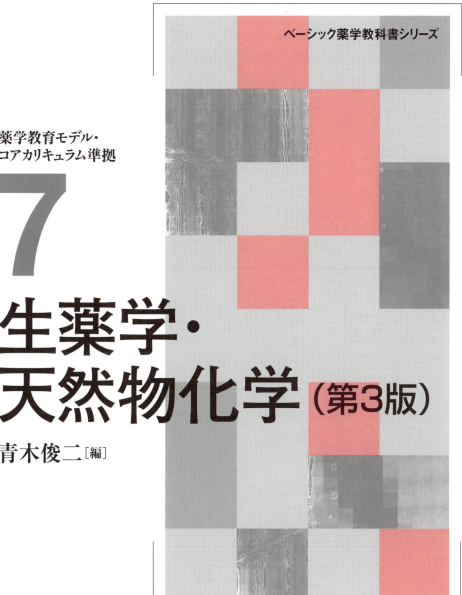

化学同人

ベーシック薬学教科書シリーズ 刊行にあたって

　平成18年4月から，薬剤師養成を目的とする薬学教育課程を6年制とする新制度がスタートしました．6年制の薬学教育の誕生とともに，大学においては薬学教育モデル・コアカリキュラムに準拠した独自のカリキュラムに基づいた講義が始められています．この薬学コアカリキュラムに沿った教科書もすでに刊行されていますが，ベーシック薬学教科書シリーズは，それとは若干趣を異にした，今後の薬学教育に一石を投じる新しいかたちの教科書であります．薬学教育モデル・コアカリキュラムの内容を十分視野に入れながらも，各科目についてのこれまでの学問としての体系を踏まえたうえで，各大学で共通して学ぶ「基礎科目」や「専門科目」に対応しています．また，ほとんどの大学で採用されているセメスター制に対応するべく，春学期・秋学期各13～15回の講義で教えられるように配慮されています．

　本ベーシック薬学教科書シリーズは，薬学としての基礎をとくに重要視しています．したがって，薬学部学生向けの「基本的な教科書」であることを念頭に入れ，すべての薬学生が身につけておかなければならない基本的な知識や主要な問題を理解できるように，内容を十分に吟味・厳選しています．

　高度化・多様化した医療の世界で活躍するために，薬学生は非常に多くのことを学ばねばなりません．一つ一つのテーマが互いに関連し合っていることが理解できるよう，また薬学生が論理的な思考力を身につけられるように，科学的な論理に基づいた記述に徹して執筆されています．薬学生および薬剤師として相応しい基礎知識が習得できるよう，また薬学生の勉学意欲を高め，自学自習にも努められるように工夫された教科書です．さらに，実務実習に必要な薬学生の基本的な能力を評価する薬学共用試験(CBT・OSCE)への対応にも有用です．

　このベーシック薬学教科書シリーズが，医療の担い手として活躍が期待される薬剤師や問題解決能力をもった科学的に質の高い薬剤師の養成，さらに薬剤師の新しい職能の開花・発展に少しでも寄与できることを願っています．

2007年9月

ベーシック薬学教科書シリーズ
編集委員一同

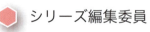

杉浦　幸雄　　（京都大学名誉教授）
野村　靖幸　　（久留米大学医学部　客員教授）
夏苅　英昭　　（新潟薬科大学薬学部　客員教授）
井出　利憲　　（広島大学名誉教授）
平井　みどり　（神戸大学名誉教授）

まえがき

　医療現場では，新型コロナウイルス(COVID-19)に対する mRNA ワクチンや抗体医薬品の開発など，新薬開発は日進月歩で，さまざまな疾病の治療に大きな成果を上げている．一方で，現代でも古くから用いられてきた医薬品が多様な疾病の治療に依然として貢献しており，天然薬物もがん化学療法剤に代表されるようにその一翼を担っている．このことは，医療現場で用いられている天然由来の医薬品の基原やその発展過程を知っておくことが，将来，薬剤師として働く薬学生にとってとても重要であることを意味している．

　また，現代人を取り巻く生活環境は，食生活に代表されるように常に変化しており，それに伴って生活習慣病とよばれる慢性疾患も多様化してきている．これら生活習慣病は，時として原因が複合的で，一つの原因にアプローチするだけでは病状の改善が思わしくないことも少なくない．このような病状に対しては，全人的に症状をとらえて治療を行う漢方薬が効果的であることも多い．また，近年の医療費増加に伴い，セルフメディケーションによる疾病予防という観点が重要視されている．これはまさに，漢方における「未病」の概念に合致するもので，この点からも現代医療における漢方薬の有用性が注目されている．漢方薬は，おもに植物などの生薬を数種類組み合わせて処方とすることで治療に用いられる．現代の医療現場での漢方薬の消費量を考えると，薬剤師にとって漢方薬を構成する生薬に対する知識は必須といえる．

　教育現場では，薬学教育モデル・コア・カリキュラム令和4年度改訂版が2023年に提示された．SBOs の廃止など大きな変更が加えられてはいるが，本書の内容が関係する生薬学・天然物化学および漢方医学の分野においては学習すべき項目などに大きな変更は加えられていない．これをふまえて，第3版においても第2版の基本構成は変更していない．「Part Ⅰ　薬になる動植物・鉱物」では，生薬の歴史と現状，生薬としての薬用動植物・鉱物および有効成分について解説した．さらに，生薬成分について構造上の分類と生合成経路とともに，生薬の同定と品質評価について記載した．「Part Ⅱ　薬の宝庫としての天然物」では，医薬リード化合物やシーズとしての生薬成分や微生物の代謝成分を取りあげるとともに，資源確保の問題について説明した．「Part Ⅲ　現代医療のなかの生薬・漢方薬」では，漢方医薬学の理論，処方と診断などの特徴を西洋医学と比較のもとに説明し，その応用として漢方治療の原則について解説した．しかしながら，現在，第18改正日本薬局方が第2追補を含めて適用されており，本書の関連個所においても第2版出版時点から多くの事項が追加・削除されている．そのような経年的にアップデートが必要な部分については大きく変更を加えた．

　本書は，薬学モデルコアカリキュラムで求められる生薬学・天然物化学における教育内容が厳選されコンパクトにまとめられており，薬学生のよき案内書になることを望むところである．

最後に，第3版の出版にあたり第2版の内容に手を入れさせていただくことに快諾ください
さいました執筆者の諸先生がたに心よりお礼申し上げます．また，化学同人の栩井文子氏，
大林史彦氏をはじめ，化学同人編集部の皆様に心から感謝いたします．

2025年　早春

編者　　青木　俊二

執筆者

◎**青木　俊二**	（兵庫医科大学薬学部　教授）	9，10章
荒井　雅吉	（大阪大学大学院薬学研究科　教授）	4，8章
菊地　晴久	（慶應義塾大学薬学部　教授）	3章
渋谷　雅明	（新潟薬科大学名誉教授）	4章
杉本　幸子	（順天堂大学薬学部　先任准教授）	1，2章2.1，2.2節，5章
供田　　洋	（北里大学名誉教授）	8章
宮本　智文	（順天堂大学薬学部　教授）	6，7章
森川　敏生	（近畿大学薬学総合研究所　教授）	2章2.3，2.4節

（五十音順，◎印は編者）

CONTENTS

シリーズ刊行にあたって……iii
編集委員一覧……iv
まえがき……v
執筆者一覧……vii

Part I　薬になる動植物・鉱物　　1

1章　生薬とは何か　　3

1.1　生薬の分類と特徴……………………3
  1.1.1　生薬の分類………………………3
  1.1.2　代表的な生薬と特徴………………3

1.2　生薬の歴史………………………6
  1.2.1　欧州における生薬の歴史………6
  1.2.2　中国における生薬の歴史………7
  1.2.3　日本における生薬の歴史………9

1.3　生薬の生産と流通………………10
  1.3.1　生薬の生産………………………10
  1.3.2　薬用植物の採取時期……………10
  1.3.3　生薬の加工と貯蔵………………11
  1.3.4　生薬の修治………………………11
  1.3.5　生薬の流通………………………12
章末問題………………………………12

2章　薬用動植物・鉱物　　13

2.1　薬用植物の形態…………………13
  2.1.1　細　胞……………………………13
  2.1.2　組　織……………………………13
  2.1.3　組　織　系………………………14
  2.1.4　器　官……………………………15
  2.1.5　植物の分類と名前………………22

2.2　薬用植物の識別…………………23
  2.2.1　形態が類似した植物の識別……24
  2.2.2　形態が類似した同属植物の識別………25

2.3　薬用植物と生薬…………………28

2.4　薬用動物・鉱物と生薬…………96
  2.4.1　動物を基原とする生薬…………96
  2.4.2　鉱物を基原とする生薬…………98
章末問題………………………………99
付表①　基原植物科名による
       植物生薬の分類………………101
付表②　薬用部位による植物生薬の分類…………105
付表③　代表的な成分による
       植物生薬の分類………………106

COLUMN 薬の王様──アスピリン　48／毒と薬──
附子の修治　85　　**Advanced** 光と葉の形　20

3章　生薬成分の構造と生合成

3.1　天然化合物の生合成経路 ……………… 109
3.2　テルペノイド ……………………………… 110
　3.2.1　テルペノイドの分類 ……………… 111
　3.2.2　メバロン酸経路と非メバロン酸経路
　　　　（イソプレノイド経路） ………… 111
　3.2.3　モノテルペン ……………………… 113
　3.2.4　セスキテルペン …………………… 116
　3.2.5　ジテルペン ………………………… 118
　3.2.6　トリテルペン ……………………… 118
　3.2.7　ステロイド ………………………… 120
　3.2.8　カロテノイド ……………………… 121
3.3　アルカロイド …………………………… 122
　3.3.1　オルニチン由来のアルカロイド…… 123
　3.3.2　リジン由来のアルカロイド ……… 124
　3.3.3　チロシン（またはフェニルアラニン）
　　　　由来のアルカロイド ……………… 125
　3.3.4　トリプトファン由来のアルカロイド…… 130
　3.3.5　プソイドアルカロイド …………… 133
3.4　フェニルプロパノイド ………………… 134
　3.4.1　シキミ酸経路 ……………………… 134

COLUMN 脂質異常症とスタチン　114／花の香りとモノテルペン　115／アンチ・ドーピング規程の禁止物質となる生薬成分　128

　3.4.2　ケイ皮酸誘導体 …………………… 135
　3.4.3　クマリン ………………………… 137
　3.4.4　リグナン ………………………… 138
　3.4.5　リグニン ………………………… 139
3.5　ポリケチド ……………………………… 140
　3.5.1　芳香族ポリケチドの生合成……… 140
　3.5.2　アントラキノン類 ………………… 141
　3.5.3　クロモン類などその他の芳香族
　　　　ポリケチド ……………………… 141
　3.5.4　出発単位がアセチル CoA 以外の
　　　　ポリケチド ……………………… 143
3.6　フラボノイド …………………………… 144
　3.6.1　フラボノイドの生合成…………… 144
　3.6.2　フラバノン，ジヒドロフラボノール，
　　　　フラボノール，フラボン ……… 146
　3.6.3　アントシアニジン，アントシアニン…… 146
　3.6.4　フラバノール（カテキン）……… 147
　3.6.5　イソフラボノイド ………………… 148
　3.6.6　スチルベン ………………………… 149
章末問題………………………………………… 149

4章　生薬の利用

4.1　生薬の医薬品としての利用 …………… 151
　4.1.1　医薬品としての利用……………… 151
　4.1.2　漢方処方用薬としての利用……… 153
　4.1.3　植物由来医薬品の原料としての利用…… 153

COLUMN 薬食同源　155

4.2　食品および食品添加物としての利用…… 153
4.3　生薬の農薬としての利用 ……………… 155
4.4　生薬の香粧品としての利用 …………… 156
章末問題………………………………………… 156

5章　生薬の同定と品質評価　157

5.1 生薬総則と生薬試験法·············· *157*
 5.1.1 生薬総則 ···························· *157*
 5.1.2 生薬試験法 ························ *158*
5.2 生薬の鑑別 ···························· *159*
 5.2.1 五感と外部形態による鑑別········ *159*
 5.2.2 内部形態による鑑別··············· *161*
5.3 確認試験法 ···························· *162*
 5.3.1 生薬確認試験に用いられる呈色試薬
  および呈色反応 ····················· *162*

Advanced BHC と DDT　159／生薬試験法に威力を発揮する NMR 法　160

 5.3.2 薄層クロマトグラフィーによる
  確認試験 ···························· *164*
 5.3.3 特異的な呈色反応，沈殿などを利用した
  確認試験 ···························· *165*
 5.3.4 性状の変化を観察する確認試験········ *166*
 5.3.5 紫外(UV)スペクトルの測定············ *166*
5.4 純度試験 ···························· *166*
5.5 生薬の同定と品質評価法 ········· *168*
章末問題····································· *169*

Part Ⅱ　薬の宝庫としての天然物　171

6章　天然由来医薬品　173

6.1 天然由来医薬品とリード化合物··········· *173*
 6.1.1 アルカロイド系医薬品····················· *174*
 6.1.2 脂肪酸関連化合物························· *181*
 6.1.3 テルペノイド類··························· *182*
 6.1.4 ステロイド類····························· *184*
 6.1.5 フェニルプロパノイド類················· *187*
 6.1.6 クマリン類，クロモン類，クロマン類，
  フラボノイド類，カルコン類，キノン類
  ····································· *188*

COLUMN 神経伝達物質受容体と天然物　181／天然物の名称について　192

6.2 医薬シーズの探索 ····················· *191*
 6.2.1 植物資源の開拓························· *193*
 6.2.2 微生物資源の開拓······················· *193*
 6.2.3 海洋生物資源の開拓····················· *194*
6.3 天然医薬品資源 ····················· *195*
 6.3.1 生物活性物質のスクリーニング方法···· *195*
 6.3.2 シーズのゲノム解析······················· *196*
章末問題···································· *197*

7章　天然有機化合物の研究法　199

7.1 抽出と分離・精製 ……………………… *199*

  7.1.1 材料の収集 ……………………… *199*

  7.1.2 天然資源からの抽出 …………… *200*

  7.1.3 目的化合物の分離・精製 ……… *201*

7.2 構造解析法 ………………………… *203*

  COLUMN 機器分析とノーベル賞　203／スケラメートって？　204

  7.2.1 天然有機化合物の構造解析 …… *204*

  7.2.2 既知化合物の同定方法 ………… *205*

  7.2.3 未知化合物の構造解析 ………… *205*

章末問題 ………………………………… *211*

8章　微生物由来の医薬品　213

8.1 微生物が生みだす医薬品(抗生物質) …… *213*

  8.1.1 抗生物質とは(定義と歴史) ………… *213*

  8.1.2 抗生物質の化学(構造による分類) …… *214*

8.2 抗生物質の生産 …………………… *222*

  8.2.1 培養による生産(発酵法) ……… *222*

  8.2.2 半合成抗生物質 ………………… *223*

  8.2.3 全合成で生産される抗生物質 … *224*

8.3 微生物の利用 ……………………… *225*

  8.3.1 有 機 酸 ………………………… *225*

  COLUMN 天然物の神秘　220／「遺伝子」という新たな天然物　226

  8.3.2 糖　類 ………………………… *226*

  8.3.3 アミノ酸 ……………………… *227*

  8.3.4 核　酸 ………………………… *227*

  8.3.5 ビタミン・補酵素 …………… *227*

  8.3.6 ステロイドホルモン ………… *228*

  8.3.7 酵　素 ………………………… *228*

  8.3.8 組換えタンパク質 …………… *228*

章末問題 ………………………………… *228*

Part Ⅲ　現代医療のなかの生薬・漢方薬　　231

9 章　漢方医薬学　　233

9.1　漢方医薬学の特徴······231　233

9.1.1　漢方医薬学の歴史······231　233

9.1.2　漢方医薬学の特徴······231　234

9.2　漢方薬と民間薬······231　235

9.2.1　日本民間薬······231　235

9.2.2　代替・相補医療······231　236

9.2.3　生薬の四気と五味······231　237

9.2.4　漢方処方における君，臣，佐，使薬······231　238

9.3　漢方治療の特徴······231　239

9.3.1　漢方薬と西洋薬の用法上の違い······231　239

9.3.2　漢方処方と証······231　240

9.4　漢方処方の解析······231　246

9.4.1　漢方処方名の由来······231　246

9.4.2　代表的な漢方処方······231　247

9.5　漢方エキス製剤······231　260

9.5.1　エキス製剤と伝統的な煎剤の製法······231　260

9.5.2　漢方エキス製剤の品質······231　261

9.5.3　漢方エキス製剤と煎剤の比較······231　261

章末問題······231　262

10 章　漢方処方の応用　　263

10.1　代表的な疾患に対する漢方薬······231　263

10.1.1　胃腸病などの消化器系疾患と漢方薬······231　263

10.1.2　高血圧などの循環器系疾患と漢方薬······231　264

10.1.3　風邪などの呼吸器系疾患と漢方薬······231　265

10.1.4　糖尿病などの代謝・内分泌系疾患と漢方薬······231　265

10.1.5　腎・泌尿器系疾患と漢方薬······231　266

10.1.6　頭痛など神経・筋疾患と漢方薬······231　266

10.1.7　産婦人科疾患と漢方薬······231　267

10.1.8　リウマチ・自己免疫疾患と漢方薬······231　267

10.2　漢方薬の副作用と注意事項······231　268

10.2.1　生薬と副作用······231　268

10.2.2　漢方処方の服用で見られる副作用······231　270

章末問題······231　271

付記　収載漢方処方解説······231　272

学修事項対応頁　279

索　　　引　281

　生 薬 索 引　286

　漢 方 薬 索 引　287

　欧 文 索 引　287

★本書の各章末問題の解答については，化学同人 HP からダウンロードできます．

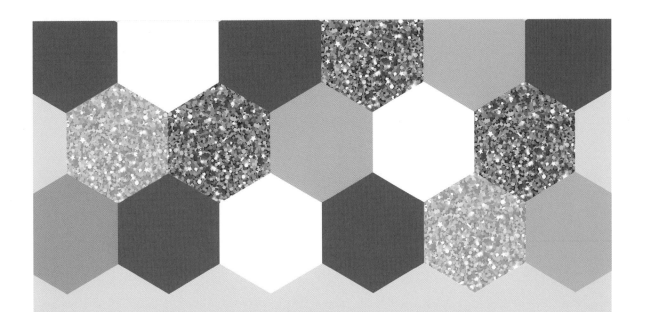

PART 1

薬になる動植物・鉱物

1章　生薬とは何か
2章　薬用動植物・鉱物
3章　生薬成分の構造と生合成
4章　生薬の利用
5章　生薬の同定と品質評価

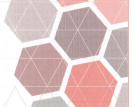

1 生薬とは何か

Part I 薬になる動植物・鉱物

❖ **本章の目標** ❖
- 動植物・鉱物などの天然物に由来する生薬の種類と分類，性質を学ぶ．
- 欧州，中国および日本における医薬学の発展の歴史とそれぞれの特徴を学ぶ．
- 生薬の生産と流通に関する現状と問題点を学ぶ．

1.1 生薬の分類と特徴

　生薬は，動植物や鉱物のなかから人類の永い使用経験によって取捨選択され，さらに加工調製法や保存法が工夫されて今日まで伝えられてきたもので，**伝承薬物**，**伝統医薬品**，**天然薬物**，**天然医薬品**などともよばれる．『第十八改正日本薬局方』（以下，日本薬局方）では，「生薬は，動植物の薬用とする部分，細胞内容物，分泌物，抽出物または鉱物など」と定義されている．

1.1.1 生薬の分類

　世界各地にはおびただしい数の生薬が存在することから，それらを理解するうえで，分類，整理することが必要となる．通常，生薬は表1.1に示すように，① 生薬が用いられてきた地域や**伝統医学による分類**，② 基原（原料素材）の**自然科学的分類**，たとえば植物であるか動物か，さらに植物であれば植物分類に従って種子植物，被子植物，双子葉植物，合弁花植物などと細分化していき，最終的に科（Family）による分類，③ 薬用とする**部位による分類**，④ 含有する**成分による分類**，⑤ 用途や伝承**薬効による分類**があるほか，五十音順や漢字の画数によって分類されている場合もある．

1.1.2 代表的な生薬と特徴

　『日本薬局方』に収載されている医薬品の約40%が生薬または天然物由来

学修事項 C-5-1
(1) 薬用植物に関する基本的知識

4　　1章　生薬とは何か

表1.1　生薬の分類

分類根拠	種類	生薬例
① 伝統医学 （地域）	漢薬(中国伝統医学)	カンゾウ，ダイオウ
	和薬(日本民間薬)	オトギリソウ，センブリ
	アーユル・ヴェーダ生薬(インド伝統医学)	インドジャボク，ギムネマ
	西洋生薬(欧米の伝承薬物)	ゲンチアナ，ベラドンナコン
	その他，ユナニー生薬(イスラム医学)，ジャムウ生薬(インドネシア伝統医学)など	
② 自然科学的分類 （植物分類学）	植物生薬→→→セリ科生薬	サイコ，トウキ
	動物生薬	ゴオウ，ジャコウ
	鉱物生薬	セッコウ，リュウコツ
③ 薬用部位	葉類生薬	アマチャ，センナ
	果実類生薬	タイソウ，レンギョウ
	種子類生薬	シャゼンシ，トウニン
	その他，皮類生薬，根茎類生薬，根類生薬，全草類生薬など	
④ 含有成分	サポニン生薬	キキョウ，ニンジン
	アルカロイド生薬	オウレン，オウバク
	タンニン生薬	アセンヤク，ゲンノショウコ
	その他，精油生薬，苦味生薬，アントラキノン類生薬など	
⑤ 用途，薬効	強心生薬	ジギタリス，センソ
	健胃生薬	ウイキョウ，リュウタン
	その他，瀉下生薬，止瀉生薬，強壮生薬，駆虫生薬など	
	解表薬	ケイヒ，マオウ
	清熱薬	サンシシ，セッコウ
	その他，抗瘧薬，温裏薬，平肝薬，補益薬など	

である．表1.2に示す生薬169品目のほか，粉末生薬56品目，精油，エキス，シロップ，チンキ剤および基剤として使用される生薬など49品目，散剤など13品目があるほか，漢方エキス製剤37品目が収載されている．漢方エキス製剤は，1976年に薬価収載され健康保険が適用されるようになってから需要が著しく拡大しており，今日，医師の約9割が漢方エキス剤を中心とした漢方薬(漢方処方薬)を治療に使用した経験をもつといわれている．これらの漢方処方に配剤される生薬には，繁用される200種を中心にして約300種がある．

　合成医薬品が純粋で単一な化合物であるのに対して，生薬には多種類の成

表1.2 『第十八改正日本薬局方』に収載されている生薬

アカメガシワ	ガジュツ（莪蒁, 莪朮）	コウジン（紅参）	シコン（紫根）	ソヨウ（蘇葉）	ニクズク（肉豆蔲, 肉豆蔻）	ボレイ（牡蛎）
アセンヤク（阿仙薬）	カッコウ（藿香）	コウブシ（香附子）	シツリシ（蒺藜子）	ダイオウ（大黄）	ニンジン（人参）	マオウ（麻黄）
アマチャ（甘茶）	カッコン（葛根）	コウベイ（粳米）	シャカンゾウ（炙甘草）	タイソウ（大棗）	ニンドウ（忍冬）	マクリ（海人草）
アラビアゴム	カッセキ（滑石）	コウボク（厚朴）	シャクヤク（芍薬）	タクシャ（沢瀉）	バイモ（貝母）	マシニン（麻子仁）
アロエ（ロカイ）	カノコソウ（吉草根）	ゴオウ（牛黄）	ジャショウシ（蛇床子）	タンジン（丹参）	バクガ（麦芽）	モクツウ（木通）
アンソッコウ（安息香）	カロコン（栝楼根）	ゴシツ（牛膝）	シャゼンシ（車前子）	チクセツニンジン（竹節人参）	バクモンドウ（麦門冬）	モッコウ（木香）
イレイセン（威霊仙）	カンキョウ（乾姜）	ゴシュユ（呉茱萸）	シャゼンソウ（車前草）	チモ（知母）	ハチミツ（蜂蜜）	ヤクチ（益智）
インチンコウ（茵蔯蒿）	カンゾウ（甘草）	ゴボウシ（牛蒡子）	ジュウヤク（十薬）	チョウジ（丁香, 丁子）	ハッカ（薄荷）	ヤクモソウ（益母草）
インヨウカク（淫羊藿）	カンテン（寒天）	ゴマ（胡麻）	シュクシャ（縮砂）	チョウトウコウ（釣藤鈎, 釣藤鉤）	ハマボウフウ（浜防風）	ユウタン（熊胆）
ウイキョウ（茴香）	キキョウ（桔梗根）	ゴミシ（五味子）	ショウキョウ（生姜, 乾生姜）	チョレイ（猪苓）	ハンゲ（半夏）	ヨクイニン（薏苡仁）
ウコン（鬱金）	キクカ（菊花）	コロンボ	ショウズク（小豆蔲, 小豆蔻）	チンピ（陳皮）	ビャクゴウ（百合）	リュウガンニク（竜眼肉）
ウヤク（烏薬, 天台烏薬）	キササゲ	コンズランゴ	ショウマ（升麻）	テンマ（天麻）	ビャクシ（白芷）	リュウコツ（竜骨）
ウワウルシ	キジツ（枳実）	サイコ（柴胡）	シンイ（辛夷）	テンモンドウ（天門冬）	ビャクジュツ（白朮）	リュウタン（竜胆）
エイジツ（営実）	キョウカツ（羌活）	サイシン（細辛）	シンギ（晋耆, 紅耆）	トウガシ（冬瓜子）	ビワヨウ（枇杷葉）	リョウキョウ（良姜）
エンゴサク（延胡索）	キョウニン（杏仁）	サフラン	セッコウ（石膏）	トウガラシ（蕃椒）	ビンロウジ（檳榔子）	レンギョウ（連翹）
オウギ（黄耆）	クコシ（枸杞子）	サンキライ（山帰来）	セネガ	トウキ（当帰）	ブクリョウ（茯苓）	レンニク（蓮肉）
オウゴン（黄芩）	クジン（苦参）	サンザシ（山査子）	センキュウ（川芎）	トウジン（党参）	ブシ（附子）	ロジン
オウセイ（黄精）	ケイガイ（荊芥穂）	サンシシ（山梔子）	ゼンコ（前胡）	トウニン（桃仁）	ベラドンナコン（ベラドンナ根）	ロートコン
オウバク（黄柏）	ケイヒ（桂皮）	サンシュユ（山茱萸）	センコツ（川骨）	トウヒ（橙皮）	ヘンズ（扁豆）	ローヤルゼリー
オウヒ（桜皮）	ケツメイシ（決明子）	サンショウ（山椒）	センソ（蟾酥）	ドクカツ（独活）	ボウイ（防已）	
オウレン（黄連）	ケンゴシ（牽牛子）	サンソウニン（酸棗仁）	センナ	トコン（吐根）	ボウコン（茅根）	
オンジ（遠志）	ゲンチアナ	サンヤク（山薬）	センブリ（当薬）トウヤク	トチュウ（杜仲）	ボウフウ（防風）	
ガイヨウ（艾葉）	ゲンノショウコ	ジオウ（地黄）	ソウジュツ（蒼朮）	トラガント	ボクソク（樸樕）	
カゴソウ（夏枯草）	コウイ（膠飴）	シゴカ（刺五加）	ソウハクヒ（桑白皮）	ニガキ（苦木）	ボタンピ（牡丹皮）	
カシュウ（何首烏）	コウカ（紅花）	ジコッピ（地骨皮）	ソボク（蘇木）	ニクジュヨウ（肉蓯蓉）	ホミカ（馬銭子）マチンシ	

分が混在している．薬効においても合成医薬品が作用点や作用機作が明確となった比較的限定された薬効が提示されているのに対して，生薬には多様な薬効が伝承されている．その理由として，多成分のためにそれぞれの成分の生物活性が合わさって広範な薬効になっていることと，成分間の相互作用などによることと理解されている．また，生薬は天然物であるため，産地や気候などの生育環境の変化によって含有成分の変化が生じる可能性があり，品質の評価が非常に重要となる．さらに，虫害やカビの発生など，貯蔵や保管における注意をはじめ，動物生薬などの高貴薬（貴重で高価な薬）では，真偽の鑑定も必要となる．

1.2 生薬の歴史

学修事項　C-5-1
(1) 薬用植物に関する基本的知識

　人類は，天然物の摂取による偶然の治癒経験などからくすり（生薬）を発見したと考えられ，その知識は文明の進歩とともに蓄積発展してきた．紀元前（B.C.）5000年頃から大河周辺に文明が発達し，チグリス・ユーフラテス川にメソポタミア（シュメール）文明，ナイル川に古代エジプト文明，インダス川にインダス文明，黄河に黄河文明などが生まれた．四大文明とよばれるこれらの文明地域にはそれぞれ特徴ある生薬や医術が発達し，今日の医薬学のルーツと考えられている．

1.2.1　欧州における生薬の歴史

　欧州における医薬学は，メソポタミア，エジプト両文明に由来し，ギリシャ，ローマ時代を経てアラビア医薬学からの影響も受けて現在へと発展してきた．古代エジプト時代の生薬や処方は，エーベルスパピルスに代表される各種パピルスに残されており，たとえばエーベルスパピルスには，アヘン，ヒヨス，アロエなどの700種以上の生薬と811処方が収載されている．

エーベルスパピルス
(Ebers Papyrus)
ドイツのエジプト学者ゲオルク・エーベルス教授が入手したもので，B.C. 1550年頃のものといわれている．古代エジプトの薬用動植物や人体解剖の知識が収載されており，医薬の歴史上，最も重要な資料といわれている．

　ギリシャ・ローマ時代には，医学の父と称されるHippocrates（B.C. 459〜375）が科学としての医学を確立し，267種の薬草を用いて自然治癒を重視した治療を行った．また，薬学の始祖とよばれるDioscorides（A.D. 40〜90）は，欧州における生薬学の原典といわれる『ギリシャ本草（De Materia Medica）』を著した．Galenus（A.D. 129〜199）は，取扱いが煩雑な生薬を貯蔵や運搬に便利な形にするとともに，ガレヌス製剤とよばれるチンキ剤などの複合剤を創製した．中世暗黒時代が過ぎて16世紀となって，スイスの医師Paracelsus（1493〜1541）は，生薬のなかには，今日の有効成分に相当するarcanum（薬物の精）が存在することを主張した．これは19世紀になってドイツ人薬剤師F. W. A. Sertürnerがアヘンからモルヒネ（morphine）を単離することで証明された（1806）．その後，フランス人薬剤師P. J. PelletierとJ. B. Caventouがキ

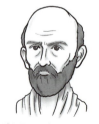

ヒポクラテス（B.C. 459〜375），医学の父といわれている．

ナ皮からキニーネ(quinine)を単離(1820年)するなど，次つぎと生薬の有効成分としてアルカロイド類が発見されていった．さらに，モルヒネやキニーネの科学的研究が端緒となって，非麻薬性の合成鎮痛剤や合成解熱薬が開発されている．また，欧州で解熱薬として利用されていたセイヨウシロヤナギ(*Salix alba*)から有効成分サリシン(salicin)が得られ，その構造研究の過程で得られたサリチル酸(salicylic acid)は，すでにセイヨウナツユキソウ(*Spiraea ulmaria*)からアシディウムスピリクム(acidium spiricum)という名前で単離されていた．サリチル酸にも解熱作用があるが，胃障害などの副作用が認められたことから，いろいろな誘導体が合成されアセチルサリチル酸(acetylsalicylic acid)が開発され，アシディウムスピリクムにちなんでアスピリン(aspirin)と命名された．このような研究の結果，生薬から有効成分を単離し，構造と活性相関の研究や作用機作の解明，安全性の検討などから新しい医薬品リード(先導)化合物を見いだす今日の解析型の生薬研究手法が確立されていった．

1.2.2 中国における生薬の歴史

　黄河文明に始まる中国文化の特徴は，その哲学や，伝統が今日まで綿々と継承され続けているところにあるといえる．表1.3に示すように，医薬学においても，春秋戦国時代までに蓄積された膨大な知識は，漢時代になって『黄帝内経』，『神農本草経』および『傷寒論・金匱要略』として集大成されており，それらの基本概念は今日の中国伝統医学や日本の漢方医薬学に色濃く引き継がれている．

　『黄帝内経』は人体の生理，病理などの基礎医学が論じられている「素問」と，針灸術や解剖，診断と治療などの臨床医学が中心の「霊枢」から構成されている．黄帝と医師の岐伯との問答形式で記載され，陰陽五行説という哲学思想に立脚して論じられている．『神農本草経』は張仲景や華佗の編著とされているが現存せず，陶弘景によって校正，追加された『神農本草経集注』として伝わっている．『神農本草経』には，365種の生薬が上薬，中薬，下薬(上品，中品，下品ともいう)に分類されている．上薬は，君(王クラス)と表現されている最も重要なくすりで，生命を養うくすりで多量に長期間服用しても無毒なもの，中薬は，臣(大臣クラス)と表現され，体力を養うくすりであるが，人によっては有毒となる場合があるので適宜注意して用いる必要があるもの．下薬は，佐使(下級役人レベル)と表現され，病気の治療薬で副作用があるので長期間連用しないものと説明されている．上薬には，食物的要素の強い生薬が多く，このような食物的な生薬を"貴し"としたところに，中国伝統医学の特徴の一つである薬食同源(医食同源)の考え方が表れている．『傷寒論』(急性熱病，伝染病の治療法)と『金匱要略』(慢性雑病の治療法)は張仲景に

表1.3　日本と中国の漢方の歴史年表

日本	時代	開始年(西暦)	王朝		中国
	縄文			殷	
				西周	
		BC770	東周	春秋	
	弥生	BC403	東周	戦国	
		BC221		秦	
		BC202		前漢	『黄帝内経』の原書成立
		8		新	
		25		後漢	『神農本草経』の原書成立
		220		三国(魏・呉・蜀)	張仲景『傷寒論』『金匱要略』の原書を著す
		265		西晋	
	古墳	304	東晋	五胡十六国	
智聡が朝鮮経由で日本に医薬書をもたらす		439		南北朝	陶弘景『神農本草経集注』を著す
	飛鳥	592	581	隋	『諸病源候論』編纂される
遣唐使により中国から多数の医書が渡来			618		孫思邈『千金方(千金要方)』を著す
	奈良	710		唐	王燾『外台秘要方』を著す
『大同類聚方』が編纂される		794			
深根輔仁『本草和名』を著す	平安		907	五代十国	
丹波康頼『医心方』を著す			960	北宋	『太平聖恵方』編纂される
			1127	南宋 金	『傷寒論』出版される
	鎌倉	1185			『和剤局方』編纂される
			1271	元	
田代三喜,明より帰国	室町	1336	1368		
曲直瀬道三『啓廸集』『薬性能毒』を著す	安土桃山	1573		明	龔廷賢『万病回春』を著す
					李時珍『本草綱目』を著す
吉益東洞『類聚方』『薬徴』を著す	江戸	1603	1616		
	明治	1868		清	
和田啓十郎『医界之鉄椎』を著す	大正	1912	1912		
湯本求真『皇漢医学』を著す	昭和	1926		中華民国	
医療用漢方製剤が薬価基準に収載			1949		
	平成	1989	台湾	中華人民共和国	
	令和	2019			

よって著され，自然治癒と生理機能のバランスを重視して患者個人の体質，病状に適合した処方が設定されるなどいまでいうテーラーメイド医療が行われている．『金匱要略』には，"上工は未病を治す"とあり，本格的な病気になる前に早目に治療するといった予防的治療が推奨されている．漢につづく時代にも数多くの医薬学書が刊行され，新しい処方や生薬が収載されている．そのなかで，明時代(1596年)に李時珍が個人出版した『本草綱目』は，博物学的に分類された1898種の生薬と8160処方が収載されている．中国においては，複数の生薬からなる処方での治療が発展し，多成分による統合的な治療効果を期待した方向へと発展した．今日の中国では，西洋医薬学が発展しているが，中国伝統医学も重視されており，「中西医統合」という考え方による統合的な医療も行われている．

1.2.3 日本における生薬の歴史

『日本書紀』や『古事記』に記載されているように日本においても固有の生薬や医術が存在したと考えられる．しかし，大和朝廷による日本統一後は朝鮮や中国の優れた医薬学が導入され，日本固有の医術は失われたが，生薬のいくつかが民間薬として今日に伝わっている．808年に日本最初の公定薬局方ともいえる『大同類聚方』が阿部真直，出雲広貞によって，ついで984年に**丹波康頼**は，唐時代以前の中国の医学書を参考にして『**医心方**』を編纂した．16世紀になると田代三喜，**曲直瀬道三**が金・元時代の医学である李朱医学を導入し，医学院「啓迪院」を開設して独自の医学教育を進めており，『**啓迪集**』は，曲直瀬道三の医学の集大成といえる．李朱医学派は**後世方派**ともいわれ室町，安土桃山，江戸時代まで日本の医学の中心であった．江戸時代中期には『傷寒論』を重視して親試実験を実行する**古方派**が現れた．古方派の**吉益東洞**は，薬効確実な53種の生薬を収載した薬物書『**薬徴**』を著している．古方派の実証的な考え方は，明治期の西洋医学や科学の導入の思想基盤になったと考えられている．一方，安土桃山時代にポルトガル医薬学が伝来し，江戸時代の鎖国後は，**蘭方**と称されたオランダ医学が発展した．蘭方に対して，古方派や後世方派などの中国伝来で日本で発達した医学は**漢方**とよばれるようになり，蘭方と漢方の蘭漢折衷派も現れている．明治となって富国強兵や西欧化の政策もあって，イギリス医薬学についでドイツ医薬学が導入されるとともに1895年に漢方医学が廃止され，医学，薬学ともに西洋流の教育研究が進められた．そのなかで長井長義は，漢薬の麻黄からエフェドリン(ephedrine)を単離し，構造決定と合成に成功するなど今日の日本の生薬・天然物化学の発展の基礎を築いた．

> **親試実験**
> 空理空論をさけて自ら実際に試みて得られた確かな根拠．

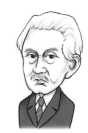

長井長義(1845〜1929)，有機化学者・薬学者

1.3 生薬の生産と流通

　生薬の基原(原料となる素材)には，動物や鉱物もあるが，その大部分は植物に由来している．近年の自然環境の変動によって薬用動植物資源の枯渇が危惧されており，そのため，野生品の採集から栽培や飼育による生産への移行が進められている．しかし，動植物は，生育環境や個体差によってしばしば含有成分に変化が生じることが知られており，伝承薬効を担保維持した品種の確保が求められている．また，かつては薬用植物の新鮮材料がそのまま使用されていたが，一定規格の生薬を得るために非薬用部分の除去や，貯蔵，運搬のための簡単な加工処理が行われるようになり，さらに修治(しゅうち)(1.3.4 項参照)といわれる治療上の必要性からの高度な二次的な加工調製が施される生薬もある．

1.3.1 生薬の生産

学修事項 C-5-1
(1) 薬用植物に関する基本的知識

　日本においては，医療システムを中国伝統医学に依存したこともあって古くから生薬を中国からの輸入にたよってきた．江戸時代中期になると幕府が薬草の栽培と薬草園の設置を推奨し，オタネニンジンなどのいろいろな薬用植物の栽培化に成功している．しかし，今日の日本では，人件費などの経費の高騰によって採算が取れなくなり，野生品，栽培品ともに国内産はきわめて少なくなっている．『日本薬局方』において日本の種と規定されているトウキやセンキュウをはじめ，ブシ，サンショウ，シャクヤク，オウギなどが生産されているにすぎない．しかし，生薬生産国の中国や韓国においても栽培技術者の減少や自然破壊などによって安定した生産が困難となっている．とくに，野生品の採取では熟練者が必要であり，その組織的な育成はほとんど行われていない．また，生育環境の変化による品質維持も困難となっている．1973 年に**ワシントン条約**(絶滅のおそれのある野生動植物の種の国際取引に関する条約)が採択され，ジャコウやユウタンなどの動物生薬をはじめ，モッコウ(キク科)やセッコク(ラン科)などの植物生薬など多数の漢方要薬の輸入が禁止され，大きな問題となっている．このように生薬は天然物に由来することから，漢方治療における生薬資源の確保が課題となっている．

1.3.2 薬用植物の採取時期

　薬用植物の含有成分は，部位や生育条件によって異なるだけでなく，季節的変動のあることが知られている．そのため，薬用植物の採取時期は品質の維持に必要であるので，薬用部分に有効成分が多く，採取しやすい時期が選ばれる．一般には，オウバクなどの皮類生薬は，植物の形成層の活動が活発なために剥(は)ぎやすい夏季に行われる．ニンジンなどの根や根茎類生薬は，休

眠期に入る秋から冬にかけて採取される．ハッカなどの葉類生薬やゲンノショウコなどの全草類生薬は，最も活発な成長期である夏季に行われる．種子類生薬は，完熟した時期，果実類生薬は成熟前後に採取され，花類生薬のチョウジやカイカ(マメ科)は蕾の時期であるが，サフランやジョチュウギクは開花期に採取される．

1.3.3　生薬の加工と貯蔵

生薬の利用において，当初は薬用動植物の新鮮材料がそのまま用いられていたが，医療の発達に伴い非薬用部分の除去や保存のための乾燥などの加工処理が行われるようになった．『日本薬局方』には，「生薬は別に規定するもののほか，乾燥品を用いる」と規定されている．乾燥は通常 60 ℃以下で風乾が行われる．貯蔵は通常全形，切断または粉末として冷暗所に保管する．『日本薬局方』には「生薬に用いる容器は別に定めるもののほか，**密閉容器とする**」と規定されている．揮発性成分を含むケイヒ末などは**気密容器**，光に不安定な成分を含むベニバナやサフランは遮光した密閉容器，光や湿度に不安定な成分を含む精油などは遮光した気密容器に保存する．害虫や微生物の防除には，二硫化炭素，クロロホルム，四塩化炭素などが用いられ，倉庫などで大量の生産を処理するには，硫黄，臭化メチル，エチレンオキシドなどで燻蒸する．『日本薬局方』には，害虫を防ぐため，適当な燻蒸剤を加えて保存することができると記載されている．ただし，この燻蒸剤は常温で揮散しやすく，その生薬の投与量において無害でなければならない．

1.3.4　生薬の修治

中国伝統医学では，生薬をそのまま方剤(処方薬)に配合せず，治療上の必要性から修治(炮製，炮炙，修事などとも記載される)とよばれる二次的な加工処理を行うことがある．修治は表1.4に示すように，ⅰ)～ⅵ)などの目的で施される．修治の方法には，薬液に浸す場合や加熱処理，蒸す，煮る，発酵させる，さらに補料といわれる生薬を加える場合などいろいろな高度な

表 1.4　修治目的とその生薬

修治の目的	生薬例
ⅰ) 毒性や刺激性などの副作用の軽減	附子
ⅱ) 生薬の伝統医学的な性質(薬性，薬味，薬能)の改変	地黄，生姜，芍薬
ⅲ) 薬効の増強	麻黄，牡丹皮，桂皮
ⅳ) 保管，貯蔵における変質や虫害の防止	人参
ⅴ) 矯味，矯臭および賦色	甘茶，動物薬
ⅵ) 非薬用部分の除去と粉砕性の向上	杏仁，牡蛎

技術が包含されている．日本では，炮附子，乾姜，熟地黄，紅参，炙甘草，甘茶などの修治生薬が漢方薬に配剤されている．

1.3.5　生薬の流通

　国産生薬には，ゲンノショウコやセンブリなどの野生品と，トウキやサフラン，サンショウ，センキュウなどの約40品目の栽培品がある．生薬の総使用量に対する生産国別の割合は，中国が8割を占め，日本およびその他の国が1割ずつで推移しており，大半を外国からの輸入で賄っている状態である．外国産生薬は，医薬品輸入販売業の厚生大臣の免許を受けた商社によって通常の貿易品と同様に輸入される．おもな輸入国と輸入生薬は，表1.5に示すが，多いものをあげるとショウキョウ，カンゾウ，ヨクイニン，ウコン，ケイヒなどがあり，香辛料や，甘味料，香粧品などの原料としても用いられる．

表 1.5　輸入生薬と輸入先

輸入先	輸入生薬
中国	カンゾウ，ブクリョウ，シャクヤク，ケイヒ，ソウジュツ，ハンゲ，タイソウ，トウキ，サイコ，マオウ，タクシャ，ヨクイニン，カッコン，ジオウ，ショウキョウ，ビャクジュツ，ボタンピ，オウギ，オウゴン，ダイオウ，キキョウ
韓国	ニンジン，サンシュユ
インドネシア	アセンヤク，ケイヒ，チョウジ
インド	ウコン，センナ，モッコウ，ラウオルフィア
アフリカ	アラビアゴム，アロエ，コロンボ
ヨーロッパ	ウワウルシ，ゲンチアナ，イチョウ
北米	カスカラサグラダ，セネガ
南米	コンズランゴ，トコン

章末問題

1．生薬の分類法についてそれぞれの利点と欠点を解説せよ．

2．欧州と中国における生薬の利用法における違いについて解説せよ．

3．日本における医薬学の発展の特徴を中国と比べて解説せよ．

4．生薬の需要がさらに増大した際に生じると思われる問題点を解説せよ．

5．修治が施される治療上の必要性について例をあげて解説せよ．

Part I 薬になる動植物・鉱物

2 薬用動植物・鉱物

❖ 本章の目標 ❖
- 植物の基本的な形態を学ぶ．
- 代表的な薬用植物を外部形態が類似している植物と区別する方法を学ぶ．
- 代表的な動植鉱物由来の生薬の基原と用部，性状，主産地，主要成分，薬効と用途を学ぶ．

2.1 薬用植物の形態

植物の外部および内部形態を詳細に観察し，形態の特徴を正確に把握することは，植物の種を識別する際にきわめて重要である．生薬の基原植物を正しく同定するためには，植物の基本的な形態を十分に理解しなければならない．

学修事項 C-5-1
(1) 薬用植物に関する基本的知識

2.1.1 細 胞
植物の基本単位である**真核細胞**は，**原形質**と原形質の働きによってつくりだされる**後形質**から構成される．原形質は**核**と**細胞質**からなり，細胞質には**ミトコンドリア**や**葉緑体**などが存在する．一方，後形質としては**細胞壁，液胞，細胞内含有物**などがあげられる．液胞は塩類，糖類，有機酸などを溶かした液で満たされており，有用成分や不用な代謝産物の貯蔵場所という役割を果たしている．細胞内含有物には貯蔵物質，分泌物質，排泄物などがある．

2.1.2 組 織
細胞が集合し，ある機能を果たすようになったものを組織という．**組織**は，それを構成する細胞の形や性質，機能の違いから次のように分類される．
（a）**細胞種の数による分類**
① **単純組織**：同一種の細胞からなる葉の柵状組織など．

② **複合組織**：複数種の細胞からなる維管束など.

（b）細胞の分裂能力の有無による分類

① **分裂組織**：細胞分裂により新しい細胞をつくる能力のある細胞からなる茎や根の頂端，形成層，コルク形成層など.

② **永久組織**：分裂組織からつくりだされた組織が，分化，生長して変化しない状態になった組織.

（c）細胞の種類による分類

① **柔組織**：細胞壁は薄く，原形質をもつ柔細胞からなる. 後形質の細胞内含有物を含む. 茎や根では貯蔵組織や分泌組織となる. 葉では，柵状組織や海綿状組織となる.

② **厚角組織**：細胞壁が不均一に厚くなった厚角細胞からなる.

③ **厚膜組織**：細胞壁が均一に厚くなった厚膜細胞からなる. 厚膜細胞は木化されていることが多く，成熟すると原形質はなくなり死細胞となる. 厚膜細胞には，石細胞(ほぼ等径で，木化した細胞)，異形細胞(不規則な突起をもつ細胞)がある. 石細胞や異形細胞の形，存在部位に特徴が見られる植物があり，植物の鑑定の際には有用な情報となる.

④ **紡錘組織**：細長く両端がとがった紡錘細胞や，紡錘細胞のなかで細胞壁が厚くなり原形質を失った繊維細胞からなる. 木部繊維や師部繊維がある.

⑤ **管状組織**：生長方向に隣接する細胞壁のすべてあるいは一部がなくなった管状細胞からなる. 物質の移動に適している. 道管，仮道管，師管，乳管がある.

⑥ **細胞間隙**：組織中の細胞間のすきまである. 細胞間隙には，空気が入っていることが多い. 精油，樹脂，粘液，乳液などの分泌，貯蔵組織でもある.

2.1.3 組 織 系

組織は互いに連携をとってその機能を果たしている. それらを**組織系**といい，次のように分類される.

（a）維管束に重点をおいた J. Sachs(1875 年)の分類(図 2.1)

① 表皮系，② 維管束系，③ 基本組織系.

（b）中心柱に重点をおいた van Tieghem(1886 年)の分類

① 表皮，② 皮層，③ 中心柱.

（c）生理機能に基づいた G. Haberlandt(1884 年)の分類

① 分裂組織，② 皮膚組織，③ 機械組織，④ 吸収組織，⑤ 同化組織，
⑥ 通道組織，⑦ 貯蔵組織，⑧ 通気組織，⑨ 分泌組織，⑩ 運動組織，
⑪ 感覚組織，⑫ 刺激伝達組織.

これらのうち，**表皮系**，**維管束系**，**基本組織系**，**皮層**，**中心柱**は次のよう

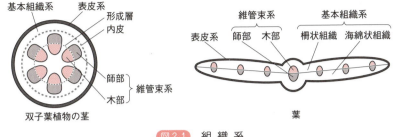

図 2.1 組 織 系

なものをいう．

（1）**表皮系**：植物体の表面を覆い，複合組織の表皮からなる．**表皮**は**表皮細胞**，**孔辺細胞（気孔）**，**毛状突起（毛，根毛）**などから構成される．表皮は，通常，1層の表皮細胞からなるが，多層のものもある．表皮は外界に接していることから，その細胞壁は厚く，表皮には**クチン**が沈着し，その外側には脂質やロウが浸透して**クチクラ層**が形成されている．ロウはクチクラ層の表面にしみだして**クチクラ外ワックス**を形成することもある．

分裂組織（維管束形成層）の働きで根や茎が太くなると，表皮はその生長に追いつけずにはがれ，はがれ落ちた表皮に代わって**周皮**が植物の表面を保護するようになる．周皮は，表皮の内側の組織が分裂能を取り戻して**コルク形成層**になり，コルク形成層が外側に**コルク組織**，内側に**コルク皮層**を形成したものである．

（2）**維管束系**：維管束はシダ植物や種子植物に普遍的にみられる．**木部**と**師部**からなり，水分や養分の通り道になるとともに植物体を支持する．維管束の構成，配列，分布は植物の種や部位により一定なので，維管束により植物の系統的関係を知ることができる．維管束には，木部と師部の間に**形成層**を生じる**開放維管束**（多くの裸子植物や被子植物の双子葉類）と形成層を生じない**閉鎖維管束**（被子植物の単子葉類）がある．木部と師部の組合せには，**並立維管束**，**両立維管束**，**外木包囲維管束**，**放射維管束**などがある（図2.2）．

（3）**基本組織系**：Sachsの分類によると，表皮系，維管束系を除くほかの組織を基本組織系とよぶ．

（4）**皮 層**：根や一部の茎には，維管束を囲んで**内皮**がある．van Tieghemは，表皮から内皮や内皮に相当する位置までの間を**皮層**と分類した．

（5）**中心柱**：内皮の内側を指し，根の区分の際によく使われる．**中心柱**には**真正中心柱**，**不整中心柱**，**放射中心柱**などがある（図2.3）．

2.1.4 器 官

いろいろな組織が集まり，それだけでまとまった働きをする根・茎・葉・花などを**器官**という．

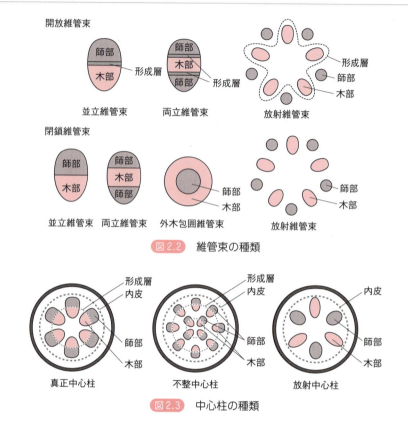

図2.2 維管束の種類

図2.3 中心柱の種類

(a) 根

根 (root) は植物体を固定するとともに，土のなかから水分と養分を吸収し茎へ通道する．土のなかでの根の広がりかたは植物の種類により特徴がある．裸子植物や被子植物の双子葉類では**主根**がよく発達して，それから**側根**が分岐する．側根には**支根**が，支根には無数の**根毛**が生えている．一方，単子葉類では主根が生長の早い段階で枯死し，茎の地下部の節からでる多数の**ひげ根**だけからなりたっている．茎の節や節の間，葉柄などから生じた根を**不定根**といい，とくに単子葉植物では根のほとんどが不定根である．根には，**貯蔵根**，**塊根**，**気根**，**水根**，**呼吸根**，**寄生根**，**付着根**，**支柱根**などとよばれる，ふつうの根とは違った形や働きをしているものもある．

根の内部構造：茎や葉に比べて，根の内部構造は裸子植物，被子植物を通じて多様性は少ない．根は，外側から表皮，皮層，内皮，中心柱と続く．表皮は，ほかの器官と同様に，通常1層の表皮細胞からなり，表皮の特定の部分から根毛が形成される．根はふつう地中にあるため，表皮にはクチクラ層はそれほど発達せず，気孔もない．根が地中で伸びていく間に根の表皮ははがれ落ち，この場合，周皮あるいは外皮が内部を保護する．周皮はコルク形成層からつくられ，外皮は皮層の最外層が木化・厚化したものである．茎で

はさまざまなタイプの中心柱が見られるが，根は，すべての維管束植物を通じて**放射中心柱**である．単子葉植物では根の中心部が木部ではなく，柔組織からなる**髄**になっていることが多い．

（b）シュート（苗条）と芽

茎と葉は別の器官とされるが，茎には必ず葉を伴う．両者はともに生長するので，1本の茎とそれにつく葉をまとめて扱うと都合がいい．これを**シュート（苗条）**（shoot）という（図2.4）．シュートの先端部には盛んに細胞分裂する部分があり，ここで茎や葉のおおもとがつくられる．この生長点を**芽**（bud）という．芽生えのときにでる幼芽が生長して主軸になる．主軸の先端には幼芽の頂端分裂組織が残り，主軸の頂芽となる．茎の側方につくられた芽を**側芽**という．種子植物では側芽はふつう葉の腋に生じ，そのような芽は**腋芽**とよばれる．側芽が生長して側枝ができる．花をつける茎や花自体もシュートである．未成熟なシュートのなかで，生長すると花序や花になるものを**花芽**といい，これに対して生長して葉をつける芽を**葉芽**という．頂芽や側芽のように頂端や節のような一定の場所に発生する芽を**定芽**，節間，葉，根につく芽を**不定芽**という．シュートは，通常，主軸の葉腋に発生する腋芽が生長して側枝となるが，このような分枝法を**単軸分枝**といい，とくに側枝が輪生する場合を**多軸分枝**という．頂端から二つのシュートが伸びる分枝法を**二又分枝**という（図2.4）．

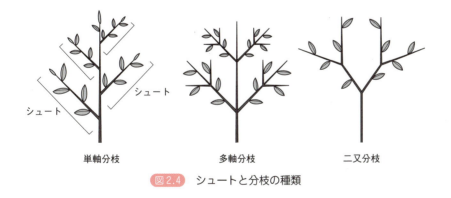

図2.4　シュートと分枝の種類

（c）茎

茎（rhizome）は植物の支持器官で葉や花をつける．茎は根から葉などへ水分や養分を，葉から根へ同化産物を移送する通道器官である．ときに同化機能をもつものや貯蔵器官としての働きを併せもつものなどがある．種子植物では，幼芽の生長により地上に形成される**地上茎**と地下に形成される**地下茎**に大別できる．

地上茎の肥大生長が乏しく，木化の程度が低く，生長のその年または翌年

に枯死するような草質のものを**草質茎(茎)**といい，茎が肥大生長し木化の程度が進み，多年にわたって生存するものを**木質茎(幹)**という．草質茎をもつ植物を**草本**，木質茎をもつ植物を**木本**という．芽生えてから，花が咲き，実が稔ってから地上および地下部が枯死するまでが，暦の1年のうちに終わる草本を1年生草本，芽生えてから，花が咲き，実が稔って枯死するまでが暦年の2年にわたる草本を2年生(越年生)草本という．1年生草本には，春に芽がでて，秋咲きのものが多く，2年生草本には，秋に芽生えて，越冬するものが多く，発芽から枯死まで1年はかからないものが多い．また，種子が発芽してから，植物が2年以上にわたって生存するものを多年生草本という．多年生草本には，地上部は毎年枯れて，地下部だけで越冬するものが多い．

地上茎には自力で直立する茎のほかに，**ストロン**，**巻きつき茎**，**よじのぼり茎**，**茎針**，**偏茎**，**葉状茎**，**多肉茎**などがある．

地下茎には地上部の支持機能のほか，主として貯蔵茎や繁殖茎としての働きをしており，食用や薬用に用いられることが多い．地下茎は，**根茎**，**塊茎**，**りん茎**，**球茎**に分類される．

茎の内部構造：地上茎と地下茎では，その内部構造は基本的には変わらない．一方，被子植物の単子葉類，裸子植物および被子植物の双子葉類ではそれぞれ内部構造に違いがあるので，植物の鑑定において役立つ．

① **単子葉類の茎**：表皮，皮層，並立維管束または外木包囲維管束が散在する不整中心柱からなる．維管束は散在しており，形成層はない(閉鎖維管束系)．

② **双子葉類の草本茎**：表皮，皮層，開放性並立維管束が環状に配列する真正中心柱からなる．

③ **双子葉類の木本類**：1年目は草本と変わらない．2年目以降は，茎の主要部分を残し，それに新たに師部や木部を重ねながら太くなる(図2.5)．古い組織は木化して**材**を形成する．木本茎では表皮の代わりに周皮が形成される．

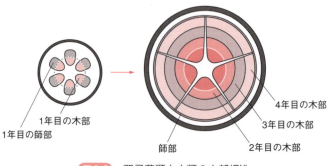

図2.5　双子葉類木本類の内部構造

④ **裸子植物の茎**：ほとんどが木本で，双子葉植物の木本類に似ている．

（d）葉

葉（leaf）は，光合成，同化，呼吸機能をもつ．葉を見ただけで植物の種がわかるほど，葉は変化に富んでいる．葉はその機能の主体をなす葉緑体に富む**葉身**，葉身と茎をつなぐ**葉柄**，葉状の付属物の**托葉**からなるが，これらのなかの一つまたは二つを欠くものも少なくない．葉面では維管束が**葉脈**となり，葉身に筋として認められる（図2.6）．葉脈の配列を**脈系**といい，種により一定の脈系を示す．葉身が1個の葉を**単葉**，2個以上からなる葉を**複葉**といい，複葉はさらに**羽状複葉**と**掌状複葉**に分けられる（図2.7）．葉の基部で茎を取り巻いている部分を**葉鞘**といい，単子葉植物に多く見られる．

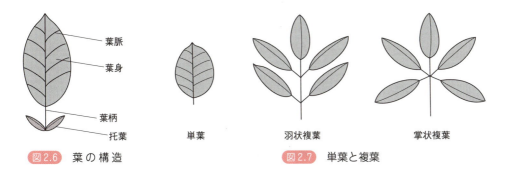

図2.6 葉の構造　　図2.7 単葉と複葉

葉は植物によりそれぞれ一定の規則性をもって茎につく．この茎のまわりへの葉の配列を**葉序**という．葉序は，茎の節ごとに1枚の葉をつける**互生葉序**と2枚以上の葉をつける**輪生葉序**に分けられる．輪生葉序のうちで，とくに各節に2枚の葉を向かい合ってつけるものを**対生葉序**という（図2.8）．

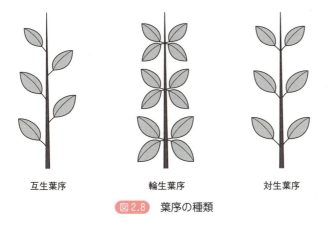

図2.8 葉序の種類

葉の形態により植物の種を同定するためには，単葉・複葉や葉序とともに，葉先や葉縁などを含めた葉身，葉柄の形，脈系などの形態的特徴を捉えることが必要である．

葉の内部構造：葉はほかの器官と同様に最外層を表皮系で覆われ，その内側に基本組織系と維管束系がある．葉の表皮は通常1層の表皮細胞からなるが，複層からなるものもある．茎と同様に，葉の表面には気孔が存在する．気孔は光合成能と密接に関係するので，葉には気孔がとくに多く存在する．通常，気孔は葉の上面より下面に多い．表皮細胞の外側にはロウやクチンからなるクチクラ層が発達する．クチクラ層は植物のすべてを覆っているが，表面積が大きい葉ではとくに発達している．クチクラ層の外側にはロウの粒子や層（クチクラ外ワックス）が存在することがある．一般に，葉の上面のクチクラ層が下面のそれよりも厚い．葉の表皮には毛または毛状突起，乳頭突起などが存在する．表皮にはシュウ酸カルシウムなどの物質を含む結晶細胞も見られる．これらは種特異的であり，種の識別において重要である．

葉の基本組織系は葉肉とよばれ，ふつう葉では同化組織，貯蔵葉では貯蔵組織や貯水組織が発達する．ふつう葉の基本組織は同化組織である柵状組織と海綿状組織からなる．通常，柵状組織は葉の表側にあり，海綿状組織は葉の裏側にある．柵状組織では柵状柔細胞が密にならび，海綿状組織では海綿状柔細胞が不規則に並ぶ．葉の裏側は細胞間隙に富み，間隙は気孔を通じて外界とつながっている．とくに裸子植物の維管束の外側，葉肉の最内層には柔細胞からなる1層の細胞層（内皮）がある（図2.9）．

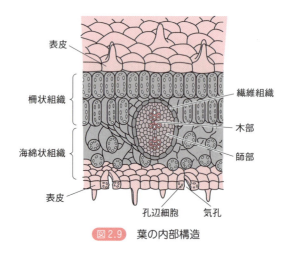

図2.9 葉の内部構造

Advanced 光と葉の形

植物はその葉の面積を十分に広げて，できるだけ多くの光エネルギーを取り込もうとしている．一方で，あまりにも葉が大きくなると風や雨の力に耐えられない．葉脈の主脈から分岐した支脈ごとに葉を切り離すと，風や雨にも耐えることができるようになる．これが複葉である．また，植物は茎に葉

をつけていくとき，上から降り注ぐ太陽の光を下の葉に対してできるだけさえぎらないように葉を配列する．植物は太陽の光をあますところなくとらえるためにさまざまな工夫をしている．

(e) 花

花(flower)は生殖のためにシュートの先端部が特殊な形に変わったものである．花はその植物の進化の過程を色濃く残すために，きわめて多様である．裸子植物も花とよべる器官をもち，種子をつくることでシダ植物と区別される．裸子植物の花にはがくや花弁がなく，種子のもとである胚珠がむきだしているので花らしくない．被子植物の花は，外側から**がく片**(がく片を合わせたものを**がく**という)と**花弁**(花弁を合わせたものを**花冠**という)があり，がく片と花弁に包まれて**雄しべ**(**雄ずい**)と**雌しべ**(**雌ずい**)がある．花冠とがくを合わせたものを**花被**という．雄しべや雌しべは**花床**(**花托**)で支えられ，**花柄**(個々の花をつけている枝)が花と茎を結ぶ．花の基部にあってほかの葉とは質がやや異なる葉のことを**苞**(**苞葉**)とよぶ．雄しべは花粉をつくる**葯**，それを支える**花糸**からなり，雌しべは花粉を受ける**柱頭**，**子房**，柱頭と子房の間の**花柱**からなる(図2.10)．

被子植物の花の形は実に多種多様であり，さまざまな要素から分類される．たとえば，がくや花冠の有無や形などにより，**無花被花**(花被のない花)，**単花被花**(がくだけの花)，**両花被花**(がくと花冠があってその区別もはっきりしている花)，**等花被花**(がく片と花弁がほぼ同形，同色の花)に分けられる．花弁が互いに離れている花を**離弁花**といい，花弁が合着している花を**合弁花**という．また，花の性により，雄しべだけ，あるいは雌しべだけをもつ花である**単性花**，両方をもつ花である**両性花**に分けられる．

花は一定の配列で茎についていて，そのつき方を花序という．**花序**には，**単頂花序**，**総状花序**，**散房花序**，**散形花序**などきわめて多種類が知られてい

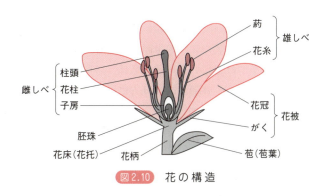

図2.10　花の構造

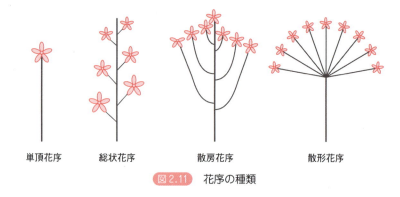

図 2.11　花序の種類

る（図 2.11）．

（f）果実と種子（図 2.12）

種子（seed）は種子植物に特有の繁殖器官である．雌しべのなかの胚珠は，生殖の結果，種子になる．種子はふつう珠皮に起因する種皮に覆われ，胚と栄養分である胚乳を含んでいる．胚珠を収めていた子房全体は**果実**（fruit）となる．そのまわりは果皮で厚くなったり堅くなったりする．**果皮**とは子房壁が成熟した部分であり，このなかに種子がある．果皮が多肉質または多汁質なとき，これを**果肉**という．果実の柄はふつう花柄に由来し，**果柄**とよばれる．果実にはいろいろの形状のものができる．子房をもたない裸子植物は**真果**を形成しない．一方，**偽果**は子房以外の花の器官である花床などが肥大して果実になったものをいう．

2.1.5　植物の分類と名前

植物はその外部の形態や生殖器官の機能，維管束の有無などによって分類される．植物の分類の基本となる単位は**種**であり，よく似た種の集まりはより上の階級である**属**にまとめられる．さらに類縁の属をまとめて**科**とし，さらに目，綱，門の階級が設けられている．種は，**亜種**，**変種**，**品種**に細分化されている．

植物には 2 種類（**学名**と**普通名**）の名前がある．学名は万国共通の名前であり，国際植物命名規約に従ってラテン語によって命名される．それぞれの植物種の学名は，属名と種小名の二つの単語で示され，正確を期すために，それを命名した著者名をつけて用いる．普通名は，各国語で必要な植物について名づけられたものであり，普通名のつけ方にはとくに定められた約束はない．日本語の普通名が**和名**である．

堅果	そう果	そう果	えい果	翼果
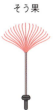				
コナラ属 乾果：閉果	タンポポ属 乾果：閉果	ギシギシ属 乾果：閉果	イネ属 乾果：閉果	カエデ属 乾果：閉果

豆果	袋果	長角果	短角果	さく果
				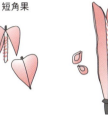
ダイズ属 乾果：裂開果	オウレン属 乾果：裂開果	アブラナ属 乾果：裂開果	ユリ属 乾果：裂開果	ハタザオ属 乾果：裂開果

がい果	孔開さく果	双懸果	節果
			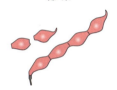
スベリヒユ属 乾果：裂開果	ケシ属 乾果：裂開果	ウイキョウ属 乾果：分離果	ヌスビトハギ属 乾果：節果

核果	漿果	ミカン状果	ナシ状果	ウリ状果

サクラ属 液（湿）果	カキノキ属 液（湿）果	ミカン属 液（湿）果	リンゴ属 偽果	スイカ属 偽果

図 2.12 果実と種子一覧

2.2 薬用植物の識別

　薬用植物には，形態が非常に類似していても種や薬効が異なるものがあるので，採集や使用には間違わないようにしなければならない．また，日本薬局方では基原植物の種を限定する生薬が多く，同属植物を見分ける目を養わなければならない．

学修事項　C-5-1
(1) 薬用植物に関する基本的知識

2.2.1 形態が類似した植物の識別

（a）ツルドクダミとイケマ，ドクダミ

ツルドクダミ *Polygonum multiflorum* はタデ科の植物で，その塊根を乾燥し，輪切りにしたものを**カシュウ**（何首烏）と称し，強壮，補血，解毒，瀉下を目的に用いる．何首烏は日本薬局方にも収載されており，成分としてアントラキノン誘導体を含むことが明らかになっている．一方，**イケマ** *Cynanchum caudatum* はキョウチクトウ科に属し，生薬名を**ビャクカシュウ**（白何首烏）といい，滋養強壮，強心利尿の効果がある．ツルドクダミとイケマはツル性で地上部の形態が類似しておりとくに葉の形が似ている．おのおのの薬用部位は根茎であり，両者は花が咲いていれば区別が容易である．ツルドクダミの花は総状花序でイケマは散形になる．また，ドクダミ科の**ドクダミ** *Houttuynia cordata* は古くから日本の民間薬として使用されており，利尿作用があり腫れものをとる生薬である．そばに行くとデカノイルアセトアルデヒド（decanoylacetaldehyde）の臭いがするのでほかと判別できる．漢方では**ジュウヤク**（十薬）といい十種類の薬効があるといわれている．ドクダミの葉の形態に似ていることからツルドクダミの名があるが植物分類学の科も薬効も異なる植物である．

（b）ゴボウとヤマゴボウ

ゴボウ *Arctium lappa* はキク科の植物で，その果実である**ゴボウシ**（牛蒡子）は日本薬局方に収載されている．別名を悪実といい，「見栄えが悪いので悪実という」との記載が『本草綱目』に見られる．一般に解毒，消炎，排膿に用いるとされている．牛蒡の根を食用にするのは日本だけであり日本独特の野菜である．一方，**ヤマゴボウ** *Phytolacca esculenta* はヤマゴボウ科の植物で，毒性のあるフィトラッカトキシンを含む．その根は**ショウリク**（商陸）とよばれ，浮腫を除く作用，利尿作用を期待して漢方薬に配合される．これらの植物の地上部は形態が似ているので気をつける必要がある．しかし，よく観察するとゴボウの葉にはへりに鋸歯があり，ヤマゴボウは全縁で鋸歯がない．ヤマゴボウと植物和名が類似したものに**ヨウシュヤマゴボウ** *P. americana* があり，どちらもその葉を食べて食中毒した例がある．

（c）サラシナショウマとトリアシショウマ

サラシナショウマ *Cimicifuga simplex* はキンポウゲ科の植物で，その根茎を**ショウマ**（升麻）と称し，漢方薬の構成生薬とする．ショウマは日本薬局方に収載されており，解熱や解毒に使うとされている．ユキノシタ科の**トリアシショウマ** *Astilbe thunbergii* var. *congesta* は形態が似ているが，サラシナショウマの花序は総状であり，トリアシショウマのそれは円錐なので区別できる．トリアシショウマは，これまでサラシナショウマの代替品または類似品として民間療法的に用いられてきた．

補　血

血虚（顔色が悪い，唇に赤みがない，皮膚や髪の乾燥，白髪や抜け毛）に作用し，生理機能を高める．補血薬は貧血，めまい，耳鳴り，動悸，不眠，健忘症，生理不順などといった病気・症状の治療に用いられる．補血薬には当帰，地黄，芍薬など，昔から婦人病に用いられてきたものが多い．

瀉下薬

下剤．便秘の薬．

『本草綱目』

李時珍が1596年に刊行した中国の代表的な本草書．本草書とは，生薬に関する知識を集積した薬物書である．全52巻からなり，そこには約1900種の生薬が収載されている．本書では，生薬ごとに，それぞれの産地，特徴，製法，薬効，処方例，適応症状などが詳しく解説されている．本書を編纂するために，李時珍は27年間もの歳月をかけたといわれている．

2.2.2 形態が類似した同属植物の識別

(a) ケイヒとニッケイ(図2.13)

日本薬局方では**シンナモムム・カッシア** *Cinnamomum cassia*(別名シナニッケイ)の樹皮または周皮を除いたものを**ケイヒ**(桂皮)としている．ケイヒの基原植物として以前は含まれていた**日本産のニッケイ** *C. sieboldii* は，現在の日本薬局方には収載されていない．ケイヒはシンナムアルデヒド(cinnamaldehyde)を主成分とし，芳香，甘味，辛味，渋みがあり，芳香性健胃薬，風邪薬，解熱鎮痛消炎薬として使われる．日本漢方の原点とされる『傷寒論(しょうかんろん)』の最初に掲載されている桂枝湯の構成生薬である．一方，**ニッケイ**はニッキ飴やシナモンティーでもおなじみのスパイスでもある．しかし，生薬として使用されるのはケイヒだけなので気をつける必要がある．

『傷寒論』
後漢末，実在した個人の名を著者にもつ中国最初の臨床医学書である『傷寒雑病論』が，張仲景によって書かれた．『傷寒雑病論』は，その後，急性熱病や伝染病の治療法は『傷寒論』，慢性雑病の治療法は『金匱要略方論(金匱要略)』に分けられた．『傷寒雑病論』は，秦漢時代に入ってから用いられるようになった湯液(煎じ薬)の成果を結実させた書である．

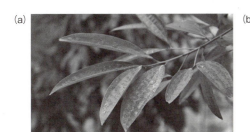
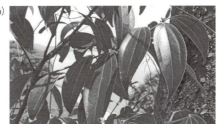

図2.13　(a) シナニッケイ，(b) ニッケイ

(b) ムラサキとセイヨウムラサキ

ムラサキ(*Lithospermum erythrorhizon*，図2.14)は日本薬局方に収載されており，外傷，やけど，あかぎれなどの外用薬「紫雲膏」(図2.15)の原料

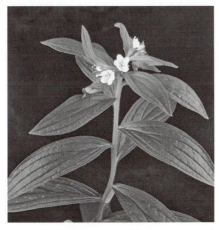

図2.14　ムラサキ
(京都大学生存圏研究所　矢崎一史氏のご厚意による)

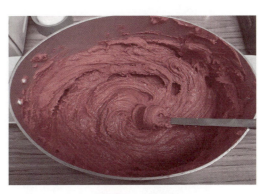

図2.15　紫雲膏

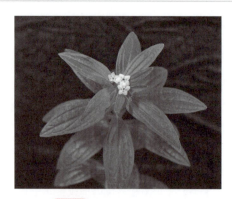

図2.16 セイヨウムラサキ
（京都大学生存圏研究所　矢崎一史氏のご厚意による）

となる植物である．根に赤色色素であるシコニン(shikonin)を生成し，染料としても古くから利用されており，藍，紅花と並ぶ日本三大染料の一つに数えられる．一方，**セイヨウムラサキ**(*Lithospermum officinale*，図2.16)はシコニンをごくわずかしか含まないが，両者は非常によく似ているため，混同されることがある．ムラサキの茎には毛があるのに対し，セイヨウムラサキの茎には毛がない．花の色も異なり，ムラサキは白色であるのに対し，セイヨウムラサキはクリーム色をしている．このように，よく観察すれば両者の違いを見分けることができる．

（c）キカラスウリとカラスウリ(図2.17)

キカラスウリ *Trichosanthes kirilowii* var. *japonica* の根は**カロコン**(栝楼根)として日本薬局方に収載されている．その薬効は止渇，解熱，鎮咳であり，

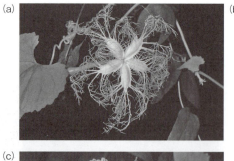

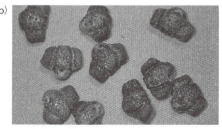

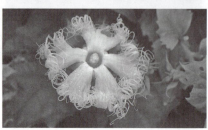

図2.17　(a) カラスウリの花，(b) カラスウリの種，(c) キカラスウリの花

日本では一時期，子供のアセモに天花粉（天瓜粉）として用いられていたが，最近は使用しない．キカラスウリの種子は**カロニン**（栝楼仁）といい，解熱，鎮咳，去痰，鎮痛に用いられる．近縁植物の**カラスウリ** *T. cucumeroides* は，その葉や蔓などの植物形態はキカラスウリに似ている．しかし，キカラスウリの果実は黄色で熟しても赤くはならないが，カラスウリは赤色である．また，キカラスウリの種子の形態が通常のウリ科植物の種子と同様に楕円形であるのに対し，カラスウリは奴凧（やっこだこ）のような形をしている．カラスウリの根も生薬であり**オウカコン**（王瓜根）または**ドカコン**（土瓜根）といわれるが日本薬局方には収載されていない．

（d）スイカズラとキンギンボク（図2.18）

スイカズラ科植物の**スイカズラ** *Lonicera japonica* の葉および茎は，**ニンドウ**（忍冬）として日本薬局方に収載されており，解熱・消炎・利尿・殺菌作用があることから，化膿性疾患への処方に配合される．日本薬局方は未収載ではあるが，スイカズラの花と蕾（つぼみ）を乾燥させたものをキンギンカ（金銀花）といい，中国では治療によく用いられる．スイカズラと同属植物で**キンギンボク** *Lonicera morrowii* があり，花の咲き始めは白く，のちに黄色くなり，同時に一つの枝に白い花と黄色い花が入り混じるのを金と銀にたとえ，植物名がつけられた．スイカズラとキンギンボクの花は類似しているが，スイカズラはつる性植物，キンギンボクは低木である．また，キンギンボクの果実は瓢箪の形をしており，別名ヒョウタンボクともいわれる．

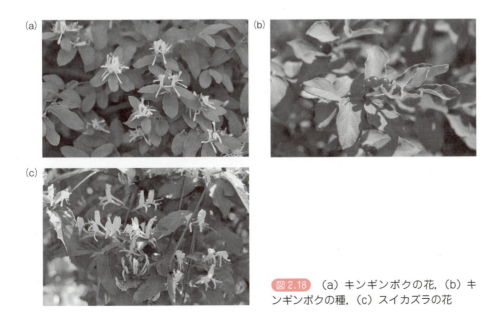

図2.18 （a）キンギンボクの花，（b）キンギンボクの種，（c）スイカズラの花

2.3 薬用植物と生薬

学修事項 C-5-1
(2) 生薬の種類, 基原, 成分, 薬効・用途

学修事項 C-5-2
(2) 天然有機化合物をもとに開発された医薬品
(3) 天然有機化合物をもとに開発された機能性食品, 農薬, 香粧品
(4) 生薬を利用した医薬品, 天然物を利用した機能性を示す食品

　人類の長い歴史のなかで, さまざまな疾病を治すために数多くの草根木皮が使用されてきた. それらのなかで, 人びとの知恵や経験によって選び抜かれて残ったものが民間薬であり, 漢方療法における生薬である. 民間薬や生薬といった天然薬物は, 各種疾病の治療において大きな割合を占めている. また, 現在, われわれが使用している医薬品の多くは, これらの天然薬物に含まれる成分をもとにして創製されており, 今後, 新しい医薬品を開発するうえでも, 従来と同様に天然薬物成分が大きな役割を担っていくことは論をまたない.

　本節では, 『第十八改正日本薬局方』に収載されている生薬, 医薬品の創製にあたって大きな役割を担った生薬など, 薬学にとって重要な生薬に関して, その基原と用部, 性状, 主産地, 主要成分, 薬効と用途などを解説する. 生薬の配列は, 関連するものを除いて生薬名の五十音に従った. 生薬名は和名(漢名), 英名, ラテン名を示し, 『第十八改正日本薬局方』収載生薬には「局」を付記した. また, はじめて生薬を学ぶ学生の利用の便を考慮して, 基原植物科名, 薬用部位, 代表的な成分による植物生薬の分類を章末に付した. 基原植物科名について, 日本薬局方では形態や構造に基づく新エングラーの分類体系で記載されているが, 最近の植物分類学の状況を踏まえ, 参考情報としてDNA解析による分子系統学に基づくAPG(Angiosperm Phylogeny Group)の分類体系(APG IV)で科名が変化したものについて併記することとした.

❶ **アカメガシワ**/Mallotus Bark/Malloti Cortex/局

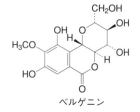

ベルゲニン

基原と用部　アカメガシワ *Mallotus japonicus* Müller Argoviensis(トウダイグサ科 Euphorbiaceae)の樹皮.

性状　板状または半管状の皮片. 外面は帯緑灰色～帯褐灰色. わずかににおいがあり, 味はやや苦く, わずかに収れん性.

主産地　日本(新潟, 徳島, 宮崎).

主要成分　イソクマリン：ベルゲニン(bergenin).

薬効と用途　(苦味)健胃, 整腸. 抗潰瘍(胃潰瘍, 十二指腸潰瘍), 過敏性腸症候群に用いられる.

Memo　明治時代以前には「切らずに治す腫れ物薬」として用いられた.

❷ **アセンヤク**〔阿仙薬(ガンビール)〕/Gambir/Gambir/局

基原と用部　*Uncaria gambir* Roxburgh(アカネ科 Rubiaceae)の葉および若枝から得た水製乾燥エキス.

性状　褐色～暗褐色の砕きやすい塊. わずかににおいがあり, 味はきわめて渋く苦い.

主産地 インドネシア，マレーシア．

主要成分 カテキン：(+)-カテキン〔(+)-catechin〕．ビフラボノイド：ガンビリイン(gambiriin)類．

(+)-カテキン

ガンビリイン A$_1$

収れん
粘膜や皮膚のただれを正常化して，体液の滲出を抑える．

止瀉
下痢を止める．

薬効と用途 収れん，止瀉（ししゃ），整腸．口腔清涼剤の製造原料．漢方処方：響声破笛丸（きょうせいはてきがん）．

❸ **アヘン**(阿片)/Opium/Opium

基原と用部 ケシ *Papaver somniferum* Linné（ケシ科 Papaveraceae）の未熟果実に傷をつけて，でてくる乳汁を乾燥させたもの．

性状 褐色〜暗褐色の粉末．味はきわめて苦い．

主産地 インド，パキスタン．

主要成分 アルカロイド：(モルフィナン系)モルヒネ(morphine)，コデイン(codeine)，(イソキノリン系)ノスカピン(noscapine)，パパベリン(papaverine)．

モルヒネ R＝H
コデイン R＝CH$_3$

ノスカピン

パパベリン

(−)-コカイン

D-リゼルギン酸ジエチルアミド
(LSD)

3,4-メチレンジオキシメタンフェタミン
(MDMA)

テトラヒドロカンナビノール
(THC)

薬効と用途 鎮痛，鎮咳，鎮静，止瀉．平滑筋弛緩作用．日本薬局方にはアヘン末として収載されている．アヘン末は，コレラ，赤痢など細菌性の

激しい下痢を止める止瀉薬として利用される．塩酸モルヒネ（麻薬性鎮痛，鎮咳，止瀉薬），リン酸コデイン（麻薬性鎮咳薬），塩酸ノスカピン（非麻薬性鎮咳薬），塩酸パパベリン（非麻薬性血管拡張，鎮痙薬）などの製造原料．副作用：倦怠感，悪心，嘔吐，便秘，排尿困難など．中毒量では呼吸抑制，瞳孔縮小，チアノーゼが現れ，昏睡状態となり，呼吸が停止する．

《Memo》　日本において麻薬および向精神薬取締法において麻薬に指定されている代表的薬物：モルヒネ，コデイン，ジアセチルモルヒネ（ヘロイン，合成品），コカイン（cocaine，コカノキのアルカロイド），D-リゼルギン酸ジエチルアミド（lysergic acid diethylamide；LSD*，合成品），3,4-メチレンジオキシメタンフェタミン（3,4-methylenedioxymethamphetamine；MDMA，合成品），テトラヒドロカンナビノール（tetrahydrocannabinol；THC，大麻成分，マリファナの主成分）．

*ドイツ語名：lysergsäure-diethylamid の略称.

　鎮咳薬は中枢性鎮咳薬と末梢性鎮咳薬に分類される．中枢性鎮咳薬は，さらに麻薬性と非麻薬性に分けられる．コデインは最もよく用いられる麻薬性鎮咳薬であるが，コデインの百倍散（コデインが1%含まれている散剤）は麻薬として扱う必要がなく，家庭薬として市販されている．モルヒネはコデインよりもさらに強い鎮咳薬であるが，呼吸抑制や依存の問題があり使いにくい．非麻薬性鎮咳薬であるノスカピンは鎮咳作用をもっているが鎮痛作用や依存性はない．

　日本薬局方には，アヘン末（あへんを均質な粉末にしたもの，またはこれにデンプンもしくは乳糖水和物を加えたもので，モルヒネを9.5〜10.5%含む）に加えて，アヘン散（アヘン末とデンプンまたは適当な賦形剤により調製され，モルヒネを0.90〜1.10%含む），アヘンチンキ（アヘン末と35 vol%エタノールからチンキ剤の製法により製造したもので，モルヒネを0.93〜1.07 w/v%含む）が収載される．

❹ **アマチャ**（甘茶）/Sweet Hydrangea Leaf/Hydrangeae Dulcis Folium/局

　基原と用部　アマチャ *Hydrangea macrophylla* Seringe var. *thunbergii* Makino（ユキノシタ科 Saxifragaceae；APG アジサイ科 Hydrangeaceae）の葉および枝先を，通例，揉捻したもの．

　性　状　しわがよって縮み，暗緑色〜暗黄緑色．しわを伸ばすと，ひ針形〜鋭頭卵形．わずかににおいがあり，特異な甘味がある．

　主産地　日本（長野，岩手）．

　主要成分　イソクマリン：フィロズルチン（phyllodulcin，甘味成分）．

　薬効と用途　甘味，矯味剤として家庭薬に配合される．口腔清涼剤の製造原料．

《Memo》　アマチャは日本に野生しているヤマアジサイが甘味成分を含むようになった変種である．生薬に甘さはなく，むしろ苦い．採った葉に水をかけ

ひ 針 形
幅よりずっと長い形．植物の種を見分けるときの大切な目印の一つ．

フィロズルチン

て発酵させた後，日干ししたものが生薬のアマチャである．アマチャは抜群に甘いが，その甘味にくせがあるために甘味料の主役を占めることはなかった．

❺ **アロエ**（ロカイ）/Aloe/Aloe/局

基原と用部　主として *Aloe ferox* Miller またはこれと *A. africana* Miller または *A. spicata* Baker との種間雑種（ユリ科 Liliaceae；APG ワスレグサ科 Asphodelaceae）の葉から得た液汁を乾燥させたもの．バルバロイン 4.0％以上を含む．

性状　黒褐色～暗褐色の不整の塊．外面はときに黄色の粉で覆われ，破砕面は平滑でガラス様．特異なにおいがあり，味はきわめて苦い．

主産地　南アフリカ（ケープ州）．

主要成分　アントロン（アンスロン）配糖体：バルバロイン（barbaloin）．アントラキノン：アロエ-エモジン（aloe-emodin）．

バルバロイン

アロエ-エモジンアントロン
（aloe-emodin anthrone）

＋　D-グルコース

Glc：グルコース．

アロエ-エモジン

薬効と用途　瀉下，（苦味）健胃．胃腸病から外傷，皮膚病と広範に用いられる．大量に服用すると腹痛と骨盤内臓器の充血を起こすので，妊娠時，月経時，腎炎，痔疾などの場合には注意が必要である．

Memo　アントロン配糖体は腸内細菌による加水分解を受けてアントロンを生成し，瀉下作用を示す．日本では民間薬としてキダチアロエ *A. arborescens* var. *natalensis* が用いられ，〝医者いらず〟とよばれる．暖地で越冬増殖できるキダチアロエがケープ・アロエの代用種として一般化したものといわれている．

❻ **イレイセン**（威霊仙）/Clematis Root/Clematidis Radix/局

基原と用部　*Clematis manshurica* Ruprecht，サキシマボタンヅル *C. chinensis* Osbeck または *C. hexapetala* Pallas（キンポウゲ科 Ranunculaceae）の根および塊茎．

性状　短い根茎と多数の細長い根．外面は褐色～黒褐色．弱いにおい

があり，味はほとんどない.

主産地　中国，韓国.

主要成分　トリテルペンサポニン：クレマチチネノシド類.

薬効と用途　鎮痛(神経痛，リウマチなど).　四肢の関節痛やしびれ，関節リウマチなどに用いられる.　漢方処方：疎経活血湯，二 朮 湯.

❼ インチンコウ〔茵蔯蒿(茵陳蒿)〕/Artemisia Capillaris Flower/Artemisiae Capillaris Flos/局

基原と用部　カワラヨモギ *Artemisia capillaris* Thunberg(キク科 Compositae；APGキク科 Asteraceae)の頭花.

性　状　卵形～球形を主とし，糸状の葉と小花柄からなる.　頭花の外面は淡緑色～淡黄褐色，葉は緑色～緑褐色.　特異な弱いにおいがあり，味はやや辛く，わずかに麻痺性.

主産地　日本(長野，新潟，徳島など).　中国.

主要成分　クロモン：カピラリシン(capillarisin).　クマリン：6,7-ジメチルエスクレチン(6,7-dimethylesculetin).　精油(ポリアセチレン化合物)：カピリン(capillin).

カピラリシン　　　6,7-ジメチルエスクレチン　　　カピリン

利　胆
胆汁の分泌を促進する.

薬効と用途　利胆，利尿，消炎.　黄疸の治療に用いられる.　漢方処方：茵蔯五苓散，茵蔯蒿湯.

❽ インヨウカク(淫羊藿)/Epimedium Herb/Epimedii Herba/局

基原と用部　キバナイカリソウ *Epimedium koreanum* Nakai，イカリソウ *E. grandiflorum* Morren var. *thunbergianum* Nakai，*E. pubescens* Maximowicz，*E. brevicornu* Maximowicz，*E. wushanense* T. S. Ying，ホザキイカリソウ *E. sagittatu* Maximowicz またはトキワイカリソウ *E. sempervirens* Nakai(メギ科 Berberidaceae)の地上部.

性　状　茎および1～3回三出複葉からなる.　小葉は卵形～広卵形または卵状ひ針形.　わずかににおいがあり，味はわずかに苦い.

主産地　中国，日本(長野，新潟).

主要成分　フラボノール配糖体：イカリイン(icariin).

薬効と用途　強壮，強精.

Memo　「四川の北部に精力が旺盛な牡羊がいて1日に百回も交尾したという.　この羊が藿という草を食べていた」ことから，淫羊藿の名がついた.　イ

2.3 薬用植物と生薬

イカリイン

Rha：ラムノース．

カリソウの名は，花の形が船の錨に似ていることからつけられた．

❾ ウイキョウ（茴香）／Fennel／Foeniculi Fructus／局

基原と用部 ウイキョウ *Foeniculum vulgare* Miller（セリ科 Umbelliferae；APGセリ科 Apiaceae）の果実．

性状 長円柱形の双懸果．外面は灰黄緑色～灰黄色．互いに密接する2個の分果のおのおのには5本の隆起線．双懸果はしばしば果柄をつける．特異なにおいと味．

主産地 日本（長野，北海道など），中国，エジプト．

主要成分 精油（フェニルプロパノイド）：アネトール（anethole）．

薬効と用途 駆風，去痰，（芳香性）健胃．漢方処方：安中散．香味料．

Memo 本品は小茴香ともいう．これに対して *Illicium verum* Hooker filius（シキミ科 Illiciaceae；APGマツブサ科 Schisandraceae）の果実は大茴香（八角茴香）という．小茴香と大茴香は基原植物が異なるが，薬効の主体であるアネトール含量や性状が似ているので，日本薬局方では水蒸気蒸留で得た精油をともにウイキョウ油（フェンネル油）とする．中国では香りを回復する意味から茴香（ホイシャン）と名づけ，日本語読みにしてウイキョウの名になった．ヨーロッパでは古くからピクルス，カレー粉，ソースに利用され，また魚肉料理の生臭さを消し，おいしい風味に変えるために利用されていた．日本でもはじめは薬用の目的で栽培されていたが，今日では香味料やハーブ茶として薬用をかねた健康茶として盛んに利用されている．

双懸果
二分果に分かれ，各分果はそれぞれの一端が果軸の先端について垂れ下がる果実．

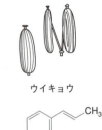

ウイキョウ

アネトール

❿-1 ウコン（鬱金）／Turmeric／Curcumae Longae Rhizoma／局

基原と用部 ウコン *Curcuma longa* Linné（ショウガ科 Zingiberaceae）の根茎．総クルクミノイド（クルクミン，デメトキシクルクミンおよびビスデメトキシクルクミン）1.0～5.0％を含む．

性状 主根茎はほぼ卵形体で，側根茎は円柱形．横切面は黄褐色～赤褐色．特異なにおいがあり，味はわずかに苦く刺激性．唾液を黄色に染める．

主産地 インド，中国，日本（沖縄，鹿児島，大分）．

主要成分 精油（セスキテルペン）：*ar*-ツルメロン（*ar*-turmerone）．ジアリールヘプタノイド：クルクミン（curcumin，橙黄色色素）．

薬効と用途 利胆，（芳香性）健胃．肝炎，胆道炎，胆石症，カタル性黄

（口絵参照）

ar-ツルメロン　　　　クルクミン

疽に用いられる．漢方処方：中黄膏．着色料．そのほか，クルクミンはホウ酸により紅色を呈するので，ホウ酸の検出試薬としてクルクマ試験紙に利用されている．

〈Memo〉　ウコン（ターメリック）は香りの原料としてカレー粉には欠かせない．中国でターメリックに出会ったマルコ・ポーロは「香りも色もサフランによく似ている」と紹介しており，現在でもヨーロッパでは「インドのサフラン」または，サフランを意味するサンスクリット語に由来したクルマなどともよんでいる．ヨーロッパでは，ターメリックは安価なサフラン代用品として用いられたが，アジア，とくに東アジアでは調味料，着色料，医薬として高く評価され今日に至っている．

10-2　ガジュツ〔莪蒁（莪朮）〕/Curcuma Rhizome/Curcumae Rhizoma/局

基原と用部　　1）ガジュツ *Curcuma zedoaria* Roscoe，2）*C. phaeocaulis* Valeton または 3）*C. kwangsiensis* S. G. Lee et C. F. Liang（ショウガ科 Zingiberaceae）の根茎．

性状　　ほぼ卵形〜長卵形．外面は灰黄褐色〜灰褐色．横切面は，1）灰褐色，2）淡黄色〜灰黄色または淡黄緑色〜灰黄緑色，3）帯紫褐色〜暗紫褐色．特異なにおいがあり，味は辛くて苦く，清涼．

主産地　　日本（鹿児島県屋久島，種子島），中国．

主要成分　　精油：（セスキテルペン）クルゼレノン（curzerenone），（モノテルペン）：1,4-シネオール（1,4-cineole）．

クルゼレノン　　　　1,4-シネオール

薬効と用途　　芳香性健胃．

⑪　ウヤク〔烏薬（天台烏薬）〕/Lindera Root/Linderae Radix/局

基原と用部　　テンダイウヤク *Lindera strychnifolia* Fernandez-Villar（クスノキ科 Lauraceae）の根．

性状 紡錘形またはところどころくびれた連珠状を呈す．外面は黄褐色〜褐色．樟脳様のにおいがあり，味は苦い．

主産地 中国．

主要成分 精油（セスキテルペン）：リンデレン（linderene）．

薬効と用途 （芳香性）健胃，鎮痛（月経痛など），鎮痙．下腹部の張った痛みに用いられる．脳卒中の後遺症などにも用いられる．漢方処方：芎帰調血飲（きちょうけついん）．

リンデレン

⑫ ウワウルシ/Bearberry Leaf/Uvae Ursi Folium/局

基原と用部 クマコケモモ *Arctostaphylos uva–ursi* Sprengel（ツツジ科 Ericaceae）の葉．アルブチン 7.0％以上を含む．

性状 倒卵形〜へら形．向軸面は黄緑色〜暗緑色，背軸面は淡黄緑色．弱いにおいがあり，味はわずかに苦く，収れん性．

主産地 スペイン，フランス，ドイツ，ロシア．

主要成分 フェノール配糖体：アルブチン（arbutin）．

薬効と用途 殺菌，利尿．尿路殺菌薬として腎盂炎，膀胱炎，尿道炎などに用いられる．

アルブチン

Memo アルブチンはシミやソバカスの原因となるメラニン合成酵素の働きを抑制する．ウワウルシにはポリフェノールも豊富に含まれている．その抗酸化作用により紫外線や乾燥，老化から肌を守るために化粧品にも使用されている．

⑬ エイジツ（営実）/Rose Fruit/Rosae Fructus/局

基原と用部 ノイバラ *Rosa multiflora* Thunberg（バラ科 Rosaceae）の偽果または真果．

性状 偽果は球形，楕円球形または扁球形．外面は赤色〜暗褐色．わずかににおいがあり，果床は甘くて酸味がある．堅果ははじめ粘液様で，後に渋くて苦く刺激性．

主産地 日本（長野，群馬），中国，韓国．

主要成分 フラボノール配糖体：マルチフロリン A（multiflorin A）．

薬効と用途 瀉下，利尿．

マルチフロリンA

⑭ エンゴサク（延胡索）/Corydalis Tuber/Corydalis Tuber/局

基原と用部 *Corydalis turtschaninovii* Besser forma *yanhusuo* Y. H. Chou et C. C. Hsu（ケシ科 Papaveraceae）の塊茎．デヒドロコリダリン 0.08％以上を含む．

性状 ほぼ扁球形．外面は灰黄色〜灰褐色．ほとんどにおいがなく，味は苦い．

主産地 中国．

主要成分 イソキノリンアルカロイド：（＋）-コリダリン〔（＋）-coryda-

（＋）-コリダリン

line〕．

薬効と用途　鎮痛（腹痛，頭痛，月経痛など），鎮痙．漢方処方：安中散．

❶⓯　**オウギ**（黄耆）/Astragalus Root/Astragali Radix/局

基原と用部　キバナオウギ *Astragalus membranaceus* Bunge または *A. mongholicus* Bunge（マメ科 Leguminosae；APGマメ科 Fabaceae）の根．

主産地　中国，日本（北海道）．

性状　ほぼ円柱形．外面は淡灰黄色〜淡褐黄色．弱いにおいがあり，味は甘い．

主要成分　イソフラボン：ホルモノネチン（formononetin）．トリテルペンサポニン：アストラガロシド類．

薬効と用途　止汗，利尿，強壮，高血圧症の改善．漢方処方/局：防已黄耆湯，補中益気湯，十全大補湯，加味帰脾湯．

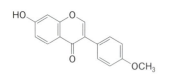
ホルモノネチン

（口絵参照）

❶⓰　**オウゴン**（黄芩）/Scutellaria Root/Scutellariae Radix/局

基原と用部　コガネバナ *Scutellaria baicalensis* Georgi（シソ科 Labiatae；APGシソ科 Lamiaceae）の周皮を除いた根．バイカリン 10.0% 以上を含む．

性状　円錐状，円柱状，半管状または平板状．外面は黄褐色．ほとんどにおいがなく，味はわずかに苦い．

主産地　中国．

主要成分　フラボン：バイカレイン（baicalein），バイカリン（baicalin）．

薬効と用途　消炎，解熱，健胃，止瀉．炎症，充血，胃部のつかえ，下痢，腹痛などを伴う疾病に対する漢方処方に配合して用いられる．漢方処方/局：乙字湯，大柴胡湯，小柴胡湯，柴胡桂枝湯，柴胡桂枝乾姜湯，半夏瀉心湯，黄連解毒湯，温清飲，防風通聖散，柴朴湯，辛夷清肺湯，柴苓湯，加味帰脾湯．

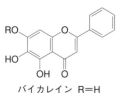
バイカレイン R=H
バイカリン R=GlcA
GlcA：グルクロン酸．

❶⓱　**オウセイ**（黄精）/Polygonatum Rhizome/Polygonati Rhizoma/局

基原と用部　*Polygonatum kingianum* Collette et Hemsley，カギクルマバナルコユリ *P. sibiricum* Redouté，*P. cyrtonema* Hua またはナルコユリ *P. falcatum* A. Gray（ユリ科 Liliaceae；APGクサスギカズラ科 Asparagaceae）の根茎を，通例，蒸したもの．

性状　不整の円柱状．外面は黄褐色〜黒褐色．弱いにおいがあり，味はわずかに甘い．

主産地　中国．

主要成分　ステロイドサポニン：シビリコシド類．多糖：ファルカタン（falcatan）．

薬効と用途　滋養，強壮．

（口絵参照）

❶⓲　**オウバク**（黄柏）/Phellodendron Bark/Phellodendri Cortex/局

薬用植物と生薬 2.3　37

基原と用部　キハダ *Phellodendron amurense* Ruprecht または *P. chinense* Schneider(ミカン科 Rutaceae)の周皮を除いた樹皮．ベルベリン 1.2%以上を含む．

性　状　板状または巻き込んだ半管状の皮片．外面は灰黄褐色～灰褐色．内面は黄色～暗黄褐色．弱いにおいがあり，味はきわめて苦い．粘液性で，唾液を黄色に染める．

主産地　日本(北信越，東北，四国，九州)，中国．

主要成分　イソキノリンアルカロイド：ベルベリン(berberine)．

薬効と用途　(苦味)健胃，止瀉，消炎，制吐，(外用で)うちみ・ねんざの改善，歯周疾患の改善．胃腸病，下痢，腰痛，黄疸などに用いられる．漢方処方/局：黄連解毒湯，温清飲．

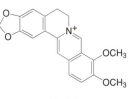
ベルベリン

Memo　樹皮の内皮が黄色なのでキハダ(黄肌)という．昔，修験者である山伏の常備薬が陀羅尼助であった．陀羅尼助はキハダの樹皮を釜で煮つめてエキスとし，竹の皮に延ばして乾かしたものであり，万病の薬として用いられた．陀羅尼助の語源は陀羅尼経を読誦しながらつくるからともいわれ，またこの薬が大変苦いので，僧侶が陀羅尼経を誦するとき，眠気覚ましに口に含んだからともいう．

⑲ オウレン(黄連)/Coptis Rhizome/Coptidis Rhizoma/局

基原と用部　オウレン *Coptis japonica* Makino，*C. chinensis* Franchet，*C. deltoidea* C. Y. Cheng et Hsiao または *C. teeta* Wallich(キンポウゲ科 Ranunculaceae)の根をほとんど除いた根茎．ベルベリン 4.2%以上を含む．

性　状　不整の円柱形．外面は灰黄褐色．弱いにおいがあり，味はきわめて苦く残留性で，唾液を黄色に染める．

主産地　日本(鳥取，福井，兵庫)，中国，インド，ミャンマー．

主要成分　イソキノリンアルカロイド：ベルベリン．

薬効と用途　(苦味)健胃，止瀉，制吐，鎮静．胃弱，食欲不振，胃部・腹部膨満感，消化不良，下痢などに用られる．漢方処方/局：半夏瀉心湯，黄連解毒湯，温清飲．

(口絵参照)

⑳-1 オンジ(遠志)/Polygala Root/Polygalae Radix/局

基原と用部　イトヒメハギ *Polygala tenuifolia* Willdenow(ヒメハギ科 Polygalaceae)の根または根皮．

性　状　屈曲した細長い円柱形または円筒形．外面は淡灰褐色．粗い縦じわがあり，ところどころに深い横じわがある．弱いにおいがあり，味はわずかにえぐい．

主産地　中国．

薬効と用途　トリテルペンサポニン：オンジサポニン類〔オンジサポニン A，B(onjisaponin A, B)は，それぞれセネガのサポニンであるセネギン Ⅳ，

Ⅲ（senegin Ⅳ，Ⅲ）と同一物質である．〕

Fuc：フコース，Xyl：キシ
ロース，Gal：ガラクトース，
Api：アピオース．
E については p. 87 を参照．

オンジサポニン A　R¹＝Rha，R²＝Api（セネギンⅣ）
オンジサポニン B　R¹＝Rha，R²＝H（セネギンⅢ）

〈薬効と用途〉　去痰，鎮静，強壮，中年期以降の物忘れの改善．漢方処方/局：加味帰脾湯.

〈Memo〉　李時珍「能く智を益し志を強くす，故に遠志と名づく」〔オンジを服用すると元気がでてきて脳の働きが強くなり，意志が遠大になるので遠大な意志をつくるつまり遠志（エンジ）よりオンジといわれてきた．〕

20-2　セネガ/Senega/Senegae Radix/局

〈基原と用部〉　セネガ *Polygala senega* Linné またはヒロハセネガ *P. senega* Linné var. *latifolia* Torrey et Gray（ヒメハギ科 Polygalaceae）の根.

〈性　状〉　細長い円錐形．多くは分枝．外面は淡灰褐色～灰褐色．サリチル酸メチル様の特異なにおいがあり，味ははじめ甘く，後にえぐい.

〈主産地〉　日本（北海道，兵庫，高知）．アメリカ，カナダ.

〈主要成分〉　トリテルペンサポニン：セネギン類.

〈薬効と用途〉　去痰．セネガシロップの原料.

〈Memo〉　原産地である北米の原住民セネガ族がガラガラヘビに咬まれたときの救急薬として利用していたので，Senega snake root の英名をもつ．18 世紀ヨーロッパに紹介され，去痰薬として用いられるようになった.

㉑　カゴソウ（夏枯草）/Prunella Spike/Prunellae Spica/局

〈基原と用部〉　ウツボグサ *Prunella vulgaris* Linné var. *lilacina* Nakai（シソ科 Labiatae；APG シソ科 Lamiaceae）の花穂.

〈性　状〉　ほぼ円柱形で麦穂状．灰褐色．ほとんどにおいおよび味がない.

〈主産地〉　中国.

〈主要成分〉　トリテルペンサポニン：プルネリン（prunellin，ウルソール酸配糖体）.

〈薬効と用途〉　消炎，利尿．口内炎，扁桃炎などに用いられる.

〈Memo〉　真夏に花穂が褐色に変わり枯れた姿になるので，夏枯草とよばれる.

㉒　カシュウ（何首烏）/Polygonum Root/Polygoni Multiflori Radix/局

〈基原と用部〉　ツルドクダミ *Polygonum multiflorum* Thunberg（タデ科 Polygonaceae）の塊根.

性状 ほぼ紡錘形. 外面は赤褐色～暗褐色. 特異な弱いにおいがあり, 味は渋くてやや苦い.

主産地 中国.

主要成分 アントラキノン：クリソファノール(chrysophanol), エモジン(emodin).

薬効と用途 強壮, 瀉下. 便秘, 遺精, 腰痛などに用いられる. 生の葉を腫れものにはると, 膿を吸いだす効果がある. 漢方処方：当帰飲子.

〈Memo〉 中国・唐の時代には不老長寿の薬と考えられていた. 日本では江戸時代に八代将軍吉宗が, この話を耳にして中国から何首烏の苗を取り寄せ, 全国で栽培を命じたとされている. しかし, そのような効果は見られず, いつの間にか忘れられてしまい, 雑草となり野生化した. 葉の形がドクダミに似ていて, 蔓性であることからツルドクダミと名づけられた.

㉓ **カッコウ**〔藿香(広藿香)〕/Pogostemon Herb/Pogostemi Herba/局

基原と用部 *Pogostemon cablin* Bentham(シソ科 Labiatae；APG シソ科 Lamiaceae)の地上部.

性状 茎およびこれに対生した葉からなる. 葉は卵形～卵状長楕円形, 辺縁に鈍きょ歯があり, 基部は広いくさび形で葉柄を付ける. 葉の向軸面は暗褐色, 背軸面は灰褐色, 両面に密に毛がある. 茎は方柱形で灰緑色. 特異なにおいがあり, 味はわずかに苦い.

主産地 中国, インドネシア, インド.

薬効と用途 精油(パチョリ油)：パチョリアルコール, オイゲノール, ケイヒアルコール.

基原と用部 (芳香性)健胃, 鎮痛, 解熱. パチョリ油の製造原料. 漢方処方：藿香 正気散など.

㉔ **カッコン**(葛根)/Pueraria Root/Puerariae Radix/局

基原と用部 クズ *Pueraria lobata* Ohwi(マメ科 Leguminosae；APG マメ科 Fabaceae)の周皮を除いた根. プエラリン 2.0%以上を含む.

性状 通例, 不正六面体に切断したもので, 外面は淡灰黄色～灰白色. ほとんどにおいがなく, 味はわずかに甘く, 後にやや苦い.

主産地 中国, 韓国, 日本(奈良, 長野, 群馬).

主要成分 イソフラボン：プエラリン(puerarin).

薬効と用途 発汗, 解熱, 鎮痙, 風邪薬や解熱鎮痛消炎薬とみなされる処方に配合される. 漢方処方/局：葛根湯, 葛根湯加川芎辛夷. 葛粉, 葛湯.

〈Memo〉 葛粉は主として調理用, 製菓用やカマボコ, チクワの結合剤として使われる. 葛湯は胃腸病や下痢に使い, 風邪をひいたときにも飲む.

㉕ **カノコソウ**(吉草根)/Japanese Valerian/Valerianae Fauriei Radix/局

基原と用部 カノコソウ *Valeriana fauriei* Briquet(オミナエシ科

Valerianaceae；APGスイカズラ科 Caprifoliaceae）の根および根茎．

性状　倒卵円形の短い根茎の周囲に多くの細長い根．外面は暗褐色〜灰褐色．強い特異なにおいがあり，味はわずかに苦い．

主産地　日本（北海道），中国，韓国．

主要成分　精油（セスキテルペン）：α-ケッシルアルコール（α-kessyl alcohol），イリドイド配糖体：カノコシド A（kanokoside A）．

α-ケッシルアルコール　　　カノコシド A

薬効と用途　鎮静，鎮痙．精神不安定やヒステリーに使われる．

Memo　江戸時代に長崎出島のオランダ商館にきていた医師が，カノコソウが薬用になることを教えたという．

❷⑥ **カラバルマメ**（カラバル豆）/Calabar Bean/Physostigmatis Semen

基原と用部　*Physostigma venenosum* Balfour（マメ科 Leguminosae；APGマメ科 Fabaceae）の種子．

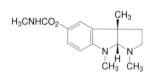

フィゾスチグミン

性状　楕円形〜腎形．表面は暗褐色．

主産地　ナイジェリア（カラバル地方）．

主要成分　インドールアルカロイド：フィゾスチグミン（physostigmine，エゼリン）．

薬効と用途　フィゾスチグミン（縮瞳，眼圧低下薬）の製造原料．

Memo　副交感神経作動薬には，コリン作動薬とコリンエステラーゼ（cholinesterase；ChE）阻害薬の2種類がある．コリン作動薬は，アセチルコリン（acetylcholine；ACh）受容体の一つであるムスカリン受容体に直接作用する．一方，ChE 阻害薬は，ACh 分解酵素である ChE を阻害して化学伝達物質の ACh を蓄積して作用を亢進させ，副交感神経を刺激したときと同様な作用を示す．フィゾスチグミンは ChE と可逆的に結合して ACh の分解を阻害する．その結果，瞳孔が縮瞳して眼圧が低下するので，緑内障などに使われる．フィゾスチグミンは血液脳関門を通過して中枢神経系の ACh 神経系を活性化させるので，アルツハイマー治療薬としても注目されている．有機リン系農薬や神経ガスとして有名なサリンも ChE を強く阻害する．

❷⑦ **カロコン**（栝楼根）/Trichosanthes Root/Trichosanthis Radix/局

基原と用部　*Trichosanthes kirilowii* Maximowicz，キカラスウリ *T. kirilowii* Maximowicz var. *japonica* Kitamura またはオオカラスウリ

薬用植物と生薬　2.3　　41

T. bracteata Voigt（ウリ科 Cucurbitaceae）のコルク層を除いた根.

性状　不整の円柱形. 外面は淡黄白色. ほとんどにおいがなく, 味はわずかに苦い.

主産地　中国.

主要成分　多糖：デンプン.

薬効と用途　解熱, 止渇（しかつ）, 鎮咳, 排膿, 催乳. 漢方処方/局：柴胡桂枝乾姜湯（さいこけいしかんきょうとう）.

〈Memo〉　昔, 中国の齋地方では栝楼を天瓜（てんか）とよび, 栝楼根からとれるデンプンは天瓜粉といわれた. 天瓜粉は水分を吸収する力が強いので, 昔は汗止めとして使われた. 種子はカロニン（栝楼仁（かろにん））といわれ, 鎮咳, 去痰, 解熱作用を期待して使われる. 蔓（つる）や葉をリウマチ, 腰痛, 神経痛, 痔などの浴湯料, 根を下痢, 打ち身, 化膿の薬として使うところがある. 中国では避妊薬として用いられている.

❷❽ カンゾウ（甘草）/Glycyrrhiza, Licorice Root/Glycyrrhizae Radix/局

（口絵参照）

基原と用部　*Glycyrrhiza uralensis* Fisher, *G. glabra* Linné（マメ科 Leguminosae；APG マメ科 Fabaceae）の根およびストロン. グリチルリチン酸 2.0% 以上を含む.

性状　ほぼ円柱形. 外面は暗褐色～赤褐色. 弱いにおいがあり, 味は甘い.

主産地　中国, ウズベキスタン, アフガニスタン, パキスタン, モンゴル.

主要成分　トリテルペンサポニン：グリチルリチン〔glycyrrhizin, グリチルリチン酸（glycyrrhizic acid）〕.

グリチルリチン
（グリチルリチン酸）

薬効と用途　緩和, 矯味（きょうみ）, 鎮痛（咽頭痛など）, 鎮痙, 去痰, 抗潰瘍. 漢方処方/局：葛根湯（かっこんとう）, 葛根湯加川芎辛夷（かっこんとうかせんきゅうしんい）, 乙字湯（おつじとう）, 小柴胡湯（しょうさいことう）, 柴胡桂枝湯（さいこけいしとう）, 柴胡桂枝乾姜湯（さいこけいしかんきょうとう）, 半夏瀉心湯（はんげしゃしんとう）, 小青竜湯（しょうせいりゅうとう）, 防已黄耆湯（ぼういおうぎとう）, 加味逍遙散（かみしょうようさん）, 麻黄湯（まおうとう）, 麦門冬湯（ばくもんどうとう）, 白虎加人参湯（びゃっこかにんじんとう）, 苓桂朮甘湯（りょうけいじゅっかんとう）, 補中益気湯（ほちゅうえっきとう）, 六君子湯（りっくんしとう）, 釣藤散（ちょうとうさん）, 十全大補湯（じゅうぜんだいほとう）, 抑肝散（よくかんさん）, 桃核承気湯（とうかくじょうきとう）, 防風通聖散（ぼうふうつうしょうさん）, 芍薬甘草湯（しゃくやくかんぞうとう）, 抑肝散加陳皮半夏（よくかんさんかちんぴはんげ）, 大黄甘草湯（だいおうかんぞうとう）, 柴朴湯（さいぼくとう）, 柴苓湯（さいれいとう）, 苓姜朮甘湯（りょうきょうじゅっかんとう）, 加味帰脾湯（かみきひとう）.

緩　和

急激な症状を和らげる. 生薬の副作用, 有害作用を軽減する.

グリチルリチン(肝臓疾患治療薬)製造原料.食品甘味料.副作用:カンゾウは過量となると偽アルドステロン症を起こし,血圧上昇,低カリウム血症,浮腫,体重増加などを起こす可能性がある.

)Memo》 グリチルリチンはショ糖の150倍の甘さがあり,カンゾウは甘味料として菓子や佃煮などに大量に使用される.

㉙ キキョウ(桔梗根)/Platycodon Root/Platycodi Radix/局

(口絵参照)

基原と用部 キキョウ *Platycodon grandiflorus* A. De Candolle(キキョウ科 Campanulaceae)の根.

性 状 不規則なやや細長い紡錘形~円錐形.外面は灰褐色,淡褐色または白色.わずかなにおいがあり,味ははじめなく,後にえぐくて苦い.

主産地 中国,日本(北海道,秋田,長野),韓国.

主要成分 トリテルペンサポニン:プラチコジン(platycodin)類.

Ara:アラビノース.

プラチコジン D

薬効と用途 去痰,鎮咳,排膿.化膿性疾患薬とみなされる処方に配合される.漢方処方/局:防風通聖散.

)Memo》 日本には,1年の無病息災を祈って元旦に屠蘇酒を飲む風習がある.この習慣は嵯峨天皇のころに始まったといわれている.屠蘇酒は,数種類の生薬を調合した屠蘇散を清酒やみりんに一晩漬け込む祝酒である.屠蘇散の処方は,一般的にはオケラの根(白朮)・サンショウの実(山椒)・ボウフウの根(防風)・キキョウの根(桔梗)・ニッケイの樹皮(桂皮)・ミカンの皮(陳皮)など,身体を温めたり,胃腸の働きを助けたり,風邪の予防に効果的といわれる生薬を含んでいる.もともとは,トリカブトの根(附子,烏頭)やダイオウ(大黄)なども加えられていたが,現在の処方には激しい作用をもつこれらの生薬は含まれていない.

㉚ キクカ〔菊花(キッカ)〕/Chrysanthemum Flower/Chrysanthemi Flos/局

基原と用部 (1)シマカンギク *Chrysanthemum indicum* Linné または(2)キク *C. morifolium* Ramatulle(キク科 Compositae;APG キク科 Asteraceae)の頭花.

性 状 (1)総苞は3~5列の総苞片からなる.舌状花は一輪で,黄色~淡黄褐色.管状花は多数で淡黄褐色.(2)総苞は3~4列の総苞片か

らなる．舌状花は多数で，類白色〜黄色．管状花は少数で淡黄褐色．特有のにおいがあり，味はわずかに苦い．

主産地 中国，日本(福井)．

主要成分 フラボン：ルテオリン(luteolin)．

薬効と用途 解熱，鎮痛(眼痛など)，眼精疲労の改善，解毒，消炎．眼の充血，かすみ目，風邪の初期症状や頭痛に効果がある．漢方処方/局：釣藤散(ちょうとうさん)．

〉Memo〉 白または淡黄色の花が生薬として使われる．中国では 2000 年以上前から薬用として栽培され，生薬のほか菊花茶として親しまれている．

ルテオリン

㉛ **キササゲ**/Catalpa Fruit/Catalpae Fructus/局

基原と用部 キササゲ *Catalpa ovata* G. Don または *C. bungei* C. A. Meyer(ノウゼンカズラ科 Bignoniaceae)の果実．

性状 細長い棒状．外面は暗褐色．弱いにおいがあり，味はわずかに渋い．

主産地 中国，日本(岩手，長野)．

主要成分 イリドイド配糖体：カタルポシド(catalposide)．

薬効と用途 利尿．

カタルポシド

〉Memo〉 ササゲに似た果実が木になることからこの名がついたといわれる．

㉜ **キナ(キナ皮)**/Cinchona Bark/Cinchonae Cortex

基原と用部 ボリビアキナノキ *Cinchona ledgeriana* Moens et Trimen またはアカキナノキ *C. pubescens* Vahl(*C. succirubra* Pavón et Klotzsch)(アカネ科 Rubiaceae)の樹皮．

性状 管状，半管状または板状の皮片．外面は暗褐色．わずかににおいがあり，味は渋くきわめて苦い．

主産地 インドネシア(ジャワ島)，エクアドル．

主要成分 モノテルペンインドールアルカロイド(キノリンアルカロイ

キニーネ

キニジン

キナクリン

クロロキン

プリマキン

ド）：キニーネ（quinine），キニジン（quinidine）．

薬効と用途 解熱，抗マラリア，抗不整脈，（苦味）健胃．キニーネ（抗マラリア薬），キニジン（抗不整脈薬）の製造原料．

)Memo　*Cinchona* 属植物は古くからペルーのインカの人によりキナキナとよばれ，熱病の薬として用いられていた．合成抗マラリア薬であるキナクリン（quinacrine），クロロキン（chloroquine），プリマキン（primaquine）がキニーネをリード化合物として開発された結果，キニーネの需要は激減した．しかし，合成抗マラリア薬に対する多剤耐性マラリア原虫が出現して拡散したことから，今日でもキニーネは依然として使用されている．

㉝ **キョウカツ**（羌活）/Notopterygium/Notopterygii Rhizoma/局

基原と用部　*Notopterygium incisum* Ting ex H. T. Chang または *N. forbesii* Boissieu（セリ科 Umbelliferae；APG セリ科 Apiaceae）の根茎および根．

性状　やや湾曲した円柱形～円錐形．外面は黄褐色～暗褐色．特異なにおいがあり，はじめわずかに特異な味があり，後にやや辛く，わずかに麻痺性．

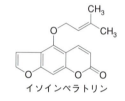
イソインペラトリン

（口絵参照）📷

主産地　中国．

主要成分　クマリン：イソインペラトリン（isoimperatorin）．

薬効と用途　鎮痛（頭痛，関節痛など），発汗．リウマチなどに応用する．漢方処方：疎経活血湯．

㉞ **キョウニン**（杏仁）/Apricot Kernel/Armeniacae Semen/局

基原と用部　ホンアンズ *Prunus armeniaca* Linné，アンズ *P. armeniaca* L. var. *ansu* Maximowicz または *P. sibirica* Linné（バラ科 Rosaceae）の種子．アミグダリン 2.0％以上を含む．

性状　扁圧した左右やや不均等な卵形．一端は鋭くとがり，他の一端は丸みを帯びている．種皮は褐色．ほとんどにおいはなく，味は苦く，油様．トウニンと類似している．

主産地　中国．

主要成分　青酸配糖体：アミグダリン（amygdalin）．

アミグダリン　→（エムルシン，D-グルコース）→ マンデロニトリル（mandelonitrile）→ ベンズアルデヒド（benzaldehyde）＋ HCN

薬効と用途　鎮咳，去痰．漢方処方/局：麻黄湯など．

㉟ **クコシ**（枸杞子）/Lycium Fruit/Lycii Fructus/局

基原と用部　クコ *Lycium chinense* Miller または *L. barbarum* Linné(ナス科 Solanaceae)の果実.

性状　先のとがった紡錘形．果皮は赤色〜暗赤色．特異なにおいがあり，味は甘く，ときにわずかに苦い．

主産地　中国，韓国．

主要成分　カロテノイド：フィサリエン(physalien).

フィサリエン

薬効と用途　強壮．消耗性疾患，めまい，頭痛，糖尿病，口渇，眼精疾患などに用いられる．漢方処方：杞菊地黄丸．

Memo　クコは中華料理や薬膳料理・薬用酒(枸杞酒)で利用されている．甘く，色もきれいなためか，薬以外での用途が多い．クコの根皮は地骨皮として漢方処方(清心蓮子飲)に，葉は枸杞茶として民間で用いられる．

㊱ クジン(苦参)/Sophora Root/Sophorae Radix/局

基原と用部　クララ *Sophora flavescens* Aiton(マメ科 Leguminosae； APG マメ科 Fabaceae)の根で，しばしば周皮を除いたもの．

性状　円柱形．外面は暗褐色〜黄褐色．わずかなにおいがあり，味はきわめて苦く，残留性．

主産地　中国，韓国．

主要成分　キノリチジンアルカロイド：マトリン(matrine)，トリテルペンサポニン．

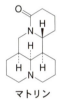

マトリン

薬効と用途　(苦味)健胃，止瀉，利尿，(外用で)皮膚疾患の改善，解熱，消炎．痒みや炎症性の皮膚病に外用される．漢方処方：苦参湯．

Memo　口にすると目がくらむほど苦いのでクララと名づけられた．あるいは，軽度の中毒症状としてめまいを起こすところよりでた呼称，という説もある．クジンには神経系に対する毒性がある．

㊲ クラーレ/Curare/Curare

基原と用部　南アメリカ産の数種の矢毒の総称で，(1) *Chondodendron tomentosum* Ruiz et Pavion(ツヅラフジ科 Menispermaceae)を主とし，そのほか同属植物と属を異にする数種の植物の木質のつる(蔓)，および(2) *Strychnos toxifera* Bentham(マチン科 Loganiaceae)を主とし，そのほか同属植物の樹皮などから得た水性エキスを濃縮したもの．

性状　暗褐色〜黒色の塊状で，わずかなにおいと，強い苦味．

主産地　(1)ブラジル，ペルー，(2)ギアナ，ベネズエラ，コロンビア．

主要成分 （1）イソキノリンアルカロイド：（＋）-ツボクラリン〔（＋）-tubocurarine〕，（2）インドールアルカロイド：C-クラリン.

薬効と用途 C. tomentosum の樹皮はツボクラリン（末梢性骨格筋弛緩薬）の製造原料.

〉Memo〉 運動神経から筋収縮の命令を伝えている神経筋接合部（終板）では，ACh が伝達物質である. 神経筋接合部遮断薬であるツボクラリンは，終板のニコチン受容体に結合し，神経から筋への伝達を抑制し，骨格筋の弛緩性麻痺を生じる. 競合的（非脱分極性）筋弛緩薬であるツボクラリンは外科手術時の補助薬などとして用いられる. アマゾン流域の原住民は，クラーレ（現地語で鳥を殺すの意味）を矢毒として使っていた. 矢毒で動物は短時間のうちに骨格筋が麻痺する. しかし，ツボクラリンは第四級アンモニウム塩であるために腸管からはほとんど吸収されず，射止めた動物を摂取しても中毒を起こすことはない.

㊳ ケイガイ（荊芥穂）/Schizonepeta Spike/Schizonepetae Spica/局

基原と用部 ケイガイ Schizonepeta tenuifolia Briquet（シソ科 Labiatae；APG シソ科 Lamiaceae）の花穂.

性 状 細長い穂状. 帯紫緑褐色〜緑褐色. 特有な芳香があり，口に含むとわずかな清涼感.

主産地 中国.

主要成分 精油（モノテルペン）：（＋）-メントン〔（＋）-menthone〕.

薬効と用途 発汗，解熱，解毒. 皮膚疾患の改善，アレルギー性疾患，風邪などに用いられる. 漢方処方/局：防風通聖散.

㊴ ケイヒ（桂皮）/Cinnamon Bark/Cinnamomi Cortex/局

基原と用部 Cinnamomum cassia J. Presl（クスノキ科 Lauraceae）の樹皮または周皮の一部を除いた樹皮.

性 状 半管状または巻き込んだ管状の皮片. 外面は暗赤褐色で平滑. 特異な芳香があり，味は甘く，辛く，後にやや粘液性で，わずかに収れん性.

主産地 中国，ベトナム.

主要成分 精油（フェニルプロパノイド）：シンナムアルデヒド（cinnamaldehyde，ケイヒアルデヒド）.

薬効と用途 （芳香性）健胃，制吐，解熱，鎮痛，発汗，止渇，糖尿病の改善. 漢方処方/局：葛根湯，葛根湯加川芎辛夷，八味地黄丸，柴胡桂枝湯，柴胡桂枝乾姜湯，五苓散，小青竜湯，桂枝茯苓丸，麻黄湯，苓桂朮甘湯，十全大補湯，桃核承気湯，牛車腎気丸，柴苓湯. ケイヒ油. 香辛料. 発疹や痒みなどの過敏症が現れることがある.

㊵ ケツメイシ（決明子）/Cassia Seed/Cassiae Semen/局

基原と用部 エビスグサ Cassia obtusifolia Linné または C. tora Linné

（マメ科 Leguminosae；APGマメ科 Fabaceae）の種子.

性　状　短円柱形. 一端は鋭くとがり, 他の一端は平たん. 外面は緑褐色〜褐色でつやがあり, 両側面に淡黄褐色の縦線または帯がある. 砕くとき特異なにおいと味がある.

主産地　中国, タイ, ベトナム, インド, 日本.

主要成分　アントラキノン：エモジン（emodin）.

薬効と用途　緩下薬（かんげやく）. ハブ茶として飲用する.

Memo　アントラキノン誘導体は腸内細菌によってアントロンとなり緩下作用を示す. 中国では, 便通を整える作用が眼の疲労や視力の衰えを防ぐといわれ,「明を決く（ひらく）種子」として〝決明子〟と名づけられた.

❹ ケンゴシ（牽牛子）/Pharbitis Seed/Pharbitidis Semen/局

基原と用部　アサガオ *Pharbitis nil* Choisy（ヒルガオ科 Convolvulaceae）の種子.

主産地　中国, 韓国, 日本（奈良）.

性　状　球を縦に4〜6等分した形. 外面は黒色〜灰赤褐色または灰白色. 砕くときわずかににおいがあり, 味は油様でわずかに刺激性.

主要成分　樹脂配糖体：ファルビチン.

薬効と用途　緩下. 樹脂成分は内服すると小腸で変化を受け, 大腸に達してこれを収縮させ, 瀉下作用を現す. 少量を緩下薬, 大量を峻下薬（しゅんげやく）として使用する.

Memo　アサガオは夏に花を咲かせるので, 彦星にあやかって中国で「牽牛」と名づけられた. 薬の謝礼に牛を牽いて行ったという故事にちなむという説もある.

❷ ゲンノショウコ/Geranium Herb/Geranii Herba/局

基原と用部　ゲンノショウコ *Geranium thunbergii* Siebold et Zuccarini（フウロソウ科 Geraniaceae）の地上部.

性　状　茎およびこれに対生した葉からなり, 茎は細長く緑褐色. 葉は掌状に3〜5裂し, 灰黄緑色〜灰褐色. わずかににおいがあり, 味は渋い.

主産地　日本（長野, 宮崎, 岡山）, 中国.

主要成分　タンニン：ゲラニイン（geraniin）.

薬効と用途　健胃, 整腸, 止瀉. 大腸カタルなどの下痢止めの目的で用いられる. とくに家庭薬原料として大量に使われる. 茶剤として飲用される.

Memo　日本三大民間薬の一つ. ゲンノショウコは古くから下痢止めの薬とされ, その薬効がただちに現れるところから〝現の証拠〟と名づけられたといわれている.

❸ コウイ〔膠飴（粉末飴）〕/Koi/Koi/局

基原と用部　トウモロコシ *Zea mays* Linné, キャッサバ *Manihot es-*

エモジン

緩　下　薬
穏やかな下剤. 便秘の薬（⇔峻下薬）.

峻　下　薬
激しい下剤（⇔緩下薬）.

日本三大民間薬
ドクダミ（十薬）, センブリ（当薬）, ゲンノショウコ.

ゲラニイン

COLUMN　　　薬の王様——アスピリン

　人類の歴史上最も多く使われた「薬の王様」は何か？　それは間違いなくアスピリンであろう．アスピリンは，19 世紀末に発売されて以来，100 年を超えて世界中で広く用いられているミラクルドラッグである．

　アスピリンは，洋の東西を問わず古くから鎮痛効果を期待して使われていたヤナギ（*Salix alba*）の枝にその源を辿ることができる．19 世紀中頃，ヤナギの木から有効成分サリシン（salicin）が取りだされ，サリシンの熱分解により得られるサリチル酸がリウマチに対する抗炎症剤として用いられるようになった．しかし，サリチル酸の服用は激しい胃腸障害を起こした．ドイツの化学会社 Bayer の若き化学者 F. Hoffmann も，リウマチ患者の父がサリチル酸による胃腸障害に悩まされており，父親を苦痛から解放するためにも一刻も早く副作用のないリウマチ薬を開発したいと考えていた．Hoffmann の目は，当時フランスで合成されていたアセチルサリチル酸のうえにとまった．サリチル酸より酸性度が弱いこの化合物こそが望むものかもしれない．実際，アセチルサリチル酸はリウマチ患者の苦痛を和らげ，そしてサリチル

酸に比べて副作用はずっと弱かった．アセチルサリチル酸は，アセチルの「ア」とサリチル酸の別名であるスピル酸から「アスピリン」と名づけられた．

　アスピリンがなぜ痛みを抑え，炎症を鎮めるのかは 70 年以上もの間ずっと謎であった．生理活性物質であるプロスタグランジンを介するアスピリンの作用メカニズムを解明したのはイギリスの薬理学者 J. Vane 博士である．彼はこの功績でノーベル生理学・医学賞を 1982 年に受賞した．プロスタグランジンは，体温調節，血管拡張，胃液分泌，痛みの伝達など，実にさまざまな生理作用を示す．プロスタグランジンの多彩な生理作用は，アスピリンの副次的な薬理作用を推測させる．事実，アスピリンは血小板の凝固を強く抑制し，アメリカ合衆国では心筋梗塞や脳梗塞の予防薬となっている．加えて，大腸がん，アルツハイマー病，糖尿病などにも効果があるといわれている．2023 年の世界のアスピリン市場は，およそ 24 億ドルと評価されている．その膨大な使用量にかぎらず，多彩な薬理作用からも，アスピリンはヤナギから生まれたミラクルドラッグである．

culenta Crantz, ジャガイモ *Solanum tuberosum* Linné, サツマイモ *Ipompea batatas* Poiret またはイネ *Oryza sativa* Linné のデンプンまたはイネの種皮を除いた種子を加水分解し，糖化したもの．

性状　加工法によって白色の結晶性の粉末のものと，無色～褐色，澄明～半澄明の塊または粘性のある液のものがあり，いずれもにおいはなく，味は甘い．

主産地　日本．

主要成分　麦芽糖，デキストリン．

薬効と用途　水飴として流通．滋養，強壮，緩和，矯味．漢方処方/局：だいけんちゅうとう
大建中湯．

❹❹ コウカ（紅花）/Safflower/Carthami Flos/局

　　　　　　　　　　　　　　　　　　　　　　　　　（口絵参照）

基原と用部　ベニバナ *Carthamus tinctorius* Linné（キク科 Compositae；APG キク科 Asteraceae）の管状花をそのまま，または黄色色素の大部分を除いたもので，ときに圧搾して板状としたもの．

性状　赤色～赤褐色の花冠，黄色の花柱および雄ずいからなる．特異なにおいがあり，味はわずかに苦い．

主産地　中国，日本（山形では天然色素原料として契約栽培）．

主要成分　カルコン：カルタミン（carthamin，紅色色素），サフラワーイエロー（黄色色素）．

薬効と用途　婦人病（月経不順，月経痛など）の改善，鎮痛，駆瘀血薬（く おけつやく）として婦人病や腹痛などに使う．漢方処方：治頭瘡一方（ぢ づそういっぽう），通導散（つうどうさん）．食用色素．化粧品（口紅）．妊婦，月経過多，出血傾向のある人には用いない．

カルタミン

〈Memo〉　日本三大色素の一つ．種子油はアメリカで大量生産され，コレステロールを下げる効果があり，動脈硬化予防，治療に用いられる．

❹❺ コウブシ（香附子）/Cyperus Rhizome/Cyperi Rhizoma/局

基原と用部　ハマスゲ *Cyperus rotundus* Linné（カヤツリグサ科 Cyperaceae）の根茎．

性状　紡錘形．外面は灰褐色～灰黒褐色．特異なにおいおよび味がある．

主産地　中国，韓国，日本（鹿児島）．

主要成分　精油（セスキテルペン）：α-シペロン（α-cyperone）．

瘀　血

漢方医学の重要な概念であり，現代医学的には微小循環障害によって生じる症候群と考えられる．瘀血によって起こりやすい現代医学の疾患名は，婦人病，循環器疾患，慢性消化器病，皮膚疾患，精神異常など広範に及ぶ．駆瘀血：瘀血を除去する．

日本三大色素

シコン（紫根），アイ（藍），コウカ（紅花）．

α-シペロン

薬効と用途　婦人病(月経不順など)の改善，(芳香性)健胃，鎮痛(胃痛など)，鎮静．胃炎，腹痛，食欲不振，月経痛，月経不順，神経症などに使う．漢方処方：香蘇散，女神散．

❹ コウベイ(粳米)/Brown Rice/Oryzae Fructus/局

基原と用部　イネ *Oryza sativa* Linné(イネ科 Gramineae；APG イネ科 Poaceae)の果実．

性　状　楕円形で，やや扁平．外面は半透明で淡黄白色〜淡褐色．弱いにおいがあり，味はわずかに甘い．

主産地　日本(新潟，愛媛，茨城，北海道)，中国．

主要成分　デンプン，トリテルペンエステル(γ-オリザノール)．

薬効と用途　滋養，強壮，健胃，止瀉，止渇，疲労回復．漢方処方/局：麦門冬湯，白虎加人参湯．

❹ コウボク(厚朴)/Magnolia Bark/Magnoliae Cortex/局

基原と用部　ホオノキ *Magnolia obovata* Thunberg(*M. hypoleuca* Siebold et Zuccarini)，*M. officinalis* Rehder et E. H. Wilson または *M. officinalis* Rehder et E. H. Wilson var. *biloba* Rehder et E. H. Wilson(モクレン科 Magnoliaceae)の樹皮．マグノロール 0.8%以上を含む．

性　状　板状または半管状の皮片．外面は灰白色〜灰褐色．ときにコルク層が剥離され赤褐色を呈する．弱いにおいがあり，味は苦い．

主産地　日本(長野，岐阜，新潟)，中国．

主要成分　精油(セスキテルペン)：β-オイデスモール(β-eudesmol)．リグナン：マグノロール(magnolol)．イソキノリンアルカロイド：マグノクラリン(magnocurarine)．

β-オイデスモール　　マグノロール　　マグノクラリン

薬効と用途　(芳香性)健胃，鎮咳，去痰，鎮痛(腹痛など)．胸腹部の膨満感などを主とする消化器疾患と不安神経症などを含む精神神経性疾患に有効といわれる．漢方処方/局：半夏厚朴湯，柴朴湯．

《》Memo　マグノクラリンはクラーレ様の筋弛緩，中枢性筋弛緩，脊髄反射抑制作用などがあり，単味の厚朴を用いてパーキンソン病を治療した記録がある．

飛騨地方に伝わる郷土料理・「朴葉みそ」は，ホウノキの枯葉の上に乗せた

薬用植物と生薬　2.3　　51

味噌を焼きながら食べるものである．昔は，焼けた味噌に切った漬物を混ぜていたが，いまは，椎茸やネギ，豆腐を入れて焼いて食べることが多い．「ほう葉」は「包葉」の意味で，大きな葉に食べものを盛ったことが命名の由来になっている．ホウノキの葉には抗菌作用がある．飛騨地方では朴葉寿司という保存食もあり，これは葉に含まれる香りと同時に抗菌作用をうまく応用している．

❹ コカヨウ/Coca Leaf/Cocae Folium

基原と用部　コカノキ *Erythroxylum coca* Lamarck(*Erythroxylon coca* Lamarck)およびその栽培変種(コカノキ科 Erythroxylaceae)の葉．

性　状　卵形または倒卵形の全縁葉．ほとんど無臭で，味は茶に似て舌をわずかに麻痺させる．

主産地　ペルー，ボリビア，コロンビア，インドネシア．

主要成分　トロパンアルカロイド：(−)-コカイン〔(−)-cocaine〕．

薬効と用途　コカイン(局所麻酔薬)製造原料．生薬としては用いられない．

(−)-コカイン

Memo　コカノキは南米ペルー，ボリビア東部の高地に自生または栽培される常緑低木である．中央アンデスにかつて栄えたインカ帝国では，コカの葉が宗教的儀式に欠かせない霊薬であった．また，インディオたちはアルカリ性にして服用すると作用が強くなることを経験的に知っていて，コカの葉を灰と一緒にかみ，空腹や疲れをいやす嗜好品として用いていた．

❹ ゴシツ(牛膝)/Achyranthes Root/Achyranthis Radix/局

基原と用部　*Achyranthes bidentata* Blume またはヒナタイノコズチ *A. fauriei* H. Léveillé et Vaniot(ヒユ科 Amaranthaceae)の根．

性　状　主根または側根を伴う主根からなる．主根は細長い円柱形でときにやや湾曲．外面は灰黄色〜黄褐色．わずかににおいがあり，味はわずかに甘く，粘液性．

主産地　日本(奈良，茨城)，中国．

主要成分　ステロイド：イノコステロン(inokosterone, 昆虫変態ホルモン)．

イノコステロン

薬効と用途 利尿，婦人病(月経不順など)の改善，鎮痛(腰痛，関節痛など)．漢方処方/局：牛車腎気丸．

Memo イノコズチ(豕槌)は茎のある太い節をイノシシの膝頭に見たてて名づけられた．

㊿ ゴシュユ(呉茱萸)/Euodia Fruit/Euodiae Fructus/局

基原と用部 *Euodia officinalis* Dode(*Evodia officinalis* Dode)，*E. bodinieri* Dode またはゴシュユ *E. ruticarpa* Hooker filius et Thomson(ミカン科 Rutaceae)の果実．

性状 扁球形または球形．外面は暗褐色〜灰褐色．特異なにおいがあり，味は辛く，後に残留性の苦味．

主産地 中国．日本(鹿児島，熊本)．

主要成分 インドロキナゾールアルカロイド：エボジアミン(evodiamine)．

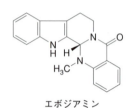

エボジアミン

薬効と用途 制吐，健胃，鎮痛(頭痛など)，冷え性の改善．胃の働きをよくして，膨満感，吐き気，頭痛，下痢を治す．漢方処方/局：呉茱萸湯．

51 ゴボウシ(牛蒡子)/Burdock Fruit/Arctii Fructus/局

基原と用部 ゴボウ *Arctium lappa* Linné(キク科 Compositae；APG キク科 Asteraceae)の果実．

性状 やや湾曲した倒長卵形のそう果．外面は灰褐色〜褐色で，黒色の点がある．ほとんどにおいがなく，味は苦く油様．

主産地 中国，日本．

主要成分 リグナン：アルクチイン(arctiin)．

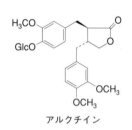

アルクチイン

薬効と用途 解毒，消炎，排膿，鎮痛(咽頭痛など)．漢方処方：消風散．

52 ゴマ(胡麻)/Sesame/Sesami Semen/局

基原と用部 ゴマ *Sesamum indicum* Linné(ゴマ科 Pedaliaceae)の種子．

性状 卵形〜へら形で，外面は暗褐色〜黒色を呈し，まれに淡褐色〜褐色．においがなく，味はわずかに甘く，やや油様．

主産地 インド，ミャンマー，中国，日本．

主要成分 脂肪油(ゴマ油/局)，リグナン類〔セサミン(sesamin)，セサモリン〕．

セサミン

薬用植物と生薬 2.3   53

薬効と用途　強壮，解毒．炎症（やけどなど）や化膿性のはれものの治療，年少性白髪の改善などに外用される．漢方処方：消風散．ゴマ油（軟膏基剤）として中黄膏，紫雲膏に配合．

❺❸ **ゴミシ**（五味子）/Schisandra Fruit/Schisandrae Fructus/局

（口絵参照）

基原と用部　チョウセンゴミシ *Schisandra chinensis* Baillon（マツブサ科 Schisandraceae）の果実．

性状　不規則な球形〜扁球形．外面は暗赤色〜黒褐色．弱いにおいおよび酸味があり，後に渋くて苦い．

主産地　中国．

主要成分　リグナン：シザンドリン（schizandrin），ゴミシン（gomisin）類．

薬効と用途　鎮咳，強壮，去痰．頭が重く咳があるときに使う．漢方処方/局：小青竜湯．

〈Memo〉　果実のなかに，甘，酸，辛，苦，鹹〔かん（塩辛い）〕の五味があることから五味子と名づけられた．

❺❹ **コルヒクム**（コルヒクム子）/Colchicum Seed/Colchici Semen

基原と用部　イヌサフラン *Colchicum autumnale* Linné（ユリ科 Liliaceae；APG イヌサフラン科 Colchicaceae）の種子．

性状　ほぼ球形．外面は褐色．においはほとんどなく，苦味と酸味がある．

主産地　ヨーロッパ中南部．

主要成分　トロポロンアルカロイド：コルヒチン（colchicine）．

薬効と用途　コルヒチン（痛風発作予防・治療薬）製造原料．漢方薬，民間薬としては使用しない．

〈Memo〉　痛風は激しい痛みを伴う関節炎である．白血球などが，関節に沈着した尿酸塩結晶を貪食して炎症が起こる．コルヒチンは微小管の主要タンパク質であるチューブリンに結合して脱重合させ，細胞骨格の機能を阻害する．細胞分裂を阻害するほか，白血球などの活動を阻害して抗炎症作用をもたらす．コルヒチンは再生不良性貧血，白血球・血小板減少，悪心，嘔吐，下痢などの強い副作用をもつ．したがって，現在では痛風治療の第一選択薬ではない．種なしスイカは，発芽期の2倍体の種子をコルヒチンの水溶液につけて4倍体とし，これをもとに2倍体を交配して種子をつくらない3倍体をつくりだしたものである．

❺❺ **コロンボ**/Calumba/Calumbae Radix/局

基原と用部　*Jateorhiza columba* Miers（ツヅラフジ科 Menispermaceae）の根を横切したもの．

性状　円盤状の切片．側面は灰褐色．特異なにおいがあり，味は苦い．

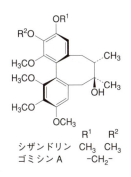

シザンドリン　R^1 R^2
　　　　　　 CH_3 CH_3
ゴミシンA　 -CH_2-

コルヒチン

パルマチン

| 主産地 | モザンビーク，マダガスカル． |

| 主要成分 | イソキノリンアルカロイド：パルマチン（palmatine）． |

| 薬効と用途 | （苦味）健胃，止瀉． |

〉Memo〉 アフリカ東岸の民間薬である．

㊊ コンズランゴ／Condurango／Condurango Cortex／局

| 基原と用部 | *Marsdenia cundurango* Reichenbach filius（ガガイモ科 Asclepiadaceae；APGキョウチクトウ科 Apocynaceae）の樹皮．

| 性 状 | 管状または半管状の皮片．外面は灰褐色～暗褐色．わずかに弱いにおいがあり，味は苦い．

| 主産地 | ペルー，エクアドル，アメリカ．

| 主要成分 | ステロイドサポニン：コンズランゴグリコシド類．

| 薬効と用途 | （芳香性苦味）健胃．

（口絵参照）

㊎ サイコ（柴胡）／Bupleurum Root／Bupleuri Radix／局

| 基原と用部 | ミシマサイコ *Bupleurum falcatum* Linné（セリ科 Umbelliferae；APGセリ科 Apiaceae）の根．総サポニン（サイコサポニン a およびサイコサポニン d）0.35％以上を含む．

| 性 状 | 細長い円錐形～円柱形．外面は淡褐色～褐色．特異なにおいがあり，味はわずかに苦い．

| 主産地 | 日本（鹿児島，静岡，群馬，高知），中国，韓国．

| 主要成分 | トリテルペンサポニン：サイコサポニン（saikosaponin）類

サイコサポニン a

寒熱往来
悪寒と熱が交互に表れる熱型．

胸脇苦満
柴胡剤の使用目標である．季肋（きろく）部（肋骨のすぐ下の部分）の詰まったような重い感じや他覚的な抵抗，圧痛．

| 薬効と用途 | 解熱，鎮痛（腹痛など），鎮静，消炎，強壮．寒熱往来を除き，胸脇苦満，腹中の痛みを治す．漢方処方／局：乙字湯，大柴胡湯，小柴胡湯，柴胡桂枝湯，柴胡桂枝乾姜湯，加味逍遙散，補中益気湯，抑肝散，抑肝散加陳皮半夏，柴朴湯，柴苓湯，加味帰脾湯．小柴胡湯はインターフェロン α との併用で間質性肺炎が現れることがあるので配合禁忌である．

㊏ サンザシ（山査子）／Crataegus Fruit／Crataegi Fructus／局

| 基原と用部 | サンザシ *Crataegus cuneata* Siebold et Zuccarini またはオオサンザシ *C. pinnatifida* Bunge var. *major* N. F. Brown（バラ科 Rosaceae）

の偽果.

性　状　サンザシ由来のものは，ほぼ球形で径 8～14 mm．外面は黄褐色～灰褐色で細かい網目状のしわ．一端のくぼみの周辺にはしばしばがくの基部が残存し，他端に短い果柄またはその残基がある．真果は通例 5 室で，しばしば 5 個に分裂し，この分果におのおの 1 個の種子を含む．ほとんどにおいがなく，わずかに酸味．オオサンザシ由来のものは，大形で径 17～23 mm．外面は赤褐色でつやがあり，斑点状の毛の跡が明瞭．特異なにおいがあり，酸味がある．

主産地　中国.

主要成分　フラボノール配糖体〔ヒペロシド(hyperoside)〕.

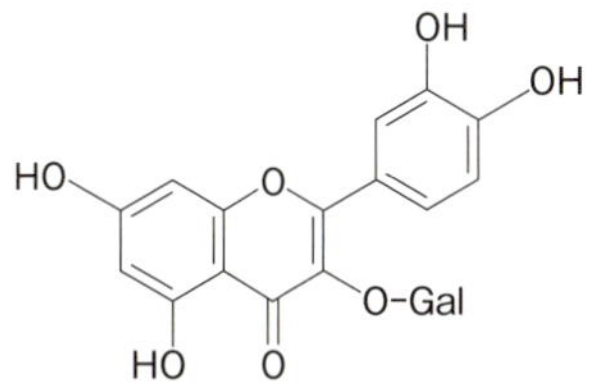

ヒペロシド

薬効と用途　健胃.

(59) **サイシン**(細辛)/Asiasarum Root/Asiasari Radix/局

(口絵参照)

基原と用部　ケイリンサイシン *Asiasarum heterotropoides* F. Maekawa var. *mandshuricum* F. Maekawa またはウスバサイシン *A. sieboldii* F. Maekawa (ウマノスズクサ科 Aristolochiaceae)の根および根茎.

性　状　ほぼ円柱形の根茎に多くの細長い根．外面は淡褐色～暗褐色．根は折れやすい．特異なにおいがあり，味は辛く舌をやや麻痺させる.

主産地　中国，韓国.

主要成分　精油(フェニルプロパノイド)：メチルオイゲノール(methyleugenol).

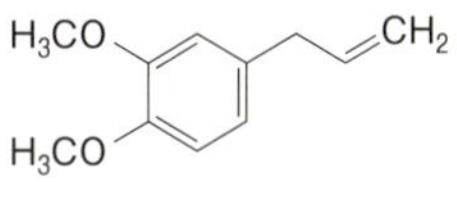

メチルオイゲノール

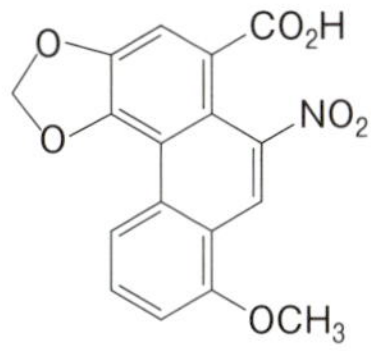

アリストロキア酸 I

薬効と用途　鎮咳，去痰，解熱，鎮痛(頭痛など)．漢方処方/局：小青竜湯(しょうせいりゅうとう).

Memo　根が細く辛いことに由来する．地上部は重篤な腎障害を起こす恐れのあるアリストロキア酸(aristolochic acid)を含有するので混入してはならない．また，HPLC でアリストロキア酸 I (aristolochic acid I)に対応する保持時間にピークを認めない.

(60) **サフラン**/Saffron/Crocus/局

(口絵参照)

基原と用部　サフラン *Crocus sativus* Linné (アヤメ科 Iridaceae)の柱頭.

性　状　細いひも状．暗黄赤色～赤褐色．強い特異なにおいがあり，味は苦く，唾液を黄色に染める.

主産地 イラン，スペイン，日本(大分，長野).

主要成分 カロテノイド：クロシン(crocin，黄色色素).

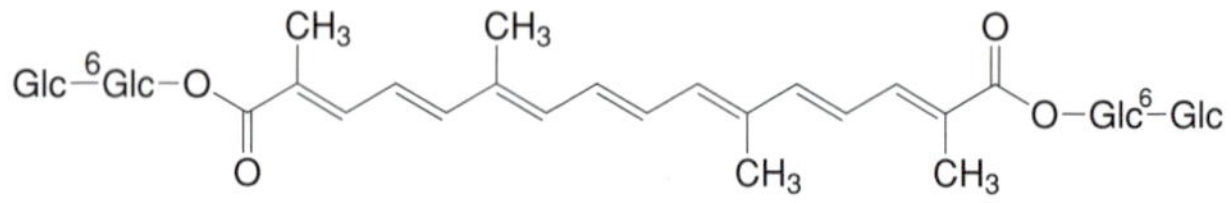

クロシン

薬効と用途 婦人病(月経不順など)の改善，鎮痛，健胃．主として家庭薬原料とされる．食品着色料，香辛料.

Memo サフランを入れた家庭薬として「さふらん湯(蛮紅華湯)」がある．1キロの生薬を集めるのに，サフランの花が十数万個いる．したがって，植物からとった生薬としては最も高価である.

(61) **サンキライ**(山帰来)/Smilax Rhizome/Smilacis Rhizoma/局

基原と用部 *Smilax glabra* Roxburgh(ユリ科 Liliaceae；APG サルトリイバラ科 Smilacaceae)の塊茎.

性　状 扁圧された不整円柱形．外面は帯灰黄褐色～黄褐色．わずかににおいがあり，味はほとんどない.

主産地 中国，インド.

薬効と用途 ステロイドサポニン：スミラックスサポニン類.

薬効と用途 解毒．慢性皮膚疾患の排膿解毒あるいは体質改善.

(口絵参照)

(62) **サンシシ**(山梔子)/Gardenia Fruit/Gardeniae Fructus/局

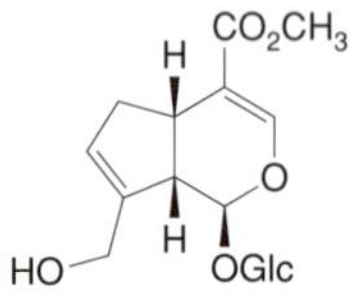

ゲニポシド

基原と用部 クチナシ *Gardenia jasminoides* Ellis(アカネ科 Rubiaceae)の果実で，ときには湯通しまたは蒸したもの．ゲニポシド2.7%以上を含む.

性　状 長卵形～卵形．外面は黄褐色～黄赤色．弱いにおいがあり，味は苦い.

主産地 中国，台湾，韓国，日本.

主要成分 イリドイド配糖体：ゲニポシド(geniposide)．カロテノイド：クロシン(黄色色素).

薬効と用途 鎮静，消炎，解熱，止血，利担，うちみ，ねんざの改善．消炎排膿，皮膚疾患，尿路疾患，精神神経用薬に配合される．漢方処方/局：黄連解毒湯(おうれんげどくとう)，加味逍遙散(かみしょうようさん)，温清飲(うんせいいん)，防風通聖散(ぼうふうつうしょうさん)，辛夷清肺湯(しんいせいはいとう)，加味帰脾湯(かみきひとう).

Memo 熟果が裂開しないことからクチナシとよばれる.

(63) **サンシュユ**(山茱萸)/Cornus Fruit/Corni Fructus/局

基原と用部 サンシュユ *Cornus officinalis* Siebold et Zuccarini(ミズキ科 Cornaceae)の偽果の果肉．ロガニン0.4%以上を含む.

性　状 扁圧された長楕円形．外面は暗赤紫色～暗紫色でつやがある．弱いにおいがあり，酸味があり，ときにわずかに甘い.

| 主産地 | 中国,韓国,日本(奈良).
| 主要成分 | イリドイド配糖体:ロガニン(loganin).
| 薬効と用途 | 強壮,収れん.漢方処方/局:八味地黄丸,牛車腎気丸.

64 サンショウ(山椒)/Japanese Zanthoxylum Peel/Zanthoxyli Piperiti Pericarpium/局

| 基原と用部 | サンショウ *Zanthoxylum piperitum* De Candolle(ミカン科 Rutaceae)の成熟した果皮で,果皮から分離した種子をできるだけ除いたもの.
| 性状 | 2〜3分果よりなるさく果の果皮.各分果は扁球形で2片に開裂.果皮の外面は暗黄赤色〜暗赤褐色.特異な芳香があり,味は辛く舌を麻痺させる.
| 主産地 | 日本(和歌山,奈良,高知),韓国.
| 主要成分 | アミド誘導体:α-サンショオール(α-sanshool,辛味成分).

α-サンショオール

| 薬効と用途 | (芳香性)健胃,駆虫,胃腸の疼痛,胃炎などに用いる.苦味チンキなどにして,消化不良,食欲不振,胃炎などに繁用される.漢方処方/局:大建中湯.香辛料としての需要が多い.

> Memo 山椒は小粒でぴりりと辛いというように,山椒には独特な強い香気と辛味があり,食べるとぴりっとし,食欲を増進させる.

65 サンヤク(山薬)/Dioscorea Rhizome/Dioscoreae Rhizoma/局

| 基原と用部 | ヤマノイモ *Dioscorea japonica* Thunberg またはナガイモ *D. batatas* Decaisne(ヤマノイモ科 Dioscoreaceae)の周皮を除いた根茎(担根体).
| 性状 | 円柱形〜不整円柱形.外面は類白色〜帯黄白色.ほとんどにおいおよび味がない.
| 主産地 | 日本(青森,長野),中国.
| 主要成分 | 多糖:デンプン.
| 薬効と用途 | 強壮,止瀉,止渇,鎮咳.漢方処方/局:八味地黄丸,牛車腎気丸.

> Memo ヤマノイモは「山にあるイモ」という意味で名づけられているが,自然にはえるということから自然薯ともいわれる.

66 ジオウ(地黄)/Rehmannia Root/Rehmanniae Radix/局

| 基原と用部 | アカヤジオウ *Rehmannia glutinosa* Liboschitz var.

ロガニン

さく果

果実は果皮のつくりによって液果と乾果に分けられる.液果は果皮が多肉で水分が多い果実で,トマト,ブドウ,モモなどがその例である.一方,果皮が乾いていて多肉でないものを乾果という.さく果は乾果の一種で,果皮が複数に裂開するものをいう.アサガオなどの実がこれにあたる.

苦味チンキ

苦味健胃薬であり,トウヒ(橙皮)・センブリ(当薬)・サンショウ(山椒)の3種の生薬をエタノールあるいはエタノールと精製水の混合液に浸してつくる液状の製剤である.

(口絵参照)

(口絵参照)

purpurea Makino または *R. glutinosa* Liboschitz(ゴマノハグサ科 Scrophulariaceae; APG ハマウツボ科 Orobanchaceae)の根(乾ジオウ)またはそれを蒸したもの(熟ジオウ).

性 状 (乾ジオウ)一端もしくは両端が細くなった塊状または紡錘形. 外面は黄褐色, 黒褐色または黒色. 特異なにおいがあり, 味ははじめわずかに甘く, 後にやや苦い. (熟ジオウ)不規則な塊状, 一端もしくは両端が細くなった塊状または紡錘形. 外面は黒色を呈し通例光沢がある. 特異なにおいがあり, 味ははじめわずかに甘く, 後にわずかに苦い.

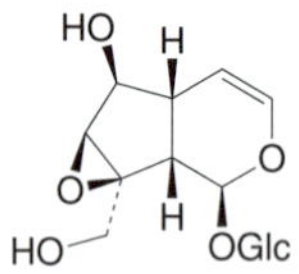

カタルポール

主産地 日本(長野, 奈良, 石川, 北海道), 中国, 韓国.

主要成分 イリドイド配糖体:カタルポール(catalpol).

薬効と用途 強壮, 解熱. 糖尿病, 前立腺肥大症, 腰痛, 白内障, インポテンツにも効果があるといわれている. 漢方処方/局:八味地黄丸, 十全大補湯, 温清飲, 牛車腎気丸. 副作用:著しく胃腸が虚弱な人は, 軟便, 下痢, 腹痛, 胃部不快感, 食欲不振などの胃腸障害を起こすことがある.

Memo アカヤジオウという名は「赤い花の咲くジオウ」を意味している. 地黄は調製法の違いにより生地黄, 乾地黄, 熟地黄があり, 薬効が異なるといわれる. 掘り取った生の根を生地黄, 根をそのまま乾燥したものを乾地黄, 生根を蒸してから乾燥したものを熟地黄とよび区別する. 熟地黄は滋養強壮としての働きが強く, 乾地黄や生地黄は解熱消炎作用の働きが加わり, 生地黄はその作用がより強いと考えられている. 病気の初期には生地黄が使われ, 病状が進むと乾地黄が使われ, 中高年に起こりがちな疲れやそれに伴う症状を治し, 健康を取り戻すのが熟地黄である.

(67) ジギタリス/Digitalis/Digitalis

基原と用部 ジギタリス *Digitalis purpurea* Linné(ゴマノハグサ科 Scrophulariaceae; APG オオバコ科 Plantaginaceae)の葉.

性 状 灰緑色〜淡黄緑色の薄い葉身の細切片. 弱いにおいがあり, 味はきわめて苦い.

主産地 ヨーロッパ各地(とくにドイツ, スイス).

主要成分 強心配糖体:ジギトキシン〔digitoxin, プルプレアグリコシド A(purpurea glycoside A)から生薬調製中に酵素によって二次的に生成したものである)〕.

薬効と用途 強心, 利尿. うっ血性心不全治療薬. ジギトキシン(強心薬)の製造原料. 副作用:安全域は狭く, ジギタリスの過剰投与により重篤な不整脈が生じる.

(同類生薬)ケジギタリス *D. lanata* Ehrhart の葉はジゴキシン(digoxin), デスラノシド(deslanoside), ラナトシド C(lanatoside C)の製造原料.

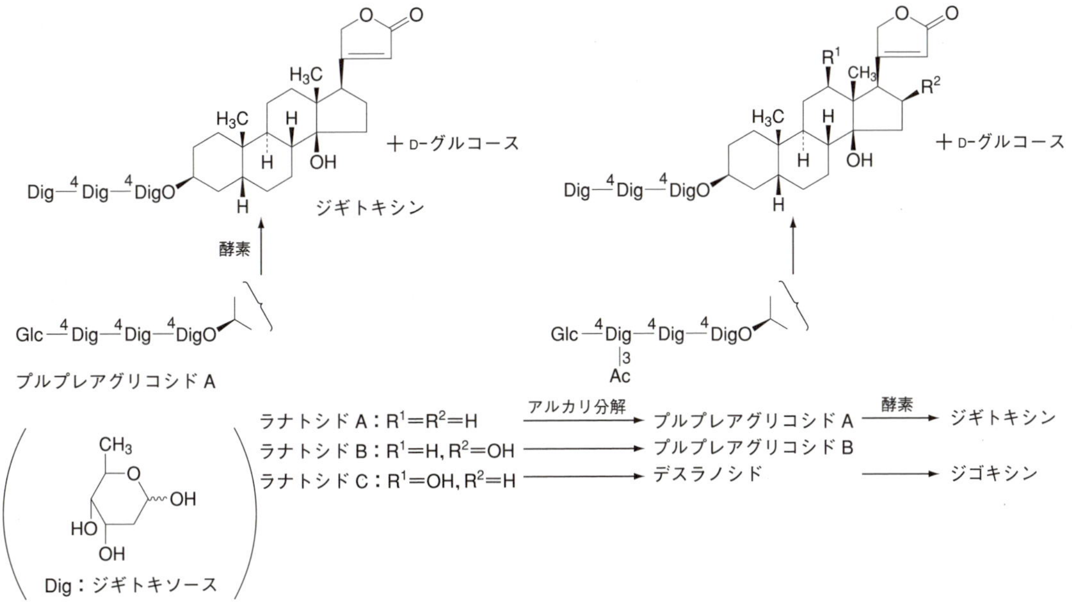
ジギトキシン
+ D-グルコース
酵素
プルプレアグリコシド A
Dig：ジギトキソース
ラナトシド A：R1=R2=H
ラナトシド B：R1=H, R2=OH
ラナトシド C：R1=OH, R2=H
アルカリ分解
プルプレアグリコシド A
プルプレアグリコシド B
デスラノシド
酵素
ジギトキシン
ジゴキシン

Memo　ジギタリス配糖体は，Na^+，K^+-ATP アーゼ(Na ポンプ)を阻害して細胞内 Na^+ 濃度を上昇させる．その結果，細胞内の Ca^{2+} 濃度が上昇し，心収縮力が増す．このような作用機構のため，ジギタリスは薬理作用が生じるまで時間がかかる(投与開始後 24〜48 時間で効果が現れる)．ジギタリスは蓄積性が大きい．したがって，ジギタリス製剤を投与する際には，過去 2〜3 週間以内に同製剤が用いられたことがないことを確かめなければならない．また，ジギタリスと低カリウム血症を起こす薬物，たとえば利尿薬，さらにカルシウム剤，レセルピン，アトロピン，β受容体遮断薬，エピネフリンやエフェドリン，甲状腺製剤との併用はジギタリス中毒を起こしやすい．

(68) **シゴカ**(刺五加)/Eleutherococcus Senticosus Rhizome/Eleutherococci Senticosi Rhizoma/局

基原と用部　エゾウコギ *Eleutherococcus senticosus* Maximowicz (*Acanthopanax senticosus* Harms)（ウコギ科 Araliaceae)の根茎で，しばしば根を伴う．

性　状　やや曲がった円柱状．外面は灰褐色．わずかに特異なにおいがあり，味はほとんどないか，わずかに甘く，収れん性．

主産地　中国，日本(北海道)．

主要成分　フェニルプロパノイド配糖体：エレウテロシド B (eleutheroside B，シリンギン syringin とも)．

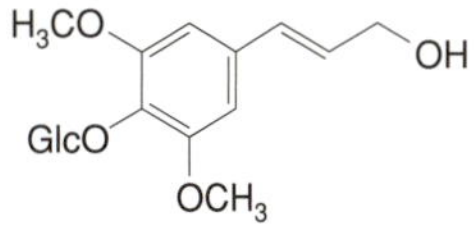
H3CO
GlcO
OCH3
OH
シリンギン

薬効と用途　強壮，鎮静．

(69) **ジコッピ**(地骨皮)/Lycium Bark/Lycii Cortex/局

基原と用部 クコ *Lycium chinense* Miller または *L. barbarum* Linné（ナス科 Solanaceae）の根皮.

性　状 管状または半管状の皮片．外側は淡褐色～淡黄褐色．特異な弱いにおいがあり，味ははじめわずかに甘い.

主産地 中国.

主要成分 スペルミンアルカロイド：クコアミン（kukoamine）類.

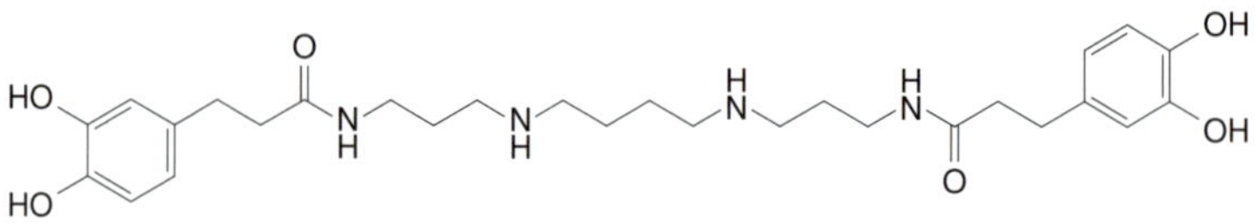

クコアミン A

薬効と用途 解熱，強壮．漢方処方：滋陰至宝湯，清心蓮子飲.

(口絵参照)

(70) **シコン**（紫根）/Lithospermum Root/Lithospermi Radix/局

基原と用部 ムラサキ *Lithospermum erythrorhizon* Siebold et Zuccarini（ムラサキ科 Boraginaceae）の根.

性　状 やや細長い円錐形．しばしば分枝する．外面は暗褐色で粗雑．弱いにおいがあり，味はわずかに甘い.

主産地 中国，日本.

主要成分 ナフトキノン：シコニン（shikonin，紫色色素）.

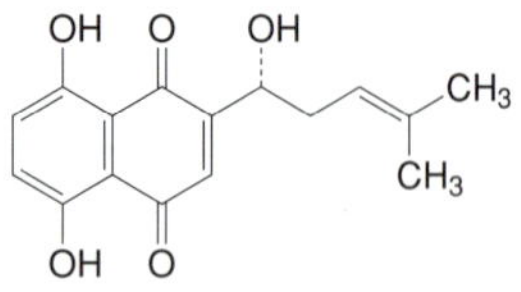

シコニン

薬効と用途 皮膚疾患・痔疾の改善，解毒，解熱，消炎．漢方処方：紫雲膏．紫根染めに用いられていた.

Memo 紫雲膏は，世界で最初に全身麻酔をかけて手術を行った華岡青洲の考案した薬である．これは紫根と当帰からつくった軟膏で，やけど，切り傷，霜焼け，ひび，あかぎれ，痔疾に使われる.

(71) **シツリシ**（蒺藜子）/Tribulus Fruit/Tribuli Fructus/局

基原と用部 ハマビシ *Tribulus terrestris* Linné（ハマビシ科 Zygophyllaceae）の果実.

性　状 5角星状で，5個の分果からなる．外面は灰緑色～灰褐色．各分果の外面に長短2対のとげがある．ほとんどにおいがなく，味ははじめ緩和で，後に苦い.

主産地 中国.

主要成分 フェネチルアミン：テレストリアミド．アルカロイド：ハルミン.

薬効と用途 利尿，消炎，眼疾患の改善．漢方処方：当帰飲子.

Memo 蒺藜子には非常に堅い刺があり，「蒺は疾い，藜は利いであり，この草は人を刺し傷つけることがはなはだ疾く，利い」といわれている.

(72) **シナカ**/Wormseed/Cinae Flos

基原と用部　*Artemisia cina* Berg（キク科 Compositae；APG キク科 Asteraceae）のつぼみ期の頭花.

性　状　楕円形で総苞片が松かさ状に重なる. 黄緑色～緑褐色. 内部に管状花がある. 芳香があり, 味は苦い.

主産地　中央アジア（トルキスタン）.

主要成分　精油（セスキテルペン）:（−）-α-サントニン〔（−）-α-santo-nin〕.

薬効と用途　サントニン（回虫駆除薬）の製造原料.

》Memo》　*A. cina* は旧ソ連特産である. 以前, 日本では回虫による感染が蔓延しておりサントニンを必要としていた. しかし, *A. cina* は旧ソ連の重要な輸出品であることから, *A. cina* の国外へのもちだしを禁じていた. そこで, 日本ではサントニンを含む植物の栽培研究が広く行われた結果, ドイツから入手した種にサントニンが含有されることがわかった. この種は京都の壬生で栽培されたのでミブヨモギ *A. maritima* Linné と名づけられた.

（−）-α-サントニン

⑦③ シャクヤク（芍薬）/Peony Root/Paeoniae Radix/局

基原と用部　シャクヤク *Paeonia lactiflora* Pallas（ボタン科 Paeoniaceae）の根. ペオニフロリン 2.0% 以上を含む.

性　状　円柱形. 外面は褐色～淡灰褐色. 側根の跡と横長の皮目. 特異なにおいがあり, 味ははじめわずかに甘く, 後に渋くわずかに苦い.

主産地　日本（北海道, 岩手, 新潟, 長野, 奈良など）, 中国.

主要成分　モノテルペン配糖体: ペオニフロリン（paeoniflorin）.

薬効と用途　鎮痙, 鎮痛（腹痛など）, 婦人病（冷え性など）の改善. 筋痙攣, 身体疼痛, 下痢, 腹満などに使われる. 漢方処方/局: 葛根湯, 葛根湯加川芎辛夷, 大柴胡湯, 柴胡桂枝湯, 小青竜湯, 当帰芍薬散, 加味逍遙散, 桂枝茯苓丸, 真武湯, 十全大補湯, 温清飲, 防風通聖散, 芍薬甘草湯.

》Memo》　美しい女性を「立てばシャクヤク, 座ればボタン」と形容する. 漢方で婦人病には芍薬, 当帰, 川芎, 地黄が多用され, この4種を合わせた四物湯が, 血の道症に用いられる基本的な方剤である.

ペオニフロリン

⑦④ ジャショウシ（蛇床子）/Cnidium Monnieri Fruit/Cnidii Monnieri Fructus/局

基原と用部　*Cnidium monnieri* Cusson（セリ科 Umbelliferae；APG セリ科 Apiaceae）の果実.

性　状　楕円体の双懸果. 外面は淡褐色～褐色. 特異なにおいがあり, かめば特異な香気があり, 後にやや麻痺性.

主産地　中国.

主要成分　クマリン: オストール（osthol）.

薬効と用途　抗菌, 抗搔痒. 収れん性消炎, トリコモナス膣炎, 湿疹治

オストール

療に使われる薬．漢方処方：蛇床子湯．

(75) シャゼンシ（車前子）/Plantago Seed/Plantaginis Semen/局

基原と用部　オオバコ *Plantago asiatica* Linné（オオバコ科 Plantaginaceae）の種子．

性　状　偏楕円体．外面は褐色～黄褐色．ほとんどにおいがなく，味はわずかに苦く，粘液性．

主産地　中国，韓国．

主要成分　粘液性多糖：プランタゴムチラゲ A．

薬効と用途　鎮咳，去痰，利尿，消炎，止瀉．漢方処方には利尿作用を期待して配合されることが多いが，眼疾に用いられることもある．漢方処方/局：牛車腎気丸．

(76) シャゼンソウ（車前草）/Plantago Herb/Plantaginis Herba/局

基原と用部　オオバコ *Plantago asiatica* Linné（オオバコ科 Plantaginaceae）の花期の全草．

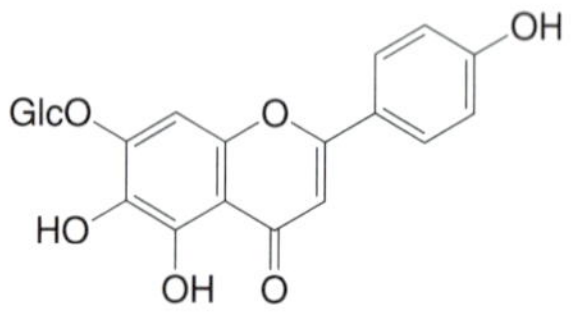

プランタギニン

性　状　縮んでしわのよった葉および花茎．灰緑色～暗黄緑色．葉身は卵形～広卵形．わずかににおいがあり，味はほとんどない．

主産地　日本（長野，徳島など），中国，韓国．

主要成分　フラボン配糖体：プランタギニン（plantaginin）．

薬効と用途　鎮咳，去痰，利尿．

Memo　シャゼンシと違い，シャゼンソウは煎じて民間薬として利用されている．

（口絵参照）

(77) ジュウヤク（十薬）/Houttuynia Herb/Houttuyniae Herba/局

基原と用部　ドクダミ *Houttuynia cordata* Thunberg（ドクダミ科 Saururaceae）の花期の地上部．

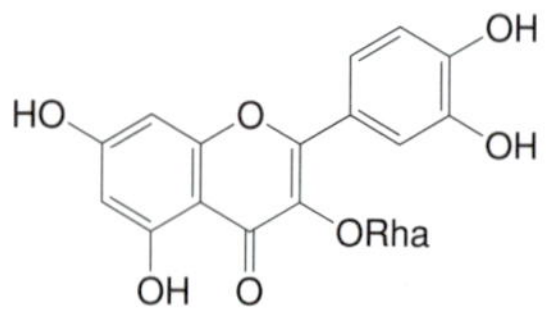

クエルシトリン

性　状　茎に互生した葉および花穂．茎は淡褐色．葉は広卵状心臓形．花穂は淡黄褐色で無花被の多数の小形の花をつけ，その基部に淡黄色～淡黄褐色の総苞 4 枚がある．わずかににおいがあり，わずかに味がある．

主産地　日本（新潟，長野，群馬など），中国．

主要成分　フラボノール配糖体：クエルシトリン（quercitrin）．

薬効と用途　解毒，利尿，緩下．便秘，風邪などに民間的に広く用いられる．漢方処方：五物解毒散．

Memo　日本三大民間薬の一つ．ドクダミの生の葉はデカノイルアセトアルデヒド，ラウリルアルデヒドによる特有の臭気があるために，なにかの毒が入っているのではと，ドクダメ（毒溜め）とよばれるようになり，これからドクダミになったといわれている．『大和本草』（1708 年）に「わが国の馬医これを馬に用いると，十種の薬の効能があるので，十薬という」との記述がある．生薬の特有の臭気は乾燥により消える．

(78) **シュクシャ**(縮砂)/Amomum Seed/Amomi Semen/局

基原と用部 *Amomum villosum* Loureiro var. *xanthioides* T. L. Wu et S. J. Chen, *A. villosum* Loureiro var. *villosum* または *A. longiligulare* T. L. Wu(ショウガ科 Zingiberaceae)の種子の塊.

性 状 ほぼ球形または楕円球形. 外面は灰褐色〜暗褐色. 砕くとき特異な芳香があり, 味は辛い.

主産地 ベトナム, タイ, ラオス, ミャンマー, 中国.

主要成分 精油(モノテルペン):(+)-カンファー〔(+)-camphor〕.

薬効と用途 (芳香性)健胃. 整腸, 鎮嘔薬として消化不良, 嘔吐, 腹痛, 下痢などに用いられる. 漢方処方:安中散.

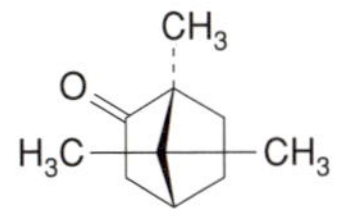

(+)-カンファー
局方では「カンフル」という.

(79) **ショウキョウ**〔生姜(乾生姜)〕/Ginger/Zingiberis Rhizoma/局

カンキョウ(乾姜)/Processed Ginger/Zingiberis Rhizoma Processum/局

(口絵参照)

基原と用部 ショウガ *Zingiber officinale* Roscoe(ショウガ科 Zingiberaceae)の根茎. ショウキョウ:根茎をそのまま, またはコルク皮をむいて乾燥したもの. [6]-ギンゲロール([6]-gingerol)0.3%以上を含む. カンキョウ:根茎を湯通しまたは蒸したもの. [6]-ショーガオール([6]-shogaol)0.10%以上を含む.

性 状 ショウキョウ:扁圧した不規則な塊状でしばしば分枝する. 分枝した各部はやや湾曲した卵形または長卵形. 外面は灰白色〜淡灰褐色. 特異なにおいがあり, 味はきわめて辛い. カンキョウ:ショウキョウに似るが外面は灰黄色〜灰黄褐色.

主産地 中国, ベトナム, インド, アフリカ, 日本(高知, 愛知, 岡山など).

主要成分 フェニルアルカノイド:[6]-ギンゲロール, [6]-ショーガオール(辛味成分). 精油(セスキテルペン):ジンギベレン(zingiberene).

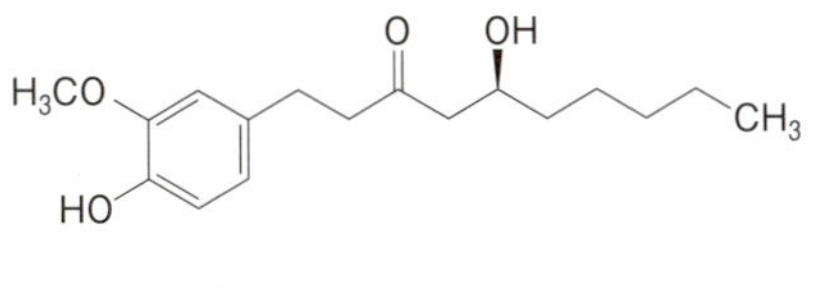

[6]-ギンゲロール

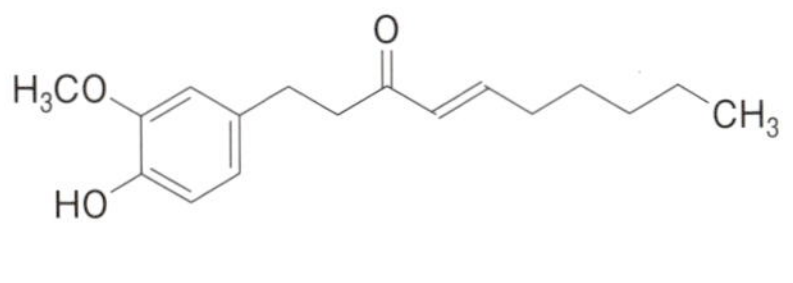

[6]-ショーガオール

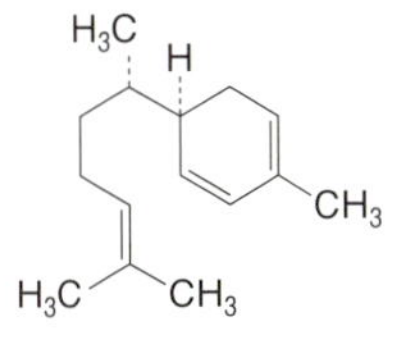

ジンギベレン

薬効と用途 ショウキョウ:(芳香性)健胃, 制吐, 嬌味, カンキョウ:(芳香性)健胃, 鎮痛(腹痛など). 漢方処方/局:ショウキョウ:葛根湯(かっこんとう), 葛根湯加川芎辛夷(かっこんとうかせんきゅうしんい), 大柴胡湯(だいさいことう), 小柴胡湯(しょうさいことう), 柴胡桂枝湯(さいこけいしとう), 半夏厚朴湯(はんげこうぼくとう), 防已黄耆湯(ぼういおうぎとう), 加味逍遙散(かみしょうようさん), 真武湯(しんぶとう), 呉茱萸湯(ごしゅゆとう), 補中益気湯(ほちゅうえっきとう), 六君子湯(りっくんしとう), 釣藤散(ちょうとうさん), 防風通聖散(ぼうふうつうしょうさん), 柴朴湯(さいぼくとう), 柴苓湯(さいれいとう), 加味帰脾湯(かみきひとう), カンキョウ:柴胡桂枝乾姜湯(さいこけいしかんきょうとう),

半夏瀉心湯，小青竜湯，大建中湯，苓桂朮甘湯．香辛料．

》Memo　漢方では低下した新陳代謝機能を高める作用をもつとされ，厳密にいうと，ショウキョウとカンキョウでは薬効が異なる（ショウキョウよりもカンキョウのほうが温める作用が強いとされる）といわれるが，発汗，鎮嘔，去痰，鎮痛，健胃，止瀉の目的で使われる．"しょうが湯"はひねしょうが（一年以上前にとれたしょうが）をすりおろしたものに砂糖と片栗粉を混ぜて熱湯を注いだもので，昔から民間で風邪の初期に用いていた．

⑧⓪ ショウズク（小豆蔲，小豆蔲）/Cardamon/Cardamomi Fructus/局

基原と用部　*Elettaria cardamomum* Maton（ショウガ科 Zingiberaceae）の果実．用時，種子のみを用いる．

性状　ほぼ長楕円球形．外面は淡黄色．特異な芳香があり，味は辛くてわずかに苦く，果皮はわずかににおいがあり，味はほとんどない．

主産地　インド，グアテマラ，インドネシア．

主要成分　精油（モノテルペン）：(+)-α-テルピニルアセテート〔(+)-α-terpinyl acetate〕．

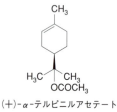
(+)-α-テルピニルアセテート

薬効と用途　（芳香性）健胃，駆風．香辛料．漢方処方：香砂養胃湯．

⑧① ショウマ（升麻）/Cimicifuga Rhizome/Cimicifugae Rhizoma/局

基原と用部　*Cimicifuga dahurica* Maximowicz, *C. heracleifolia* Komarov, *C. foetida* Linné またはサラシナショウマ *C. simplex* Turczaninow（キンポウゲ科 Ranunculaceae）の根茎．

性状　結節状不整形．外面は暗褐色～黒褐色．多数の根の残基をつける．ほとんどにおいがなく，味は苦くてわずかに渋い．

主産地　中国，日本．

主要成分　トリテルペン：シミゲノール（cimigenol）．

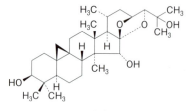
シミゲノール

薬効と用途　解熱，発汗，解毒，痔疾の改善．漢方処方/局：乙字湯，補中益気湯，辛夷清肺湯．

》Memo　民間では，煎汁をあせもにつけたり，扁桃炎や喉の痛みにうがい剤とする．

⑧② シンイ（辛夷）/Magnolia Flower/Magnoliae Flos/局

基原と用部　*Magnolia biondii* Pampanini, ハクモクレン *M. heptapeta*

Dandy(*M. denudata* Desrousseaux)，*M. sprengeri* Pampanini，タムシバ
M. salicifolia Maximowicz またはコブシ *M. kobus* De Candolle(モクレン科
Magnoliaceae)のつぼみ.

性状　紡錘形. 外面には毛がまばらにあって褐色〜暗褐色または密毛
があって灰白色〜淡黄褐色. 特有のにおいがあり，味は辛くて，やや苦い.

主産地　中国，日本(長野，新潟).

主要成分　精油(モノテルペン)：シトラール(citral).

薬効と用途　鎮痛(頭痛など)，鼻炎の改善. 漢方処方/局：葛根湯加川
芎辛夷，辛夷清肺湯.

Memo　コブシやモクレン，ハクモクレンは春の訪れを知らせてくれる花で
ある.

（83）ゼンコ(前胡)/Peucedanum Root/Peucedani Radix/局

基原と用部　*Peucedanum praeruptorum* Dunn の根(白花ゼンコ)
またはノダケ *Angelica decursivum* Franchet et Savatier(*P. decursivum*
Maximowicz)(セリ科 Umbelliferae；APG セリ科 Apiaceae)の根(紫花ゼンコ).

性状　白花ゼンコは，細長い倒円錐形〜円柱形で，下部はときに二股.
外面は淡褐色〜暗褐色で，根頭部には多数の輪節状のしわがあり，毛状を呈す
する葉柄の残基をつけるものもある. 紫花ゼンコは，根頭部に毛状を呈する
葉柄の残基をつけない. 特異なにおいがあり，味はわずかに苦い.

主産地　中国.

主要成分　クマリン類〔プラエルプトリン A(praeruptorin A)，ノダケニ
ン(nodakenin)など〕.

プラエルプトリン A　　　　　ノダケニン

薬効と用途　鎮咳，去痰，解熱，鎮痛(胃痛など). 漢方処方：参蘇飲.

（84）センコツ(川骨)/Nuphar Rhizome/Nupharis Rhizoma/局

基原と用部　コウホネ *Nuphar japonica* De Candolle，ネムロコウホネ
N. pumila De Candolle またはそれらの種間雑種(スイレン科
Nymphaeaceae)の根茎を縦割したもの.

性状　不整円柱形を縦割した片. 外面は暗褐色. 弱いにおいがあり，

シトラール

味はわずかに苦く不快.

- 主産地　日本(青森, 岩手), 中国.
- 主要成分　セスキテルペンアルカロイド：ヌファリジン(nupharidine).
- 薬効と用途　強壮, 止血, 婦人病の改善(月経不順など). 漢方処方：治打撲一方.

Memo　センコツは, 昔, 救荒植物であった. 飢饉にあたっては沼でセンコツの根茎を採取して食料としたことが記録されている.

85 センナ/Senna Leaf/Sennae Folium/局

- 基原と用部　*Cassia angustifolia* Vahl または *C. acutifolia* Delile(マメ科 Leguminosae; APG マメ科 Fabaceae)の小葉. 総センノシド(センノシドAおよセンノシドB)1.0%以上を含む.
- 性状　ひ針形～狭ひ針形, 淡灰黄色～淡灰黄緑色. 弱いにおいがあり, 味は苦い.
- 主産地　紅海の東部からインド(*C. angustifolia*), アフリカナイル川中流域(*C. acutifolia*).
- 主要成分　アントロン配糖体：センノシド(sennoside)類. アントラキノン：レイン(rhein), アロエ-エモジン, エモジン.

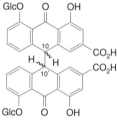

センノシドA 10-10′ トレオ
センノシドB 10-10′ エリトロ

レイン R¹＝H, R²＝CO₂H
アロエ-エモジン R¹＝H, R²＝CH₂OH
エモジン R¹＝OH, R²＝CH₃

- 薬効と用途　緩下.

Memo　センノシドA, Bは腸内細菌によりレインアントロンに変化し緩下作用を発現する. エジプトでは, 紀元前から薬用として使用されているが, 日本で使われたのは明治時代からである.

86-1 センブリ(当薬)/Swertia Herb/Swertiae Herba/局

- 基原と用部　センブリ *Swertia japonica* Makino(リンドウ科 Gentianaceae)の開花期の全草. スウェルチアマリン 2.0%以上を含む.
- 性状　花, 対生する葉, 茎および短い木質の根からなる. 葉および茎は暗緑色～暗紫色または黄褐色, 花は白色～類白色, 根は黄褐色. わずかににおいがあり, 味はきわめて苦く, 残留性.

薬用植物と生薬　2.3　　67

主産地　日本(長野, 高知, 岩手, 石川).

主要成分　セコイリドイド配糖体：スウェルチアマリン(swertiamarin, 苦味配糖体).

薬効と用途　(苦味)健胃, 整腸. 苦味チンキの原料.

Memo　センブリ(千振)の名は千回振りだしてもまだ苦いことから命名された. トウヤク(当薬)はいろいろな病気に効く(当たる)薬の意味である. 日本三大民間薬の一つ.

86-2　ゲンチアナ/Gentian/Gentianae Radix/局

基原と用部　*Gentiana lutea* Linné(リンドウ科 Gentianaceae)の根および根茎.

性状　ほぼ円柱形. 外面は暗褐色. 特異なにおいがあり, 味ははじめ甘く, 後に苦く残留性.

主産地　ヨーロッパ(フランスなど).

主要成分　セコイリドイド配糖体：ゲンチオピクロシド(gentiopicroside, 苦味配糖体).

薬効と用途　(苦味)健胃.

スウェルチアマリン

86-3　リュウタン(竜胆)/Japanese Gentian/Gentianae Scabrae Radix/局

基原と用部　トウリンドウ *Gentiana scabra* Bunge, *G. manshurica* Kitagawa または *G. triflora* Pallas(リンドウ科 Gentianaceae)の根および根茎.

性状　不整円柱状の短い根茎の周囲に多くの細長い根. 外面は黄褐色〜灰黄褐色. 弱いにおいがあり, 味はきわめて苦く, 残留性.

主産地　中国.

主要成分　セコイリドイド配糖体：ゲンチオピクロシド(苦味配糖体).

薬効と用途　(苦味)健胃, 消炎. 漢方処方：疎経活血湯, 竜胆瀉肝湯.

ゲンチオピクロシド

Memo　リンドウ科植物の多くは苦味成分を含み世界各地で同様の治療目的で使われてきた. センブリ(日本), ゲンチアナ(ヨーロッパ), トウリンドウ(中国)がその例である. 熊胆より苦いことから命名された.

87　ソウハクヒ(桑白皮)/Mulberry Bark/Mori Cortex/局

基原と用部　マグワ *Morus alba* Linné(クワ科 Moraceae)の根皮.

性状　管状, 半管状または帯状の皮片. 外面は白色〜黄褐色. わずかににおいおよび味がある.

主産地　中国.

主要成分　フラボン：モルシン(morusin).

薬効と用途　鎮咳, 去痰, 利尿, 消炎. 漢方処方：清肺湯, 五虎湯.

モルシン

Memo　クワ酒は高血圧の予防にも用いられる.

88　ソボク(蘇木)/Sappan Wood/Sappan Lignum/局

基原と用部　*Caesalpinia sappan* Linné(マメ科 Leguminosae; APG マ

ブラジリン

(口絵参照)

(−)-ペリラアルデヒド

メ科 Fabaceae)の心材.

性　状　切片，削片または短い木片．黄赤色～灰黄褐色．においおよび味がほとんどない．

主産地　インド，タイ，中国，台湾．

主要成分　ホモイソフラバノン：ブラジリン(brasilin).

薬効と用途　鎮痛，止血，消炎，打撲症の改善．漢方処方：通導散.

89　ソヨウ〔紫蘇葉(蘇葉)〕/Perilla Herb/Perillae Herba/局

基原と用部　シソ *Perilla frutescens* Britton var. *crispa* W. Deane(シソ科 Labiatae; APG シソ科 Lamiaceae)の葉および枝先．ペリラアルデヒド 0.07％以上を含む．

性　状　しわがよって縮んだ葉からなり，しばしば細い茎を含む．葉身は広卵形～倒心臓形．特異なにおいがあり，味はわずかに苦い．

主産地　日本(北海道, 岩手), 中国.

主要成分　精油(モノテルペン)：(−)-ペリルアルデヒド〔(−)-perillal-dehyde〕.

薬効と用途　(芳香性)健胃，鎮咳，解熱，発汗，去痰．漢方処方/局：半夏厚朴湯，柴朴湯．

90　ダイオウ(大黄)/Rhubarb/Rhei Rhizoma/局

基原と用部　*Rheum palmatum* Linné, *R. tanguticum* Maximowicz, *R. officinale* Baillon, *R. coreanum* Nakai またはそれらの種間雑種(タデ科 Polygonaceae)の根茎．センノシド A 0.25％以上を含む．

性　状　卵形，長卵形または円柱形．外面は黄褐色～淡褐色．特異なにおいがあり，味はわずかに渋くて苦い．かめば細かい砂のような感じがあり，唾液を黄色に染める．

主産地　中国，日本(北海道)．

主要成分　アントロン配糖体：センノシド類．アントラキノン：レイン，アロエ-エモジン，エモジン(p.66 参照).

薬効と用途　瀉下，健胃，便秘に伴う吹出物・のぼせ・痔の改善薬．漢方では代表的な駆瘀血薬である．実証の腹痛，便秘，黄疸，尿利異常，下腹部のつっぱりと鬱血を治す．漢方処方/局：乙字湯，大柴胡湯，桃核承気湯，防風通聖散，大黄甘草湯．下痢，腹痛，食欲不振などの胃腸障害を起こすことがある．

〈Memo〉　センノシド A, B は腸内細菌によってレインアントロンになり，大腸の粘膜を刺激し，大腸の自発運動を高めて便通を起こさせる．したがって，飲んでから効くまでに数時間はかかる．

(口絵参照)

91-1　タイソウ(大棗)/Jujube/Ziziphi Fructus/局

基原と用部　ナツメ *Ziziphus jujuba* Miller var. *inermis* Rehder(クロウ

メモドキ科 Rhamnaceae)の果実.

性 状 楕円球形または広卵形. 外面は赤褐色. 弱い特異なにおいがあり, 味は甘い.

主産地 中国.

主要成分 トリテルペンサポニン：ジジフスサポニン(zizyphus saponin)類.

ジジフスサポニンI

薬効と用途 強壮, 緩和, 利尿, 鎮痛(腹痛など), 鎮静. 緊張による痛み, 咳などの症状を緩和する. 体の下から上に突き上げるような心悸亢進を治す. 漢方処方/局：葛根湯, 葛根湯加川芎辛夷, 大柴胡湯, 小柴胡湯, 柴胡桂枝湯, 半夏瀉心湯, 防已黄耆湯, 麦門冬湯, 呉茱萸湯, 補中益気湯, 六君子湯, 柴朴湯, 柴苓湯, 加味帰脾湯.

91-2 サンソウニン(酸棗仁)/Jujube Seed/Zizyphi Semen/局

基原と用部 サネブトナツメ *Ziziphus jujuba* Miller var. *spinosa* Hu ex H. F. Chou(クロウメモドキ科 Rhamnaceae)の種子.

性 状 扁平な卵形〜円形. 外面は褐色〜暗赤褐色. わずかな油臭があり, 味は緩和でやや油味.

主産地 中国.

主要成分 トリテルペンサポニン：ジュジュボシド類.

薬効と用途 不眠の改善, 鎮静, 強壮. 漢方処方/局：加味帰脾湯.

〈 Memo 〉 ナツメは中国では五果の一つとして, 薬物の王として古代から栽培されていた. 日本ではあまり食べないが, 中国や熱帯アジアでは果物として盛んに利用されている. 一方, サネブトナツメはナツメの原種と見なされるが, その果実は小さくて酸っぱいので食用にはされない.

92 タクシャ(沢瀉)/Alisma Tuber/Alismatis Tuber/局 ◎(口絵参照)

基原と用部 サジオモダカ *Alisma orientale* Juzepczuk(オモダカ科 Alismataceae)の塊茎で, 通例, 周皮を除いたもの.

性 状 球円形〜円錐形. 外面は淡灰褐色〜炎黄褐色. わずかににおいがあり, 味はやや苦い.

主産地 中国.

主要成分　トリテルペン：アリソール(alisol)類.

アリソール A

薬効と用途　利尿，止渇，鎮うん，止瀉．尿路疾患用薬とみなされる処方に配合される．漢方処方/局：八味地黄丸，五苓散（ごれいさん），当帰芍薬散（とうきしゃくやくさん），牛車腎気丸（ごしゃじん），柴苓湯（さいれいとう）.

㉝ チモ（知母）/Anemarrhena Rhizome/Anemarrhenae Rhizoma/局

基原と用部　ハナスゲ *Anemarrhena asphodeloides* Bunge（ユリ科 Liliaceae；APG クサスギカズラ科 Asparagaceae）の根茎

性　状　やや扁平なひも状．外面は黄褐色〜褐色．弱いにおいがあり，味はわずかに甘く，粘液性で後に苦い.

主産地　中国.

主要成分　ステロイドサポニン：チモサポニン(timosaponin)類.

チモサポニン A-I

薬効と用途　解熱，利尿，鎮静．漢方処方/局：白虎加人参湯（びゃっこかにんじんとう），辛夷清肺湯（しんいせいはいとう）.

㉞ チョウジ〔丁香（丁子）〕/Clove/Caryophylli Flos/局

基原と用部　チョウジ *Syzygium aromaticum* Merrill et L. M. Perry（*Eugenia caryophyllata* Thunberg）（フトモモ科 Myrtaceae）のつぼみ.

性　状　暗褐色〜暗赤色．やや扁平な四稜柱状の花床と，その上端には厚いがく片4枚および4枚の膜質花弁とがある．花弁は重なり合いほぼ球形．強い特異なにおいがあり，味は舌をやくようで，後にわずかに舌を麻痺させる.

主産地　タンザニア，マダガスカル，インドネシア.

主要成分　精油（フェニルプロパノイド）：オイゲノール（eugenol）.

薬効と用途　（芳香性）健胃．漢方処方：女神散（にょしんさん），治打撲一方（ぢ だ ぼくいっぽう）．香辛料，チョウジ油原料．

95 チョウトウコウ〔釣藤鈎（釣藤鈎）〕/Uncaria Hook/Uncariae Uncis cum Ramulus/局

基原と用部　カギカズラ *Uncaria rhynchophylla* Miquel，*U. sinensis* Haviland または *U. macrophylla* Wallich（アカネ科 Rubiaceae）の通例とげ．総アルカロイド（リンコフィリンおよびヒルスチン）0.03%以上を含む．

性　状　かぎ状のとげまたはとげが対生もしくは単生する短い茎．外面は赤褐色〜暗褐色または灰褐色．ほとんどにおいがなく，味はほとんどない．

主産地　中国．

主要成分　インドールアルカロイド：リンコフィリン（rhynchophylline），ヒルスチン．

薬効と用途　鎮静，鎮うん，鎮痛（頭痛など），鎮痙，高血圧症の改善．漢方処方/局：釣藤散（ちょうとうさん），抑肝散（よくかんさん），抑肝散加陳皮半夏（よくかんさん か ちん ぴ はん げ）．

96 チョレイ（猪苓）/Polyporus Sclerotium/Polyporus/局

基原と用部　チョレイマイタケ *Polyporus umbellatus* Fries（サルノコシカケ科 Polyporaceae）の菌核．

性　状　不整の塊状．外面は黒褐色〜灰褐色．においおよび味はほとんどない．

主産地　中国．

主要成分　ステロール：エルゴステロール（ergosterol）．多糖類．

エルゴステロール

薬効と用途　利尿，解熱，止渇．漢方処方/局：五苓散（ごれいさん），柴苓湯（さいれいとう）．

97 テンマ（天麻）/Gastrodia Tuber/Gastrodiae Tuber/局

基原と用部　オニノヤガラ *Gastrodia elata* Blume（ラン科 Orchidaceae）の塊根を，湯通しまたは蒸したもの．

性　状　不整にやや湾曲した偏円柱形〜偏紡錘形．外面は淡黄褐色〜淡黄白色．特異なにおいがあり，味はほとんどない．

主産地　中国，韓国．

主要成分　精油：バニリルアルコール（vanillyl alcohol）．

オイゲノール

（口絵参照）

リンコフィリン

バニリルアルコール

薬効と用途 鎮静，鎮痛（頭痛など），鎮痙，強壮，鎮うん．漢方処方：半夏白朮天麻湯．

Memo オニノヤガラの名は茎が矢のように見えることによる．

(98) **テンモンドウ**（天門冬）/Asparagus Root/Asparagi Radix/局

基原と用部 クサスギカズラ *Asparagus cochinchinensis* Merrill（ユリ科 Liliaceae；APG クサスギカズラ科 Asparagaceae）の根被の大部分を除いた根を，湯通しまたは蒸したもの．

性 状 紡錘形～円柱形．外面は淡黄褐色～淡褐色．特異なにおいがあり，味ははじめ甘く，後わずかに苦い．

主産地 中国．

主要成分 ステロイドサポニン：アスパラサポニン類．

薬効と用途 鎮咳，強壮，利尿．咳，咳血，気管支喘息，糖尿病，便秘などに用いられる．民間療法としても咳やむくみ，滋養強壮に用いられている．漢方処方：清肺湯，滋陰降火湯．

Memo クサスギカズラはラテン名 *Asparagus* のとおり非常にアスパラガスに似ている．

(99) **トウガシ**（冬瓜子）/Benincasa Seed/Benincasae Semen/局

基原と用部 （1）トウガン *Benincasa* cerifera Savi または（2）*B. cerifera* Savi forma *emarginata* K. Kimura et Sugiyama（ウリ科 Cucurbitaceae）の種子．

性 状 （1）扁平な卵形～卵円形．表面は淡灰黄色～淡灰褐色．（2）扁平な卵形～楕円形．表面は淡灰黄色．においがなく，味は緩和でわずかに油様．

主産地 中国．

主要成分 トリテルペンサポニン．脂肪油．

薬効と用途 利尿，消炎，排膿，鎮咳，去痰，瀉下．漢方処方：大黄牡丹皮湯．

(100) **トウガラシ**（蕃椒）/Capsicum/Capsici Fructus/局

基原と用部 トウガラシ *Capsicum annuum* Linné（ナス科 Solanaceae）の果実．総カプサイシン〔(*E*)-カプサイシンおよびジヒドロカプサイシン〕0.10％以上を含む．

性 状 長円錐形～紡錘形．外面は暗赤色～暗黄赤色で，つやがある．弱い特異なにおいがあり，味は舌をやくように辛い．

主産地 中国，日本，スーダン．

主要成分 アミド誘導体：(*E*)-カプサイシン〔(*E*)-capsaicin，辛味成分〕．

薬効と用途 健胃，矯味．皮膚や粘膜を刺激して局所血管を拡張させ血液の循環を促すので，神経痛，筋肉痛，凍傷などに外用する．香辛料．

薬用植物と生薬　2.3　　73

(*E*)-カプサイシン

〈Memo〉　トウガラシは食欲増進の効果があるので薬味に使われる．七味唐辛子は香辛料の一つで，唐辛子，陳皮，ケシ，胡麻，麻の実，山椒，菜種などを砕いて混ぜたもの．

101-1 **トウキ**（当帰）/Japanese Angelica Root/Angelicae Acutilobae Radix/局

基原と用部　トウキ *Angelica acutiloba* Kitagawa またはホッカイトウキ *A. acutiloba* Kitagawa var. *sugiyamae* Hikino（セリ科 Umbelliferae；APG セリ科 Apiaceae）の根．

性　状　太くて短い主根から多数の根を分枝してほぼ紡錘形．外面は暗褐色〜赤褐色．特異なにおいがあり，味はわずかに甘く，後にやや辛い．

主産地　日本（奈良，和歌山，北海道），中国．

主要成分　精油（フタリド）：リグスチリド（ligustilide）．

薬効と用途　婦人病（月経不順など）の改善，強壮，鎮静，鎮痛（腹痛など）．漢方処方/局：乙字湯，当帰芍薬散，加味逍遙散，補中益気湯，十全大補湯，抑肝散，温清飲，防風通聖散，抑肝散加陳皮半夏，加味帰脾湯．

101-2 **センキュウ**（川芎）/Cnidium Rhizome/Cnidii Rhizoma/局

基原と用部　センキュウ *Cnidium officinale* Makino（セリ科 Umbelliferae；APG セリ科 Apiaceae）の根茎．

性　状　不規則な塊状．外面は灰褐色〜暗褐色．特異なにおいがあり，味はわずかに苦い．

主産地　日本（北海道，岩手），中国．

主要成分　精油（フタリド）：リグスチリド．

薬効と用途　鎮静，強壮，鎮痛（頭痛など），婦人病（冷え性など）の改善．トウキと同様の効果があるとされる婦人病薬．家庭薬原料や浴湯料にもされる．漢方処方/局：葛根湯加川芎辛夷，当帰芍薬散，十全大補湯，抑肝散，温清飲，防風通聖散，抑肝散加陳皮半夏．

102 **トウニン**（桃仁）/Peach Kernel/Persicae Semen/局

基原と用部　モモ *Prunus persica* Batsch または *P. persica* Batsch var. *davidiana* Maximowicz（バラ科 Rosaceae）の種子．アミグダリン 1.2%以上を含む．

性　状　扁圧した左右不均等な卵円形．種皮は赤褐色〜淡褐色．ほとんどにおいがなく，味はわずかに苦く，油様．

主産地　中国．

⊙（口絵参照）

リグスチリド

アミグダリン

主要成分 青酸配糖体：アミグダリン〔キョウニン(杏仁)とほとんど同じ〕.

薬効と用途 婦人病(月経不順など)の改善，瀉下，消炎．漢方では代表的な駆瘀血薬である．漢方処方/局：桂枝茯苓丸，桃核承気湯.

〉Memo〉 モモの白色の花は白桃花といい，下剤にする．日本では，モモの葉を浴湯に入れると，あせも，火傷，湿疹などの皮膚病によいといわれている．漢方では，キョウニンとはまったく異なった目的で用いられる．

103-1 **トウヒ**(橙皮)/Bitter Orange Peel/Aurantii Pericarpium/局

基原と用部 *Citrus aurantium* Linné またはダイダイ *C. aurantium* Linné var. *daidai* Makino(ミカン科 Rutaceae)の成熟果皮.

性 状 ほぼ球面を四分した形．外面は暗赤褐色～灰黄褐色．油室による多数の小さなくぼみ．特異な芳香があり，味は苦く，やや粘液性で，わずかに刺激性.

主産地 日本(愛媛，山口，徳島，和歌山)，ヨーロッパ，中国，パラグアイ，ハイチ.

主要成分 精油(モノテルペン)：(＋)-リモネン〔(＋)-limonene〕．フラバノン：ナリンギン(naringin).

(＋)-リモネン　　　　　ナリンギン

薬効と用途 (芳香性苦味)健胃．トウヒシロップ，トウヒチンキ，苦味チンキをはじめとする胃腸薬に配合される.

〉Memo〉 ダイダイは苦味とともに酸味も強いので，マーマレードや調味料にも用いられる．果実は冬を過ぎても木から落ちず，2～3年は枝についていることから「だいだい(代々)」とよばれるようになったとされる．縁起のよい果物として新年に飾られる．

103-2 **キジツ**(枳実)/Immature Orange/Aurantii Fructus Immaturus/局

基原と用部 ダイダイ *Citrus aurantium* Linné var. *daidai* Makino, *C. aurantium* Linné またはナツミカン *C. natsudaidai* Hayata(ミカン科 Rutaceae)の未熟果実をそのまま，または半分に横切りしたもの．完熟直前に取り，輪切りにしたものを**キコク**(枳殻)とする.

性 状 ほぼ球形または半球形．外面は濃緑褐色～褐色．油室による多数のくぼんだ小点．特異なにおいがあり，味は苦い.

主産地 日本(和歌山,愛媛,広島,静岡,高知),中国.

主要成分 精油(モノテルペン):(+)-リモネン.フラバノン:ナリンギン.

薬効と用途 (芳香性苦味)健胃.腹部膨満感をとる目的で用いる.漢方処方/局:大柴胡湯.

》Memo》 新しいものは作用が強すぎるので,古いものを用いるとよいといわれている.

103-3 チンピ(陳皮)/Citrus Unshiu Peel/Citri Unshiu Pericarpium/局

基原と用部 ウンシュウミカン *Citrus unshiu* Marcowicz または *C. reticulata* Blanco(ミカン科 Rutaceae)の成熟果皮.ヘスペリジン 4.0%以上を含む.

性状 形が不ぞろいの果皮片.外面は黄赤色〜暗黄褐色.油室による多数の小さなくぼみ.特異な芳香があり,味は苦くて,わずかに刺激性.

主産地 日本(山口,和歌山,愛媛,徳島,香川),中国.

主要成分 精油(モノテルペン):(+)-リモネン.

薬効と用途 (芳香性苦味)健胃,鎮咳,去痰,制吐.香辛料.漢方処方/局:補中益気湯,六君子湯,釣藤散,抑肝散加陳皮半夏.

104 トコン(吐根)/Ipecac/Ipecacuanhae Radix/局

基原と用部 *Cephaelis ipecacuanha* A. Richard または *C. acuminata* Karsten(アカネ科 Rubiaceae)の根および根茎.総アルカロイド(エメチンおよびセファエリン)2.0%以上を含む.

性状 屈曲した細長い円柱形.外面は灰色,暗灰褐色または赤褐色.弱いにおいがあり,その粉末は鼻粘膜を刺激し,味はわずかに苦く,辛く,不快.

主産地 ブラジル,コスタリカ,スリランカ,マレー半島,コロンビア.

主要成分 モノテルペンイソキノリンアルカロイド:エメチン(emetine).

薬効と用途 催吐,去痰.トコンシロップ原料.エメチン(アメーバ赤痢治療薬)の製造原料.

エメチン

105 トチュウ(杜仲)/Eucommia Bark/Eucommiae Cortex/局

基原と用部 トチュウ *Eucommia ulmoides* Oliver(トチュウ科 Eucommiaceae)の樹皮.

性状 粗皮を除いた半管状または板状の皮片.外面は淡灰褐色〜灰褐色.折ると白絹様のグッタペルカ(熱可塑性のゴム様物質)の糸がでる.わずかに特異なにおいおよび味がある.

主産地 中国.

主要成分 グッタペルカ.リグナン配糖体:ピノレシノールジグルコシ

ド(pinoresinol diglucoside).

ピノレシノールジグルコシド

薬効と用途　強壮，鎮痛，高血圧症の改善．四肢の冷え，神経痛，関節痛，腰痛などに用いられる．漢方処方：大防風湯．

〉Memo〉　最近は杜仲茶としてのほうが有名．樹皮をはぐとやや強靭な銀白色の糸をひく．これがグッタペルカである．

106 ドクカツ（ドッカツ，独活）/Aralia Rhizome/Araliae Cordatae Rhizoma/局

基原と用部　ウド *Aralia cordata* Thunberg（ウコギ科 Araliaceae）の根茎．

性　状　湾曲した不整円柱状～塊状の根茎でときに短い根をつける．外面は暗褐色～黄褐色．特異なにおいがあり，味はわずかに苦い．

主産地　日本（群馬，青森，秋田），韓国．

主要成分　ジテルペン(*ent*-カウレン酸，ピマール酸)．

薬効と用途　鎮痛(頭痛など)，解熱，発汗，駆風．漢方処方：十味敗毒湯．

107 ニガキ（苦木）/Picrasma Wood/Picrasmae Lignum/局

基原と用部　ニガキ *Picrasma quassioides* Bennet（ニガキ科 Simaroubaceae）の木部．

性　状　淡黄色の切片，削片または短い木片．においがなく，味はきわめて苦く，残留性．

主産地　日本（徳島，宮崎）．

主要成分　トリテルペン(カッシノイド)：クアッシン(quassin)．

薬効と用途　(苦味)健胃．

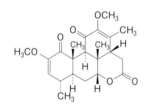

クアッシン

108 ニクズク（肉豆蔲，肉豆蒄）/Nutmeg/Myristicae Semen/局

基原と用部　ニクズク *Myristica fragrans* Houttuyn（ニクズク科 Myristicaceae）の種子で，通例，種皮を除いたもの．

性　状　卵球形～長球形で，外面は灰褐色．切面は大理石様の模様．特異な強いにおいがあり，味は辛くてわずかに苦い．

主産地　インドネシア，マレーシア．

主要成分　精油(α-カンフェン，α-ピネンなど)，脂肪酸(ミリスチン酸

など),フェニルプロパノイド〔ミリスチシン(myristicin)〕.

- **薬効と用途** (芳香性)健胃,駆風.香辛料.

109-1 ニンジン(人参)/Ginseng/Ginseng Radix/局

- **基原と用部** オタネニンジン *Panax ginseng* C. A. Meyer(*P. schinseng* Nees)(ウコギ科 Araliaceae)の細根を除いた根.ギンセノシド Rg$_1$ 0.10%以上およびギンセノシド Rb$_1$ 0.20%以上を含む.
- **性状** 細長い円柱形〜紡錘形.外面は淡黄褐色〜淡灰褐色.特異なにおいがあり,味ははじめわずかに甘く,後にやや苦い.
- **主産地** 韓国,中国,日本(長野,福島).
- **主要成分** トリテルペンサポニン:ギンセノシド類(ダマラン系,オレアナン系).

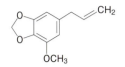

ミリスチシン

(口絵参照)

ギンセノシド Rg$_1$

ギンセノシド Rb$_1$

- **基原と用部** 強壮,健胃.漢方処方/局:小柴胡湯,柴胡桂枝湯,半夏瀉心湯,麦門冬湯,呉茱萸湯,白虎加人参湯,補中益気湯,六君子湯,釣藤散,十全大補湯,柴朴湯,大建中湯,柴苓湯,加味帰脾湯.
- **Memo** 一般には朝鮮人参とか高麗人参とよぶ.生薬の王様といえるが,万能薬ではない.オタネニンジンは朝鮮北部から中国東北地方の原産で,日本には自生がない.江戸時代に朝鮮から日本に導入され,享保年間(1716〜1735年)にその栽培に成功した.その後,徳川吉宗が御薬園から諸藩に種を分け栽培を奨励したことから「御種人参」とよばれるようになった.

109-2 コウジン(紅参)/Red Ginseng/Ginseng Radix Rubra/局

- **基原と用部** オタネニンジン *Panax ginseng* C. A. Meyer(ウコギ科 Araliaceae)の根を蒸したもの.ギンセノシド Rg$_1$ 0.10%以上およびギンセノシド Rb$_1$ 0.20%以上を含む.
- **性状** ニンジンに類するが,外面は淡黄褐色〜赤褐色.そのまま乾燥した生干人参(キボシニンジン)やコルク層を除いた白参(ハクサン)に対して,紅参として区別される.
- **主産地** ニンジンと同じ.
- **主要成分** ニンジンと同成分.
- **薬効と用途** ニンジンとほぼ同じであるが,保存がよいことから中国ではコウジンを用いることが多い.

(口絵参照)

109-3 チクセツニンジン(竹節人参)/Panax Japonicus Rhizome/Panacis Japonici Rhizoma/局

基原と用部 トチバニンジン *Panax japonicus* C. A. Meyer(ウコギ科 Araliaceae)の根茎.

性状 不整の円柱形で,明らかな節がある.外面は淡黄褐色.弱いにおいがあり,味はわずかに苦い.

主産地 日本(山形,宮崎,長野,福井).

主要成分 トリテルペンサポニン:チクセツサポニン(chikusetsusaponin)類.

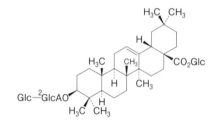

ギンセノシド Ro
(チクセツサポニン V)

薬効と用途 健胃,去痰,強壮.漢方ではニンジンとは区別して用いられる.

Memo ニンジンと異なり,チクセツニンジンはオレアナン系トリテルペンサポニンを多く含む.一方,ダマラン系トリテルペンサポニンはチクセツサポニンⅢなど特定のものにかぎられる.

110 ニンドウ(忍冬)/Lonicera Leaf and Stem/Lonicerae Folium cum Caulis/局

基原と用部 スイカズラ *Lonicera japonica* Thunberg(スイカズラ科 Caprifoliaceae)の葉および茎.

性状 葉およびこれに対生した茎からなる.葉は短い葉柄をつけ,楕円形で全縁,向軸面は緑褐色,背軸面は淡灰緑色.ほとんどにおいがなく,味は収れん性で,後わずかに苦い.

主産地 中国,日本(四国).

主要成分 イリドイド配糖体:ロガニン(p.56 参照).

薬効と用途 解毒,利尿,解熱,消炎.諸種の腫れ物に用いられる.漢方処方:治頭瘡一方.

Memo スイカズラの花を金銀花,葉および茎を忍冬と称しそれぞれ異なる生薬として使用される.忍冬とはこの植物の葉が冬でも枯れずに,寒さに堪え忍ぶというので名づけられたとされている.

⑪ **バイモ**(貝母)/Fritillaria Bulb/Fritillariae Bulbus/局

基原と用部　アミガサユリ *Fritillaria verticillata* Willdenow var. *thunbergii* Baker(ユリ科 Liliaceae)の鱗茎.

性　状　扁球形. 外面および内面は白色〜淡黄褐色. 特異な弱いにおいがあり, 味は苦い.

主産地　中国, 日本(奈良, 鳥取, 兵庫).

主要成分　ステロイドアルカロイド:ペイミン(peimine, ベルチミン).

薬効と用途　鎮咳, 去痰, 排膿. 漢方処方:清肺湯, 滋陰至宝湯.

ペイミン

⚫ (口絵参照)

⑫ **バクモンドウ**(麦門冬)/Ophiopogon Root/Ophiopogonis Radix/局

基原と用部　ジャノヒゲ *Ophiopogon japonicus* Ker-Gawler(ユリ科 Liliaceae;APGクサスギカズラ科 Asparagaceae)の根の膨大部.

性　状　紡錘形. 外面は淡黄色〜淡黄褐色. わずかににおいがあり, 味はわずかに甘く, 粘着性.

主産地　中国.

主要成分　ステロイドサポニン:オフィオポゴニン(ophiopogonin)類.

オフィオポゴニンA

薬効と用途　鎮咳, 去痰, 強壮, 止渇. 漢方処方/局:麦門冬湯, 釣藤散, 辛夷清肺湯.

⑬ **ハッカ**(薄荷)/Mentha Herb/Menthae Herba/局

基原と用部　ハッカ *Mentha arvensis* Linné var. *piperascens* Malinvaud(シソ科 Labiatae;APGシソ科 Lamiaceae)の地上部.

性　状　茎およびこれに対生した葉からなり, 茎は方柱形で淡褐色〜赤紫色. 葉は卵円形〜長楕円形で, 向軸面は淡褐黄色〜淡黄緑色, 背軸面は淡緑色〜淡黄緑色. 特異な芳香があり, 口に含むと清涼感がある.

主産地　日本(北海道, 岡山), 中国.

主要成分　精油(モノテルペン):(−)-メントール〔(−)-menthol〕.

薬効と用途　(芳香性)健胃, 駆風. 矯味矯臭剤としても使われる. ハッカ油およびメントール(痒み止め, 鎮痛を目的として塗布. 胃炎, 消化管内異常発酵の際に内服)の製造原料. 漢方処方/局:加味逍遙散, 防風通聖散.

(−)-メントール

駆　風
消化管内のガスを追いだす.
風邪を治す.

⑭ **バッカク**(麦角)/Ergot/Ergota

基原と用部　バッカクキン *Claviceps purpurea* Tulasne(バッカクキン

科 Clavicipitaceae)がライムギ *Secale cereale* Linné(イネ科 Gramineae; APG イネ科 Poaceae)の花穂に寄生して生じる菌核.

性　状　鈍い稜のある紡錘形. 外面は黒紫色〜灰紫色. 特異な弱いにおいがあり, 味ははじめやや甘く, 後に不快.

主産地　スペイン, ポルトガル.

薬効と用途　インドールアルカロイド(麦角アルカロイド):エルゴタミン(ergotamine), エルゴメトリン(ergometrine).

エルゴタミン　　　　　エルゴメトリン　　　　　ブロモクリプチン

薬効と用途　止血, 子宮収縮作用. エルゴタミン(交感神経遮断作用, 血管収縮作用, 偏頭痛治療薬), エルゴメトリン(平滑筋収縮作用, 止血薬), メチルエルゴメトリン製造原料.

◇Memo▷　麦角アルカロイドをもとにして新しい頭痛薬を開発していた際, 偶然リゼルギン酸からリゼルギン酸ジエチルアミド(LSD)が合成された. LSDは強力な幻覚作用と向精神作用をもつ. パーキンソン病治療薬として用いられるブロモクリプチン(bromocriptine, ドパミン受容体アゴニスト)もエルゴタミン誘導体である.

⑮ ハマボウフウ(浜防風)/Glehnia Root and Rhizome/Glehniae Radix cum Rhizoma/局

基原と用部　ハマボウフウ *Glehnia littoralis* F. Schmidt ex Miquel(セリ科 Umbelliferae; APG セリ科 Apiaceae)の根および根茎.

性　状　円柱形〜細長い円錐形. 外面は淡黄褐色〜赤褐色. 弱いにおいがあり, 味はわずかに甘い.

主産地　日本(北海道, 鳥取, 新潟, 島根), 韓国, 中国.

主要成分　クマリン:ベルガプテン(bergapten).

ベルガプテン

薬効と用途　発汗, 解熱, 鎮痛, 鎮咳. 漢方処方:清上防風湯. ボウフウ(防風)の代用とされる.

◇Memo▷　刺身のつまや正月の雑煮のあしらいに使われ, 日本料理には欠かせない高級野菜である.

(口絵参照)

⑯ ハンゲ(半夏)/Pinellia Tuber/Pinelliae Tuber/局

基原と用部　カラスビシャク *Pinellia ternata* Breitenbach(サトイモ科 Araceae)のコルク層を除いた塊茎.

薬用植物と生薬　2.3　　81

| 性 状 | やや扁圧された球形〜不整形．外面は白色〜灰白黄色．ほとんどにおいがなく，味ははじめなく，やや粘液性で，後に強いえぐ味を残す．

ホモゲンチジン酸

| 主産地 | 中国．

| 主要成分 | フェノールカルボン酸：ホモゲンチジン酸（homogentisic acid, えぐ味成分）．

| 薬効と用途 | 制吐，去痰．漢方処方/局：大柴胡湯，小柴胡湯，柴胡桂枝湯，半夏瀉心湯，半夏厚朴湯，小青竜湯，麦門冬湯，六君子湯，釣藤散，抑肝散加陳皮半夏，柴朴湯，柴苓湯．ショウキョウとともに配合されることが多い．

⑪ **ビャクゴウ**（百合）/Lilium Bulb/Lilii Bulbus/局

（口絵参照）

| 基原と用部 | オニユリ *Lilium lancifolium* Thunberg，ハカタユリ *L. brownii* F. E. Brown var. *colchesteri* Wilson，*L. brownii* F. E. Brown，または *L. pumilum* De Candolle（ユリ科 Liliaceae）のりん片葉を，通例，蒸したもの．

| 性 状 | 頂端の細まった長楕円形，ひ針形または長三角形の舟形．半透明で外面は乳白色〜淡黄褐色，ときに紫色を帯び，ほぼ平滑．ほとんどにおいがなく，わずかに酸味および苦味．

| 主産地 | 中国．

| 主要成分 | グリセロール配糖体〔レガロシド A，B（regaloside A，B）〕，ステロイドサポニン．

レガロシド A

| 薬効と用途 | 鎮咳，強壮，鎮静．漢方処方/局：辛夷清肺湯．

⑫ **ビャクシ**（白芷）/Angelica Dahurica Root/Angelicae Dahuricae Radix/局

| 基原と用部 | ヨロイグサ *Angelica dahurica* Bentham et Hooker filius ex Franchet et Savatier（セリ科 Umbelliferae；APG セリ科 Apiaceae）の根．

| 性 状 | 主根から多数の長い根を分岐してほぼ紡錘形または円錐形．外面は灰褐色〜暗褐色．特異なにおいがあり，味はわずかに苦い．

| 主産地 | 韓国，中国，日本（奈良，岩手）．

| 主要成分 | クマリン：インペラトリン（imperatorin）．

インペラトリン

| 薬効と用途 | 鎮痛（頭痛など），排膿．漢方処方：荊芥連翹湯，疎経活血湯，清上防風湯，五積散，川芎茶調散．

⑲-1 **ビャクジュツ**（白朮）/Atractylodes Rhizome/Atractylodis Rhizoma/局

| 基原と用部 | オケラ *Atractylodes japonica* Koidzumi ex Kitamura の根

茎(和ビャクジュツ)またはオオバナオケラ *A. macrocephala* Koidzumi (*A. ovata* De Candolle)(キク科 Compositae; APGキク科 Asteraceae)の根茎(唐ビャクジュツ).

性状 （1）和ビャクジュツ：不整塊状または不規則に屈曲した円柱状．外面は淡灰黄色〜淡黄白色．特異なにおいがあり，味はわずかに苦い．
（2）唐ビャクジュツ：不整に肥大した塊状．外面は灰黄色〜暗褐色．特異なにおいがあり，味はわずかに甘く，後にわずかに苦い．

主産地 オケラ：韓国，中国．オオバナオケラ：中国．

主要成分 セスキテルペン：アトラクチロン(atractylon)．

薬効と用途 （芳香性)健胃，利尿，止汗．水分代謝異常，消化管機能の改善の目的で，尿利異常，浮腫，胃腸炎，疼痛などに使われる．消炎作用も実験的には確かめられている．

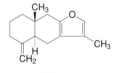

アトラクチロン

119-2 ソウジュツ(蒼朮)/Atractylodes Lancea Rhizome/Atractylodis Lanceae Rhizoma/局

基原と用部 ホソバオケラ *Atractylodes lancea* De Candolle, シナオケラ *A. chinensis* Koidzumi またはそれらの種間雑種(キク科 Compositae; APGキク科 Asteraceae)の根茎．

性状 不規則に屈曲した円柱形．外面は暗灰褐色〜暗黄褐色．特異なにおいがあり，味はわずかに苦い．

主産地 中国．

主要成分 セスキテルペン：β-オイデスモール(β-eudesmol)，ヒネソール(hinesol)．

β-オイデスモール　　ヒネソール

薬効と用途 （芳香性)健胃，利尿，発汗．ビャクジュツと同様な目的で用いる．漢方処方/局：(ビャクジュツ，ソウジュツいずれも適)五苓散，防已黄耆湯，当帰芍薬散，加味逍遙散，真武湯，補中益気湯，六君子湯，十全大補湯，抑肝散，抑肝散加陳皮半夏，柴苓湯，苓桂朮甘湯，加味帰脾湯；(ビャクジュツのみ)防風通聖散．

Memo オケラ属植物の根茎からつくった生薬が朮であるが，昔は白朮と蒼朮の区別がはっきりしていなかった．古く朮には悪霊や疾病を追い払う力があると考えられてきた．屠蘇散に朮が入っているのも，大晦日に京都で行われるオケラ参りもこの考えからでた行事である．芽生えのときのオケラ

は山菜として美味である．

⑫⓪ **ビワヨウ**（枇杷葉）/Loquat Leaf/Eriobotryae Folium/局

基原と用部 ビワ *Eriobotrya japonica* Lindley（バラ科 Rosaceae）の葉．

性状 長楕円形～広ひ針形．向軸面は緑色～緑褐色．背軸面は淡緑褐色．わずかににおいがあり，味はほとんどない．

主産地 日本（徳島），中国．

主要成分 トリテルペン：ウルソール酸（ursolic acid），オレアノール酸（oleanolic acid）など．

薬効と用途 健胃，皮膚疾患の改善，鎮咳．民間療法としては，あせも，湿疹など皮膚病のときに煎じた汁で患部を洗うか，枇杷葉風呂（びわようぶろ）に入る．打ち身，ねんざなどのときにはこれを患部に貼ると痛みを和らげる．薬用酒にして疲労回復，食欲増進にも利用．漢方処方/局：辛夷清肺湯（しんいせいはいとう）．

▷**Memo**▷ ビワというとすぐに思い浮かぶのはオレンジ色でジューシーな果物のほうである．

⑫① **ビンロウジ**（檳榔子）/Areca/Arecae Semen/局

基原と用部 ビンロウ *Areca catechu* Linné（ヤシ科 Palmae；APG ヤシ科 Arecaceae）の種子．

性状 鈍円錐形～扁平なほぼ球形．外面は灰赤褐色～灰黄褐色．灰褐色の種皮が白色の胚乳中に入り込んで大理石様の模様を呈す．弱いにおいがあり，味は渋くてわずかに苦い．

主産地 中国，インドネシア，マレーシア．

主要成分 ピペリジンアルカロイド：アレコリン（arecoline）．

薬効と用途 駆虫，縮瞳．漢方処方：女神散．インド，東南アジアの国では咀嚼性嗜好品（そしゃくせいしこうひん）として精神高揚のために用いられる．

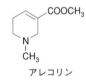
アレコリン

⑫② **ブクリョウ**（茯苓）/Poria Sclerotium/Poria/局

基原と用部 マツホド *Wolfiporia cocos* Ryvarden et Gilbertson（*Poria cocos* Wolf）（サルノコシカケ科 Polyporaceae）の菌核で，通例，外層をほとんど除いたもの．

性状 全形はいびつな楕円形や球形の塊状．白色または，わずかに淡赤色を帯びた白色．外層が残存するものは暗褐色～暗赤褐色．ほとんどにおいはなく，味はほとんどないがやや粘液様．

主産地 中国，日本（長野）．

主要成分 トリテルペン：エブリコ酸，多糖：パチマン（$\beta1 \to 3$ 結合をもつグルカン）．

薬効と用途 利尿，鎮静，健胃，鎮うん．漢方処方/局：八味地黄丸（はちみじおうがん），半夏厚朴湯（はんげこうぼくとう），五苓散（ごれいさん），当帰芍薬散（とうきしゃくやくさん），加味逍遙散（かみしょうようさん），桂枝茯苓丸（けいしぶくりょうがん），真武湯（しんぶとう），苓桂朮甘湯（りょうけいじゅつかんとう），六君子湯（りっくんしとう），釣藤散（ちょうとうさん），十全大補湯（じゅうぜんだいほとう），抑肝散（よくかんさん），抑肝散加陳皮半夏（よくかんさんかちんぴはんげ），柴

朴湯，牛車腎気丸，柴苓湯，苓姜朮甘湯，加味帰脾湯．

（口絵参照）

(123) **ブシ**（附子）/Aconite Root/Aconiti Radix

基原と用部 ハナトリカブト *Aconitum carmichaeli* Debeaux またはオクトリカブト *A. japonicum* Thunberg（キンポウゲ科 Ranunculaceae）の塊根．

日本に野生している有毒植物の雄である．日本薬局方では加工ブシ（Processed Aconite Root/Processi Aconiti Radix）として収載されている．加工ブシは，ハナトリカブトやオクトリカブトの塊根を，（ブシ 1）高圧蒸気処理，（ブシ 2）食塩，岩塩または塩化カルシウムの水溶液に浸せき後，加熱または高圧蒸気処理，（ブシ 3）食塩の水溶液に浸せき後，水酸化カルシウムを塗布することにより加工する．これらの処理法により，猛毒なアコニチン系アルカロイドは低毒性のベンゾイルアコニン（benzoylaconine）やアコニン（aconine）などへと加水分解される．ブシ 1，ブシ 2 およびブシ 3 は定量するとき，それぞれ総アルカロイド（ベンゾイルアコニンとして）0.7～1.5%，0.1～0.6% および 0.5～0.9% を含む．

性　状 （ブシ 1）不整な多角形に破砕されている．外面は暗灰褐色～黒褐色，（ブシ 2）ほぼ倒円錐形．外面は淡褐色～暗褐色または黄褐色，（ブシ 3）不整な多角形に破砕されている．外面は淡灰褐色．弱い特異なにおいがある．

主産地 日本（北海道，岩手），中国．

主要成分 ジテルペンアルカロイド：アコニチン（aconitine）．

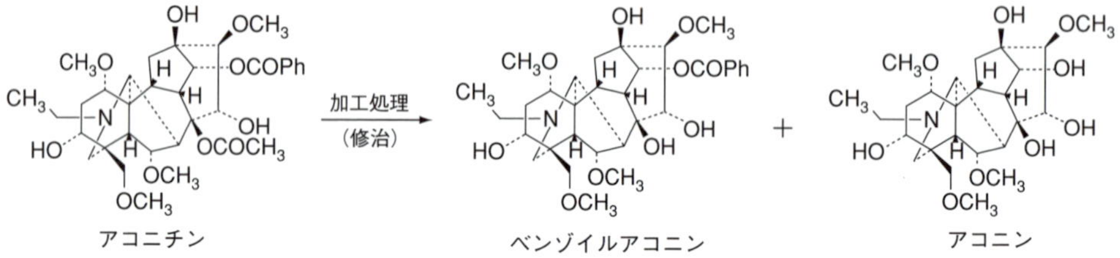

薬効と用途 鎮痛（関節痛など），強心，新陳代謝機能亢進，利尿．漢方処方/局：八味地黄丸，真武湯，牛車腎気丸．

Memo アコニチンは神経細胞のナトリウムチャンネル受容体に結合してチャンネルを解放する．その結果，細胞内に多量のナトリウムイオンが流入し，ACh の遊離が抑制され神経伝達が阻害される．

(124) **ヘンズ**（扁豆）/Dolichos Seed/Dolichi Semen/局

基原と用部 フジマメ *Dolichos lablab* Linné（マメ科 Leguminosae；APG マメ科 Fabaceae）の種子．

性　状 偏楕円形～偏卵円形．外面は淡黄白色～淡黄色．においがほとんどなく，わずかに甘味と酸味がある．

主産地 中国．

COLUMN　毒と薬──附子の修治

　キンポウゲ科のトリカブトは最強の毒植物である．その毒成分アコニチン系アルカロイドは全草に含まれるが，とくに根に多い．トリカブトを食べると嘔吐や下痢・呼吸困難になり，死に至ることもある．数例ではあるが，毎年山菜のニリンソウやヨモギと間違えてトリカブトを食べた死亡事故が報告される．トリカブトはアイヌ民族が狩に使う矢毒として用いたとされる．その名前の由来は，花が古来の衣装である鳥兜や烏帽子に似ているためとも，鶏の鶏冠に似ているからともいわれている．

　漢方の要薬・ブシ（附子）はトリカブトの塊根を乾燥したもので，強烈な鎮痛作用，冷えの解消作用，新陳代謝の改善作用をもつ．しかし，毒性が強いために使い方が大変にむずかしく，中国では「附子を使いこなせる医師は名医」とされていた．漢方では，毒性の強い素材，味の悪いもの，扱いにくいものを使いやすくするためにさまざまな工夫がなされる．これを修治（しゅうちともいう）とよぶ．附子も匙加減で毒になることからさまざまな修治が試みられ，加熱処理などによりいまでは生薬として幅広く使用されるようになった．

　トリカブトや附子はドラマにも登場する．『東海道四谷怪談』でお岩が飲まされた毒は附子とされる．附子は，修治により毒から薬へと劇的な変化を遂げた最もよい例である．

　主要成分　トリテルペンサポニン，クマリン：スコポレチン（scopoletin）．

　薬効と用途　健胃，解毒．

125 **ボウイ**（防已）/Sinomenium Stem and Rhizome/Sinomeni Caulis et Rhizoma/局　　　　　　　　　　　　　　　　　　　　　　　（口絵参照）

　基原と用部　オオツヅラフジ *Sinomenium acutum* Rehder et E. H. Wilson（ツヅラフジ科 Menispermaceae）のつる性の茎および根茎．

　性状　円形または楕円形の切片．切面の皮部は淡褐色〜暗褐色．ほとんどにおいがなく，味は苦い．

　主産地　日本（徳島，香川，高知），中国．

　主要成分　モルフィナンアルカロイド：シノメニン（sinomenine）．

　薬効と用途　利尿，鎮痛（関節炎，神経痛など）．漢方処方/局：防已黄耆湯．

　Memo　防已には基原植物の異なるものが多くあり，日本ではオオツヅラフジだけを用いている．中国では，ウマノスズクサ科の植物を使用している「広防已（*Aristolochia fangchi* Y. C. Wu ex L. D. Chow）」があり，腎臓障害を起こすアリストロキア酸を含むので注意が必要である．

シノメニン

126 **ボウコン**（茅根）/Imperata Rhizome/Imperatae Rhizoma/局

　基原と用部　チガヤ *Imperata cylindrica* Beauvois（イネ科 Gramineae；APG イネ科 Poaceae）の細根および鱗片葉をほとんど除いた根茎．

性　状　　細長い円柱形．外面は黄白色．ほとんどにおいがなく，味ははじめなく，後にわずかに甘い．

　主産地　　中国，日本（香川，群馬）．

　主要成分　　トリテルペン：シリンドリン（cylindrin）．

シリンドリン

　薬効と用途　　利尿，消炎，止血．

⑫ ボウフウ（防風）/Saposhnikovia Root and Rhizome/Saposhnikoviae Radix/局

　基原と用部　　*Saposhnikovia divaricata* Schischkin（セリ科 Umbelliferae；APGセリ科 Apiaceae）の根および根茎．

　性　状　　細長い円錐形．外面は淡褐色．弱いにおいがあり，味はわずかに甘い．

　主産地　　中国．

　主要成分　　クマリン：デルトイン（deltoin）．

デルトイン

　薬効と用途　　発汗，解熱，鎮痛（頭痛，関節痛など），鎮痙．漢方処方/局：釣藤散，防風通聖散．

（口絵参照）

⑱ ボタンピ（牡丹皮）/Moutan Bark/Moutan Cortex/局

　基原と用部　　ボタン *Paeonia suffruticosa* Andrews（*P. moutan* Sims）（ボタン科 Paeoniaceae）の根皮．ペオノール 0.9％以上を含む．

　性　状　　根の中心部（木部）を除いたもので，管状～半管状の皮片．外面は暗褐色～紫褐色．特異なにおいがあり，味はわずかに辛くて苦い．

　主産地　　中国，韓国，日本（奈良，長野）．

　主要成分　　フェノール類：ペオノール（paeonol）．モノテルペン配糖体：ペオニフロリン．

　薬効と用途　　消炎，鎮痛（頭痛など），婦人病（月経不順など）の改善．漢

方では代表的な駆瘀血薬である．漢方処方/局：八味地黄丸，加味逍遙散，桂枝茯苓丸，牛車腎気丸．

㉙ ポドフィルムコン（ポドフィルム根）/Podophylum Rhizome, May Apple Root/Podophylli Rhizoma

基原と用部　*Podophyllum peltatum* Linné（メギ科 Berberidaceae）の根茎．

性状　湾曲した円柱状．外面は暗褐色．不快な麻酔性の臭気があり，味はきわめて苦い．

主産地　アメリカ，カナダ．

主要成分　リグナン：ポドフィロトキシン（podophyllotoxin）．

薬効と用途　瀉下．ポドフィルム脂として用いる．

Memo　ポドフィロトキシン誘導体〔エトポシド（etoposide）〕が抗腫瘍薬として開発され，睾丸腫瘍，小細胞肺がん，前立腺がんなどに用いられる．エトポシドは，トポイソメラーゼⅡ，DNAと複合体をつくり，二本鎖DNAの切断を招く．S期およびG₂期の細胞が最も感受性が高い．

㉚ ホミカ/Nux Vomica/Strychni Semen/局

基原と用部　*Strychnos nux-vomica* Linné（マチン科 Loganiaceae）の種子．ストリキニーネ1.07%以上を含む．

性状　円板状．外面は淡灰黄緑色〜淡灰褐色．においがない．

主産地　インド，スリランカ，ミャンマー．

主要成分　モノテルペンインドールアルカロイド：ストリキニーネ（strychnine）．

S期，G₂期

1個の真核細胞（母細胞）は，四つのステージ〔G₁期（第1間期；gap），S期（合成期；synthesis），G₂期（第2間期；gap），M期（分配・分裂期；mitosis）〕を経て二つの細胞（娘細胞）に分裂する．S期は母細胞の染色体DNAの合成時期であり，M期では染色体とすべての細胞内物質が娘細胞に分配される．M期とS期の間，S期とM期の間がそれぞれG₁期，G₂期であり，G₁期では細胞の成長や物質の生合成や代謝などが行われ，G₂期は有糸分裂の準備期間となっている．

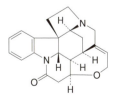

ストリキニーネ

>薬効と用途　（苦味）健胃．ホミカエキス，ホミカエキス散，ホミカチンキの原料．副作用：用量が多くなると全身痙攣を引き起こす．

>Memo　痙攣毒であるストリキニーネは，脊髄反射経路でシナプス後抑制を遮断して運動神経の興奮性を高める．わずかな知覚刺激によって強直性痙攣を起こす．生薬(馬銭子)としての薬効は，強い苦味による反射性胃腸機能亢進によるものと考えられている．野ネズミ，野犬の毒殺薬となる．

(口絵参照)

131　**マオウ**(麻黄)/Ephedra Herb/Ephedrae Herba/局

>基原と用部　*Ephedra sinica* Stapf, *E. intermedia* Schrenk et C. A. Meyer または *E. equisetina* Bunge(マオウ科 Ephedraceae)の地上茎．総アルカロイド(エフェドリンおよびプソイドエフェドリン)0.7%以上を含む．

>性　状　円柱状〜楕円柱状．淡緑色〜黄緑色．わずかににおいがあり，味は渋くてやや苦く，やや麻痺性．

>主産地　中国，モンゴル，パキスタン．

>主要成分　フェネチルアミンアルカロイド：(−)-エフェドリン〔(−)-ephedrine〕．

(−)-エフェドリン　　エフェドラジン A

>薬効と用途　鎮咳，発汗，鎮痛(関節痛，頭痛など)，解熱，去痰．エフェドリンの製造原料．漢方処方/局：葛根湯，葛根湯加川芎辛夷，小青竜湯，麻黄湯，防風通聖散．

>Memo　マオウ根は，地上茎と逆の作用である止汗，血圧降下作用を目的に使用されてきた．マオウ根が示すこれらの作用はエフェドラジン(ephedradine)によるものである．同じ植物でありながら，用部によりまったく逆の作用を示すことは興味深い．エフェドリンの化学構造は交感神経興奮薬アドレナリンや覚醒剤メタンフェタミンと類似している．

132　**マクリ**(海人草)/Digenea/Digenea/局

>基原と用部　マクリ　*Digenea simplex* C. Agardh(フジマツモ科 Rhodomelaceae)の全藻．

>性　状　丸いひも状．暗赤紫色〜暗灰赤色または灰褐色．海藻臭があり，味はわずかに塩辛く不快．

2.3 薬用植物と生薬　89

- 主産地　日本(沖縄, 鹿児島, 熊本).
- 主要成分　アミノ酸誘導体：α-カイニン酸(α-kainic acid).
- 薬効と用途　回虫駆除作用, カイニン酸製造原料.

Memo　α-カイニン酸はグルタミン酸感受性シナプスに作用して顕著な中枢神経興奮作用を示すことから, 神経薬理学分野の重要な研究用試薬となっている.

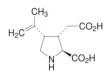

α-カイニン酸

(口絵参照)

133 **マシニン**〔火麻仁(麻子仁)〕/Hemp Fruit/Cannabis Fructus/局

- 基原と用部　アサ *Cannabis sativa* Linné(クワ科 Moraceae；APG アサ科 Cannabaceae)の果実.
- 性状　わずかに扁平な卵球形. 外面は灰緑色～灰褐色. ほとんどにおいはないが, かめば香ばしく, 味は緩和で油様.
- 主産地　中国.
- 主要成分　脂肪油.
- 薬効と用途　瀉下. また, 動悸, 息切れのときに用いられる. 漢方処方/局：潤腸湯, 炙甘草湯, 麻子仁丸.

Memo　現在は薬としての用途よりも七味唐辛子の原料, 小鳥の飼料, 製油原料としての用途が多い. アサの麻酔, 幻覚性は, 全草とくにメスの花穂に含まれているカンナビノイドによるもので, インド産のアサ *C. sativa* var. *indica* の葉に多く含まれる. 日本産のアサにも麻酔性はあるが, 有効成分は分解しやすく薬効が不安定で, 実用にはならない.

134 **モクツウ**(木通)/Akebia Stem/Akebiae Caulis/局

- 基原と用部　アケビ *Akebia quinata* Decaisne, ミツバアケビ *A. trifoliata* Koidzumi またはそれらの種間雑種(アケビ科 Lardizabalaceae)のつる性の茎.
- 性状　円形または楕円形の切片. 切面の皮部は暗灰褐色. ほとんどにおいがなく, 味はわずかにえぐい.
- 主産地　日本各地(徳島, 香川, 長野), 中国.
- 主要成分　トリテルペンサポニン：アケボシド(akeboside)類.
- 薬効と用途　利尿, 消炎, 婦人病(月経不順など)の改善. 漢方処方：消風散, 五淋散.

アケボシド St_b

Memo　秋に熟する果実は長卵形で果皮は厚く, 縦に開いてなかから乳白色の果実が現れる. このように縦裂するので"開け実"と名づけられたという. つる(蔓)はアケビ細工に使われる. 類似生薬の関木通は, ウマノスズクサ科植物のつる性の茎を用いるが, 腎障害を起こすアリストロキア酸が含まれているため, 誤認に警戒を要する.

135 **モッコウ**(木香)/Saussurea Root/Saussureae Radix/局

- 基原と用部　*Saussurea lappa* Clarke(キク科 Compositae；APG キク科 Asteraceae)の根.

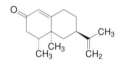
コスツノリド

- **性状** ほぼ円柱形．外面は黄褐色〜灰褐色．特異なにおいがあり，味は苦い．
- **主産地** 中国，日本(岩手)，インド．
- **主要成分** 精油(セスキテルペン)：コスツノリド(costunolide)．
- **薬効と用途** (芳香性)健胃．嘔吐，下痢を止める．漢方処方/局：加味帰脾湯(かみきひとう)．
- **Memo** 青木香などの類似生薬ではウマノスズクサ科植物の根を用いる．これを使用すると，アリストロキア酸が含まれているため腎炎などの副作用を起こす可能性がある．

136 ヤクチ(益智)/Bitter Cardamon/Alpiniae Fructus/局

- **基原と用部** *Alpinia oxyphylla* Miquel(ショウガ科 Zingiberaceae)の果実．
- **性状** 球形〜紡錘形．外面は褐色〜暗褐色．特異なにおいがあり，味はわずかに苦い．
- **主産地** 中国．
- **主要成分** 精油(セスキテルペン)：ヌートカトン(nootkatone)．
- **薬効と用途** (芳香性)健胃．

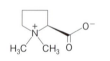
ヌートカトン

137 ヤクモソウ(益母草)/Leonurus Herb/Leonuri Herba/局

- **基原と用部** メハジキ *Leonurus japonicus* Houttuyn または *L. sibiricus* Linné (シソ科 Labiatae; APG シソ科 Lamiaceae) の花期の地上部．
- **性状** 茎，葉および花からなり，通例，横切したもの．茎は方柱形で黄緑色〜緑褐色，白色の短毛を密生する．葉は対生し，向軸面は淡緑色，背軸面は灰緑色．わずかににおいがあり，味はわずかに苦く，収れん性．
- **主産地** 日本(長野，四国)，中国．
- **主要成分** アミノ酸：スタキドリン(stachydrine)，アルカロイド：レオヌリン．

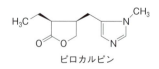
スタキドリン

138 ヤボランジ(ヤボランジ葉)/Jaborandi Leaves/Jaborandi Folium

- **基原と用部** *Pilocarpus microphyllus* Stapf, *P. jaborandi* Holmes または同属植物(ミカン科 Rutaceae)の小葉．
- **性状** ひ針形または卵形．灰褐色〜緑褐色．特異なにおいがあり，味はわずかに苦い．
- **主産地** 中央アメリカ，ブラジル，パラグアイ．
- **主要成分** イミダゾールアルカロイド：ピロカルピン(pilocarpine)．
- **薬効と用途** 副交感神経興奮作用．ピロカルピン(緑内障治療薬，縮瞳(しゅくどう)薬(やく))の抽出原料．
- **Memo** ピロカルピンはムスカリン様受容体を刺激するコリン作動薬である．房水の流出を改善して眼圧を下げるので，緑内障の治療に用いられる．全身

ピロカルピン

2.3 薬用植物と生薬

投与では，外分泌刺激作用が顕著に現れて発汗や唾液分泌を起こす．

139 ヨクイニン(薏苡仁)/Coix Seed/Coicis Semen/局

基原と用部 ハトムギ *Coix lacryma-jobi* Linné var. *mayuen* Stapf(イネ科 Gramineae；APG イネ科 Poaceae)の種皮を除いた種子．

性状 卵形〜広卵形．背面はほぼ白色，粉質で，腹面の溝に褐色膜質の果皮および種皮がついている．弱いにおいがあり，味はわずかに甘く，歯間に粘着する．

主産地 中国，日本(北海道，富山)，ラオス，タイ，ベトナム．

主要成分 脂質：コイキセノリド(coixenolide)．

$$\begin{array}{l}CH_3\\HC-OOC(CH_2)_9-CH\overset{E}{=}CH-(CH_2)_5CH_3\\HC-OOC(CH_2)_7-CH\overset{Z}{=}CH-(CH_2)_5CH_3\\CH_3\end{array}$$

コイキセノリド

薬効と用途 いぼ取り，利尿，消炎，鎮痛(身体痛など)，皮膚のあれの改善，強壮，排膿．漢方処方：薏苡仁湯，麻杏薏甘湯．

140 ラウオルフィア(印度蛇木)/Indian Snake Root/Rauwolfiae Radix

基原と用部 インドジャボク *Rauwolfia serpentina* Bentham(キョウチクトウ科 Apocynaceae)の根および根茎．

性状 屈曲した円筒形．外面は淡灰黄色〜淡灰黄赤色．わずかににおいがあり，味は苦い．

主産地 インド，パキスタン，スリランカ，ミャンマー，タイ．

主要成分 モノテルペンインドールアルカロイド：レセルピン(reserpine)，アジマリン(ajmaline)．

レセルピン

アジマリン

薬効と用途 レセルピン(血圧降下，鎮静薬)，アジマリン(不整脈治療薬)の製造原料．

Memo インドジャボクは古くからインド地方で鎮静，解熱薬として，またヘビの咬傷，昆虫の刺傷などに民間薬として用いられていた．交感神経遮断薬には，アドレナリン受容体遮断薬と，交感神経終末に働いて伝達物質である

(口絵参照)

二重結合の立体化学

原子番号の大きいものほど順位は高いという Cahn-Ingold-Prelog の順位則に従って，二重結合のそれぞれの炭素に結合している置換基 a，b，c，d について順位をつける．順位の高い置換基が同じ側にあるものを *Z*[ドイツ語の zusammen(同じ)]，反対側にあるものを *E*[ドイツ語の entgegen(反対)]という．

a＞b：c＞d(*Z* 異性体)
a＞b：d＞c(*E* 異性体)

るノルアドレナリンの遊離抑制や枯渇により神経伝達を抑制するアドレナリン作動性神経遮断薬がある．レセルピンは，アドレナリン作動性神経終末において，シナプス小胞に貯蔵されているカテコールアミンを枯渇させる．高血圧や精神分裂症に用いられたこともあったが，うつ状態やパーキンソン症候群などの副作用があり，現在では用いられていない．

⑭ リュウガンニク（竜眼肉）/Longan Aril/Longan Arillus/局

基原と用部 リュウガン *Euphoria longana* Lamarck（ムクロジ科 Sapindaceae）の仮種皮．

性　状 扁圧された楕円体．黄赤褐色〜黒褐色を呈し，質は柔らかくて粘性．特異なにおいがあり，味は甘い．

主産地 中国，ベトナム．

主要成分 糖類，有機酸．

薬効と用途 強壮，鎮静．気血不足を改善する．漢方処方/局：加味帰脾湯．

⑭ リョウキョウ（良姜）/Alpinia Officinarum Rhizome/Alpiniae Officinarum Rhizoma/局

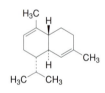

α-カジネン

基原と用部 *Alpinia officinarum* Hance（ショウガ科 Zingiberaceae）の根茎．

性　状 やや湾曲した円柱形を呈し，しばしば分岐．外面は赤褐色〜暗褐色．特異なにおい，味はきわめて辛い．

主産地 中国．

主要成分 精油（セスキテルペン）：α-カジネン（α-cadinene）．

薬効と用途 （芳香性）健胃，鎮痛（腹痛など）．胃が冷えて腹痛のあるものを治す．漢方処方：安中散．

⑭ レンギョウ（連翹）/Forsythia Fruit/Forsythiae Fructus/局

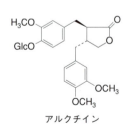

アルクチイン

基原と用部 レンギョウ *Forsythia suspensa* Vahl（モクセイ科 Oleaceae）の果実．

性　状 さく果で，卵円形〜長卵円形．外面は淡褐色〜暗褐色．弱いにおいがあり，味はわずかに苦い．

主産地 中国．

主要成分 リグナン：アルクチイン（arctiin）．

薬効と用途 消炎，排膿，利尿，解毒．さまざまな化膿症，皮膚病などに用いる．漢方処方/局：防風通聖散．

⑭ レンニク（蓮肉）/Nelumbo Seed/Nelumbinis Semen/局

基原と用部 ハス *Nelumbo nucifera* Gaertner（スイレン科 Nymphaeaceae；APGハス科 Nelumbonaceae）の通例，内果皮のついた種子でときに胚を除いたもの．

薬用植物と生薬 2.3 93

性状 卵形体〜楕円体．外面は淡赤褐色〜淡黄褐色．ほとんどにおいがなく，味はわずかに甘く，やや油様で，胚はきわめて苦い．

主産地 中国，台湾，ベトナム．

主要成分 イソキノリンアルカロイド：O-メチルコリパリン（O-methylcorypalline）．

薬効と用途 強壮，止瀉．漢方処方：清心蓮子飲，啓脾湯．

〉Memo〉 レンコン（蓮根）はハスの地下茎が肥大したもので，食用に栽培される．

H3CO〜 N-CH3

O-メチルコリパリン

145-1 ロートコン/Scopolia Rhizome/Scopoliae Rhizoma/局

基原と用部 ハシリドコロ Scopolia japonica Maximowicz, S. carniolica Jacquin または S. parviflora Nakai（ナス科 Solanaceae）の根茎および根．総アルカロイド（ヒヨスチアミンおよびスコポラミン）0.29％以上を含む．

性状 不規則に分枝する多少曲がった根茎．外面は灰褐色．特異なにおいがある．

主産地 日本，中国，韓国，ヨーロッパ．

主要成分 トロパンアルカロイド：（−）-ヒヨスチアミン〔（−）-hyoscyamine〕，アトロピン〔atropine；（±）-ヒヨスチアミン〕，（−）-スコポラミン〔（−）-scopolamine〕．植物体内では，ほとんどが（−）-ヒヨスチアミンとして存在するが，エキス調製の間にラセミ化してアトロピンに変化する．

（−）-ヒヨスチアミン
〔（±）-体：アトロピン〕

加水分解 →

トロピン
(tropine)

＋

（−）-トロパ酸
〔（−）-tropic acid〕

（−）-スコポラミン
R＝（S）-トロパ酸
〔（S）-tropic acid〕

薬効と用途 鎮痛，鎮痙．アトロピン，スコポラミンの製造原料．アトロピン，スコポラミン：抗コリン薬（副交感神経遮断薬）．胃酸過多，胃痛，胃痙攣，胃・十二指腸潰瘍などにおける消化液分泌抑制作用．

〉Memo〉 根がヤマノイモ科のオニドコロに似ていて，中毒すると苦しんで走り回ることからハシリドコロと命名された．アトロピンやスコポラミンは，ムスカリン受容体の競合的な阻害薬である．これらの薬物は，麻酔前投与により徐脈や血圧下降を予防したり，消化管平滑筋や胆管平滑筋の過収縮による痛みや尿路結石の痛みを和らげる．また，散瞳薬として点眼して眼底検査時に使うことができるが，効き目が長いので使いにくい．抗コリン薬は眼圧を上昇させるために緑内障には禁忌である．抗コリン薬は ChE 阻害剤中毒やコリン作動薬であるムスカリンを含む毒キノコ中毒，有機リン農薬による

中毒の際には解毒薬となる．アトロピンやスコポラミンは長時間にわたって作用し，臓器選択性にも乏しいので，さまざまな副作用を引き起こす．現在では，これらの欠点を少なくした類似薬が使用されることが多い．

145-2　ベラドンナコン(ベラドンナ根)/Belladonna Root/Belladonnae Radix/局

基原と用部　ベラドンナ *Atropa belladonna* Linné(ナス科 Solanaceae)の根．ヒヨスチアミン 0.4%以上を含む．

性状　円柱形．外面は灰褐色～灰黄褐色．ほとんどにおいがない．

主産地　ヨーロッパ．

主要成分　トロパンアルカロイド：(−)-ヒヨスチアミン，アトロピン〔(±)-ヒヨスチアミン〕，(−)-スコポラミン．

薬効と用途　鎮痛，鎮痙．アトロピン，スコポラミンの製造原料．

Memo　ヨーロッパの有毒植物である．ギリシャ神話に登場する「命をたち切る運命の女神 *Atropos*」と「美しい女性 *belladonna*」を語源とする．ベラドンナの散瞳作用によって目が大きく見えることから，中世ヨーロッパの貴婦人たちは，瞳を大きく見せるためにベラドンナのしぼり汁を用いた．

145-3　ダツラ/Thorn Apple Leaf/Daturae Folium

基原と用部　ヨウシュチョウセンアサガオ *Datura tatula* Linné，シロバナヨウシュチョウセンアサガオ *D. stramonium* Linné(ナス科 Solanaceae)の葉．

性状　しわがよって縮み，暗緑色～灰緑色．葉身は卵形で，鋭頭で不規則な湾入鋸歯縁，葉脚はくさび形．不快なにおいがある．

主産地　バルカン諸国．

主要成分　トロパンアルカロイド：(−)-ヒヨスチアミン，アトロピン〔(±)-ヒヨスチアミン〕，(−)-スコポラミン．

薬効と用途　鎮痛，鎮痙，鎮静．アトロピン，スコポラミンの製造原料．

Memo　同属植物にチョウセンアサガオがあり，曼陀羅華あるいはキチガイナスビとよばれる．曼陀羅華は，江戸時代の外科医，華岡青洲が考案した麻酔薬「通仙散」の主剤である．華岡青洲が通仙散を使って世界に先駆けて全身麻酔のもとで乳がん手術を行ったことは有名である．

146　キジュ(喜樹)/Cancer Tree

基原と用部　カンレンボク *Camptotheca acuminata* Decne(ヌマミズキ科 Nyssaceae)の果実または根．

性状　果実は長楕円形で柔らかい．外面は黄褐色．

主産地　中国．

主要成分　モノテルペンインドールアルカロイド(キノリンアルカロイド)：カンプトテシン(camptothecin)．

薬効と用途　抗腫瘍作用．カンプトテシンの製造原料．

カンプトテシン　$R^1=R^2=H$
イリノテカン
$R^1=$
$R^2=CH_2CH_3$

薬用植物と生薬 2.3　95

》Memo》　カンプトテシンには消化器系，泌尿器系および造血機能の抑制など
の重篤な副作用があるため，カンプトテシンをリード化合物としてイリノテ
カン(irinotecan)が開発された．Ⅰ型 DNA トポイソメラーゼ阻害作用による
DNA 合成阻害薬として小細胞肺がん，子宮頸がんなどに応用されている．
Ⅱ型トポイソメラーゼを阻害する抗がん薬にはアドリアマイシン，ダウノル
ビシン，エトポシドなどが知られているが，Ⅰ型を阻害するものは現在のと
ころカンプトテシン類(イリノテカン，ノギテカン)しか知られていない．

⓹ セイヨウイチイ(西洋一位)/Yew

基原と用部　セイヨウイチイ *Taxus baccata* Linné，タイヘイヨウイチ
イ *T. brevifolia* Nuttall(イチイ科 Taxaceae)の樹皮，葉，小枝．

性状　葉は互生，まれに対生し，針状，線形またはひ針形．

主産地　カナダ，アメリカ．

主要成分　ジテルペン：タキソール(taxol)．

タキソール (パクリタキセル)　　　　　タキソテール

薬効と用途　抗腫瘍作用．タキソール(抗腫瘍薬)の製造原料．

》Memo》　タイヘイヨウイチイの樹皮から単離された強力な抗腫瘍物質タキ
ソールは，卵巣がん，乳がん，胃がんなどに用いられる．タキソールは，微
小管タンパク質の重合を促進して微小管の過剰形成をひき起こすとともに，
微小管の脱重合を阻害する．その結果，細胞の紡錘体の機能が障害され，細
胞分裂が停止する．タイヘイヨウイチイ中のタキソール含量はきわめて低く，
植物の生長も遅いこともあって，医薬品として大量にタキソールを入手する
ことが困難であった．その後，セイヨウイチイの葉や小枝からタキソール関
連化合物が発見され，これを原料にして，タキソールや半合成誘導体タキソ
テール(taxotere)が得られた．

⓺ ニチニチソウ(日々草)/Madagascar Periwinkle

基原と用部　ニチニチソウ *Catharanthus roseus*(L.)G. Don(キョウチ
クトウ科 Apocynaceae)の全草．

性状　葉は楕円形．

主産地　マダガスカル島，インドネシア．

主要成分　モノテルペンインドールアルカロイド(ビンカアルカロイ

2章　薬用動植物・鉱物

ビンクリスチン　R¹=CHO, R²=OCH₃, R³=COCH₃
ビンブラスチン　R¹=CH₃, R²=OCH₃, R³=COCH₃
ビンデシン　　　R¹=CH₃, R²=NH₂, R³=H

ド）：ビンクリスチン（vincristine），ビンブラスチン（vinblastine）．

［薬効と用途］　ビンクリスチン，ビンブラスチン（抗腫瘍薬）の製造原料．

《Memo》　欧米では古くから民間療法として糖尿病に用いられてきたものの，毒性が強い．ビンクリスチンは急性白血病，悪性リンパ腫，小児腫瘍，ビンブラスチンは睾丸腫瘍，悪性絨毛上皮腫，悪性リンパ腫にほかの薬と併用される．しかし，両化合物はそれぞれ神経，骨髄に対して強い毒性をもつ．ビンカアルカロイドの構造変換体であるビンデシン（vindesine）などが抗腫瘍薬として開発された．ビンカアルカロイドは，微小管形成タンパク質であるチューブリンに特異的に結合して微小管の脱重合を引き起こす．その結果，細胞分裂時の紡錘装置が消失する．したがって，ビンカアルカロイドはM期で作用する．

2.4 　薬用動物・鉱物と生薬

2.4.1　動物を基原とする生薬

❶ **ゴオウ**（牛黄）/Oriental Bezoar /Bezoar Bovis/局

［学修事項　C-3-5］
(1) 医薬品及び生体内の無機化合物
(2) 無機化合物の酸化物
［学修事項　C-5-1］
(2) 生薬の種類，基原，成分，薬効・用途
［学修事項　C-5-2］
(2) 天然有機化合物をもとに開発された医薬品
(3) 天然有機化合物をもとに開発された機能性食品，農薬，香粧品
(4) 生薬を利用した医薬品，天然物を利用した機能性を示す食品

［基原と用部］　ウシ *Bos taurus* Linné var. *domesticus* Gmelin（ウシ科 Bovidae）の胆のう中に生じた結石．ビリルビン 10.0% 以上を含む．

［性状］　球形または塊状．外面は黄褐色～赤褐色．弱いにおいがあり，味ははじめわずかに苦く，後にやや甘い．

［主産地］　オーストラリア，ブラジル，アルゼンチン．

［主要成分］　胆汁酸：コール酸（cholic acid），デオキシコール酸（deoxycholic acid）．

コール酸

デオキシコール酸

薬効と用途　利胆, 鎮静, 鎮痙, 強心, 解熱.

❷ **センソ**(蟾酥)/Toad Cake/Bufonis Crustum/局

基原と用部　アジアヒキガエル *Bufo gargarizans* Cantor または *B. melanostictus* Schneider(ヒキガエル科 Bufonidae)の耳腺の分泌物. ブフォステロイド(ブファリン, シノブファギンおよびジブフォゲニン)として 5.8％以上を含む.

性　状　円盤形. 外面は赤褐色〜黒褐色. においがない.

主産地　中国.

主要成分　強心ステロイド：ブファリン(bufalin).

薬効と用途　強心, 止血, 鎮痛, 利尿薬.

ブファリン

)Memo)　ガマの薬で有名なのは蟇の脂であろう. 筑波山名物の蟇の脂は, ガマには無関係であるが, アドレナリンやホウ酸が入っていて止血, 殺菌効果は期待できる.

❸ **ボレイ**(牡蛎)/Oyster Shell/Ostreae Testa/局

(口絵参照)

基原と用部　カキ *Ostrea gigas* Thunberg(イタボガキ科 Ostreidae)の貝殻.

性　状　不整に曲がった葉状または薄い小片に砕いた貝殻. 外面は淡緑灰褐色. ほとんどにおいおよび味がない.

主産地　日本(広島, 石川), 中国. 食用に養殖.

主要成分　炭酸カルシウム($CaCO_3$), リン酸カルシウム〔$Ca_3(PO_4)_2$〕.

薬効と用途　鎮静, 制酸. 漢方処方/局：柴胡桂枝乾姜湯.

❹ **ユウタン**(熊胆)/Bear Bile/Fel Ursi/局

(口絵参照)

基原と用部　*Ursus arctos* Linné またはその近縁動物(クマ科 Ursidae)の胆汁を乾燥したもの.

性　状　不定形の小塊. 外面は黄褐色〜暗黄褐色. 弱い特異なにおいがあり, 味はきわめて苦い.

主産地　ロシア, 北アメリカ, 日本.

主要成分　胆汁酸：ウルソデオキシコール酸(ursodeoxycholic acid), ケノデオキシコール酸(chenodeoxycholic acid), コール酸(cholic acid).

薬効と用途　利胆, 消炎, 解熱, 鎮痛, 鎮痙.

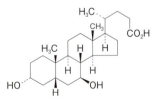

ウルソデオキシコール酸　　　　ケノデオキシコール酸

〈Memo〉 ウルソとは熊のことで，ウルソデオキシコール酸は熊の胆汁に多い．アメリカでガチョウの胆汁に多いケノデオキシコール酸が胆汁を溶かすことが見つかり，日本でも利胆薬として使われてきたウルソデオキシコール酸が同じ効果をもつことが確かめられた．胆石にはビリルビン系胆石とコレステロール系胆石があるが，ウルソデオキシコール酸が効くのは小さなコレステロール系結石にかぎられ，しかも長く飲み続ける必要があり，即効性は期待できない．

❺ ローヤルゼリー/Royal Jelly/Apilac/局

基原と用部 ヨーロッパミツバチ *Apis mellifera* Linné またはトウヨウミツバチ *A. cerana* Fabricius（ミツバチ科 Apidae）の頭部にある分泌腺から分泌される粘稠性のある液またはそれを乾燥したもの．10-ヒドロキシ-2-(*E*)-デセン酸 4.0～8.0%を含む．

性 状 乳白色～淡黄色のやや粘稠な液または粉末．特異なにおいがあり，収れん性の酸味．

主産地 中国，台湾，タイ，日本．

主要成分 脂肪酸〔10-ヒドロキシ-2-(*E*)-デセン酸（10-hydroxy-2-(*E*)-decenoic acid）〕，アミノ酸（アセチルコリン，ビオプラリン）

10-ヒドロキシ-2-(*E*)-デセン酸

2.4.2 鉱物を基原とする生薬

❶ カッセキ〔滑石（軟滑石）〕/Aluminium Silicate Hydrate with Silicon Dioxide/Kasseki/局

基原と用部 主として含水ケイ酸アルミニウムおよび二酸化ケイ素．鉱物学上の滑石とは異なる．

性 状 白色～淡紅色の粉末状の結晶塊．特異なにおいがあり，味はほとんどない．かめば細かい砂をかむような感じがある．

主産地 中国．

主要成分 滑石には軟滑石（加水ハロサイト：含水ケイ酸アルミニウム〔$Al_2Si_2O_5(OH)_4 \cdot 2H_2O$〕）と硬滑石（タルク：含水ケイ酸マグネシウム〔$Mg_3Si_4O_{10}(OH)_2$〕）があり，前者が漢方で使用される．

薬効と用途 利尿，消炎．漢方処方/局：防風通聖散.

（口絵参照）📷 **❷ セッコウ**（石膏）/Gypsum/Gypsum Fibrosum/局

基原と用部 天然石膏．天然の含水硫酸カルシウム．

性 状 光沢のある白色の重い繊維状結晶塊．砕くと容易に針状～微細

結晶性の粉末となる．においおよび味がない．水に溶けにくい．

主産地　中国．

主要成分　天然の含水硫酸カルシウム（組成はほぼ $CaSO_4 \cdot 2H_2O$）．

薬効と用途　解熱，止渇，鎮静．漢方処方/局：白虎加人参湯（びゃっこかにんじんとう），釣藤散（ちょうとうさん），防風通聖散（ぼうふうつうしょうさん），辛夷清肺湯（しんいせいはいとう）．

❸ リュウコツ（竜骨）/Longgu/Fossilia Ossis Mastodi/局

（口絵参照）

基原と用部　大型ほ乳動物の化石化した骨．

性　状　不定形の塊または破片で，ときには円柱状の塊．外面は淡灰白色．においおよび味はない．なめるとき，舌に強く吸着する．

主産地　中国．

主要成分　炭酸カルシウム（$CaCO_3$），リン酸カルシウム〔$Ca_3(PO_4)_2$〕．

薬効と用途　鎮静，心悸亢進（しんきこうしん）の改善，不眠の改善．漢方処方：柴胡加竜骨牡蛎湯（さいこかりゅうこつぼれいとう），桂枝加竜骨牡蛎湯（けいしかりゅうこつぼれいとう）．

章末問題

1．次の記述に該当する生薬名を書け．

　　a．キョウチクトウ科の低木を薬用部位とする生薬で，もともとはヘビ毒に咬まれたときの解毒に使われた．レセルピンやアジマリンを含有する．

　　b．タデ科植物の根茎を薬用部位とする．マメ科植物を基原植物とするセンナと同一の有効成分を含有し便秘に頻用される．

　　c．バラ科の木本でアーモンドに似た種子を薬用部位とする．鎮咳，去痰に用いられる．

　　d．ボタン科の草本で根を薬用部位とする．鎮痙，鎮痛作用があり，甘草とこの生薬でできた漢方処方は痙攣性の痛みに効く．

　　e．ショウガ科植物の根茎を薬用部位とする生薬で，利胆作用があり健康食品として利用される．カレー粉の原料になる．

　　f．日本の三大民間薬の一つである．植物の和名にドクがついているが有毒植物ではない．生の葉は独特の臭いがある．

　　g．ミカン科の木本の樹皮を薬用部位とする．アルカロイドのベルベリンを含有し，苦味健胃，整腸に利用される．

　　h．サルノコシカケ科のマツホドの菌核が生薬である．利尿，鎮静作用があるとされ漢方薬に頻用される．

　　i．日本の薬学の祖である長井長義がエフェドリンを取りだした生薬として有名である．エフェドリンは覚醒剤の原料にもなる．

　　j．セリ科の草本で根茎を薬用部位とする．同科の当帰と相性がよく，しばしば女性用薬に一緒に配合される．

2．次に属する化合物を主要成分とする生薬を3種ずつあげて，それぞれの成分の化合物名および化学構造式を書け．

　　a．アルカロイド　　　b．トリテルペン

3．次の記述に該当する生薬およびその主要成分の化合物名，化学構造式，効能と用途を書け．

　　a．ライムギなどのイネ科植物の穂に寄生する菌の菌核を薬用部位とする．

　　b．ケシ科植物の未熟果実から得られる乳液を乾燥したもので，麻薬性アルカロイドを含有する．

　　c．ゴマノハグサ科の草本で葉を薬用部位とする．その活性成分は体内に蓄積するので，副作用

には十分な注意を払う必要がある.

d. 南米のペルーなどに自生する常緑低木の葉を生薬とする.

e. ナス科植物の葉を薬用部位とする生薬で, 江戸時代に世界ではじめて全身麻酔手術に成功した華岡青洲の創方した通仙散の主薬の一つである.

f. キンポウゲ科植物の塊根を薬用部位とする生薬であるが, 猛毒のために修治して弱毒化したものを用いる.

g. ボタン科植物の根を薬用部位とする生薬で, 鎮痙鎮痛作用があり漢方処方に頻用される. 本植物の花色は乳白色が代表的なものである.

h. オウバクと同じ主要アルカロイドを含むキン

ポウゲ科植物を基原とする生薬である.

i. 日本に自生するウコギ科 Panax 属植物の根茎を薬用部位とする生薬で, 生薬名は外観が竹の節に似ていることに由来する.

j. ナス科植物の根茎および根を薬用部位とする. 植物の和名は, 根がオニドコロに似て中毒すると気が狂ったように走りだすところから命名された.

4. 漢方処方の構成生薬として繁用されている生薬5種とそれを配剤した代表的な漢方処方を調べよ.

5. 次の植物の部位を説明し, その部位を薬用とする生薬をあげよ.
　a. ストロン　b. 根茎　c. 球茎　d. 塊根

付　表①　基原植物科名による植物生薬の分類

科　名	APG Ⅳによる科名	生　薬　名	
アカネ科		アセンヤク(阿仙薬，ガンビール)	Gambir
(Rubiaceae)		キナ(キナ皮)	Cinchonae Cortex
		サンシシ(山梔子)	Gardeniae Fructus
		チョウトウコウ(釣藤鈎，釣藤鈎)	Uncariae Uncis cum Ramulus
		トコン(吐根)	Ipecacuanhae Radix
アケビ科		モクツウ(木通)	Akebiae Caulis
(Lardizabalaceae)			
アヤメ科		サフラン	Crocus
(Iridaceae)			
イチイ科		セイヨウイチイ(西洋一位)	
(Taxaceae)			
イネ科	イネ科	コウベイ(粳米)	Oryzae Fructus
(Gramineae)	(Poaceae)	ボウコン(茅根)	Imperatae Rhizoma
		ヨクイニン(薏苡仁)	Coicis Semen
ウコギ科		コウジン(紅参)	Ginseng Radix Rubra
(Araliaceae)		シゴカ(刺五加)	Eleutherococci Senticosi Rhizoma
		チクセツニンジン(竹節人参)	Panacis Japonici Rhizoma
		ドクカツ(独活)	Araliae Cordatae Rhizoma
		ニンジン(人参)	Ginseng Radix
ウマノスズクサ科		サイシン(細辛)	Asiasari Radix
(Aristolochiaceae)			
ウリ科		カロコン(栝楼根)	Trichosanthis Radix
(Cucurbitaceae)		トウガシ(冬瓜子)	Benincasae Semen
オオバコ科		シャゼンシ(車前子)	Plantaginis Semen
(Plantaginaceae)		シャゼンソウ(車前草)	Plantaginis Herba
オミナエシ科	スイカズラ科	カノコソウ(吉草根)	Valerianae Fauriei Radix
(Valerianaceae)	(Caprifoliaceae)		
オモダカ科		タクシャ(沢瀉)	Alismatis Tuber
(Alismataceae)			
ガガイモ科	キョウチクトウ科	コンズランゴ	Condurango Cortex
(Asclepiadaceae)	(Apocynaceae)		
カヤツリグサ科		コウブシ(香附子)	Cyperi Rhizoma
(Cyperaceae)			
キキョウ科		キキョウ(桔梗根)	Platycodi Radix
(Campanulaceae)			
キク科	キク科	インチンコウ(茵蔯蒿，茵陳蒿)	Artemisiae Capillaris Flos
(Compositae)	(Asteraceae)	キクカ(菊花)	Chrysanthemi Flos
		コウカ(紅花)	Carthami Flos
		ゴボウシ(牛蒡子)	Arctii Fructus
		シナカ	Cinae Flos
		ソウジュツ(蒼朮)	Atractylodis Lanceae Rhizoma
		ビャクジュツ(白朮)	Atractylodis Rhizoma
		モッコウ(木香)	Saussureae Radix
キョウチクトウ科		ニチニチソウ(日々草)	
(Apocynaceae)		ラウオルフィア(印度蛇木)	Rauwolfiae Radix
キンポウゲ科		イレイセン(威霊仙)	Clematidis Radix
(Ranunculaceae)		オウレン(黄連)	Coptidis Rhizoma
		ショウマ(升麻)	Cimicifugae Rhizoma
		ブシ(附子)	Aconiti Radix

次頁につづく.

科 名	APG Ⅳ による科名		生 薬 名
クスノキ科		ウヤク(烏薬)	Linderae Radix
(Lauraceae)		ケイヒ(桂皮)	Cinnamomi Cortex
クロウメモドキ科		サンソウニン(酸棗仁)	Zizyphi Semen
(Rhamnaceae)		タイソウ(大棗)	Zizyphi Fructus
クワ科		ソウハクヒ(桑白皮)	Mori Cortex
(Moraceae)		マシニン(火麻仁, 麻子仁)	Cannabis Fructus
ケシ科		アヘン(阿片)	Opium
(Papaveraceae)		エンゴサク(延胡索)	Corydalis Tuber
コカノキ科		コカヨウ	Cocae Folium
(Erythroxylaceae)			
ゴマ科		ゴマ(胡麻)	Sesami Semen
(Pedaliaceae)			
ゴマノハグサ科	ハマウツボ科	ジオウ(地黄)	Rehmanniae Radix
(Scrophulariaceae)	(Orobanchaceae)		
	オオバコ科	ジギタリス	Digitalis
	(Plantaginaceae)		
サトイモ科		ハンゲ(半夏)	Pinelliae Tuber
(Araceae)			
サルノコシカケ科		チョレイ(猪苓)	Polyporus
(Polyporaceae)		ブクリョウ(茯苓)	Poria
シソ科	シソ科	オウゴン(黄芩)	Scutellariae Radix
(Labiatae)	(Lamiaceae)	カゴソウ(夏枯草)	Prunellae Spica
		カッコウ(藿香, 広藿香)	Pogostemi Herba
		ケイガイ(荊芥穂)	Schizonepetae Spica
		ソヨウ(紫蘇葉, 蘇葉)	Perillae Herba
		ハッカ(薄荷)	Menthae Herba
		ヤクモソウ(益母草)	Leonuri Herba
ショウガ科		ウコン(鬱金)	Curcumae Longae Rhizoma
(Zingiberaceae)		ガジュツ(莪蒁, 莪朮)	Curcumae Rhizoma
		カンキョウ(乾姜)	Zungiberis Rhizoma Processum
		シュクシャ(縮砂)	Amomi Semen
		ショウキョウ(生姜, 乾生姜)	Zingiberis Rhizoma
		ショウズク(小豆蔲, 小豆蔲)	Cardamomi Fructus
		ヤクチ(益智)	Alpiniae Fructus
		リョウキョウ(良姜)	Alpiniae Officinarum Rhizoma
スイカズラ科		ニンドウ(忍冬)	Lonicerae Folium cum Caulis
(Caprifoliaceae)			
スイレン科		センコツ(川骨)	Nupharis Rhizoma
(Nymphaeaceae)			
	ハス科	レンニク(蓮肉)	Nelumbis Semen
	(Nelumbonaceae)		
セリ科	セリ科	ウイキョウ(茴香)	Foeniculi Fructus
(Umbelliferae)	(Apiaceae)	キョウカツ(羌活)	Notopterygii Rhizoma
		サイコ(柴胡)	Bupleuri Radix
		ジャショウシ(蛇床子)	Cnidii Monnieri Fructus
		センキュウ(川芎)	Cnidii Rhizoma
		ゼンコ(前胡)	Peucedani Radix
		トウキ(当帰)	Angelicae Actilobae Radix
		ハマボウフウ(浜防風)	Glehniae Radix cum Rhizoma
		ビャクシ(白芷)	Angelicae Dahuricae Radix
		ボウフウ(防風)	Saposhnikoviae Radix
タデ科		カシュウ(何首烏)	Polygoni Multiflori Radix
(Polygonaceae)		ダイオウ(大黄)	Rhei Rhizoma

次頁につづく.

科　名　　　　　APG Ⅳによる科名		生　薬　名
ツツジ科	ウワウルシ	Uvae Ursi Folium
（Ericaceae）		
ツヅラフジ科	クラーレ[a]	Curare
（Menispermaceae）	コロンボ	Calumbae Radix
	ボウイ（防已）	Sinomeni Caulis et Rhizoma
ドクダミ科	ジュウヤク（十薬）	Houttuyniae Herba
（Saururaceae）		
トウダイグサ科	アカメガシワ	Malloti Cortex
（Euphorbiaceae）		
トチュウ科	トチュウ（杜仲）	Eucommiae Cortex
（Eucommiaceae）		
ナス科	クコシ（枸杞子）	Lycii Fructus
（Solanaceae）	ジコッピ（地骨皮）	Lycii Cortex
	ダツラ	Daturae Folium
	トウガラシ（蕃椒）	Capsici Fructus
	ベラドンナコン	Belladonnae Radix
	ロートコン	Scopoliae Rhizoma
ニガキ科	ニガキ（苦木）	Picrasmae Lignum
（Simaroubaceae）		
ニクズク科	ニクズク（肉豆蒄，肉豆蔲）	Myristicae Semen
（Myristicaceae）		
ヌマミズキ科	キジュ（喜樹）	
（Nyssaceae）		
ノウゼンカズラ科	キササゲ	Catalpae Fructus
（Bignoniaceae）		
バッカクキン科	バッカク（麦角）	Ergota
（Clavicipitaceae）		
ハマビシ科	シツリシ（蒺藜子）	Tribuli Fructus
（Zygophyllaceae）		
バラ科	エイジツ（営実）	Rosae Fructus
（Rosaceae）	キョウニン（杏仁）	Armeniacae Semen
	サンザシ（山査子）	Crataegi Fructus
	トウニン（桃仁）	Persicae Semen
	ビワヨウ（枇杷葉）	Eriobotryae Folium
ヒメハギ科	オンジ（遠志）	Polygalae Radix
（Polygalaceae）	セネガ	Senegae Radix
ヒユ科	ゴシツ（牛膝）	Achyranthis Radix
（Amaranthaceae）		
ヒルガオ科	ケンゴシ（牽牛子）	Pharbitidis Semen
（Convolvulaceae）		
フウロソウ科	ゲンノショウコ	Geranii Herba
（Geraniaceae）		
フジマツモ科	マクリ（海人草）	Digenea
（Rhodomelaceae）		
フトモモ科	チョウジ（丁香，丁子）	Caryophylli Flos
（Myrtaceae）		
ボタン科	シャクヤク（芍薬）	Paeoniae Radix
（Paeoniaceae）	ボタンピ（牡丹皮）	Moutan Cortex
マオウ科	マオウ（麻黄）	Ephedrae Herba
（Ephedraceae）		
マチン科	クラーレ[a]	Curare
（Loganiaceae）	ホミカ（馬銭子）	Strychni Semen

a）クラーレは異なった科に属する2種の植物を基原とする。　　　　　　　　　　　　　次頁につづく。

科　名	APG Ⅳによる科名		生　薬　名
マツブサ科 (Schisandraceae)		ゴミシ(五味子)	Schisandrae Fructus
マメ科 (Leguminosae)	マメ科 (Fabaceae)	オウギ(黄耆)	Astragali Radix
		カッコン(葛根)	Puerariae Radix
		カラバルマメ(カラバル豆)	Physostigmatis Semen
		カンゾウ(甘草)	Glycyrrhizae Radix
		クジン(苦参)	Sophorae Radix
		ケツメイシ(決明子)	Cassiae Semen
		センナ	Sennae Folium
		ソボク(蘇木)	Sappan Lignum
		ヘンズ(扁豆)	Dolichi Semen
ミカン科 (Rutaceae)		オウバク(黄柏)	Phellodendri Cortex
		キジツ(枳実)	Aurantii Fructus Immaturus
		ゴシュユ(呉茱萸)	Euodiae Fructus
		サンショウ(山椒)	Zanthoxyli Piperiti Pericarpium
		チンピ(陳皮)	Citri Unshiu Pericarpium
		トウヒ(橙皮)	Aurantii Pericarpium
		ヤボランジ(ヤボランジ葉)	Jaborandi Folium
ミズキ科 (Cornaceae)		サンシュユ(山茱萸)	Corni Fructus
ムクロジ科 (Sapindaceae)		リュウガンニク(竜眼肉)	Longan Arillus
ムラサキ科 (Boraginaceae)		シコン(紫根)	Lithospermi Radix
メギ科 (Berberidaceae)		インヨウカク(淫羊藿)	Epimedii Herba
		ポドフィルムコン(ポドフィルム根)	Podophylli Rhizoma
モクセイ科 (Oleaceae)		レンギョウ(連翹)	Forsythiae Fructus
モクレン科 (Magnoliaceae)		コウボク(厚朴)	Magnoliae Cortex
		シンイ(辛夷)	Magnoliae Flos
ヤシ科 (Palmae)	ヤシ科 (Arecaceae)	ビンロウジ(檳榔子)	Arecae Semen
ヤマノイモ科 (Dioscoreaceae)		サンヤク(山薬)	Dioscoreae Rhizoma
ユキノシタ科 (Saxifragaceae)	アジサイ科 (Hydrangeaceae)	アマチャ(甘茶)	Hydrangeae Dulcis Folium
ユリ科 (Liliaceae)	ワスレグサ科 (Asphodelaceae)	アロエ(ロカイ)	Aloe
	キジカクシ科* (Asparagaceae)	オウセイ(黄精)	Polygonati Rhizoma
	イヌサフラン科 (Colchicaceae)	コルヒクム(コルヒクム子)	Colchici Semen
	サルトリイバラ科 (Smilacaceae)	サンキライ(山帰来)	Smilacis Rhizoma
	キジカクシ科 (Asparagaceae)	チモ(知母)	Anemarrhenae Rhizoma
	キジカクシ科 (Asparagaceae)	テンモンドウ(天門冬)	Asparagi Radix
		バイモ(貝母)	Fritillariae Bulbus
		ビャクゴウ(百合)	Lilii Bulbus
	キジカクシ科 (Asparagaceae)	バクモンドウ(麦門冬)	Ophiopogonis Tuber

＊ キジカクシ科はクサスギカズラ科ともいう.　　　　　　　　　　　　　　　　次頁につづく.

科　名	APG IV による科名		生　薬　名
ラン科 （Orchidaceae）	テンマ（天麻）		Gastrodiae Tuber
リンドウ科	ゲンチアナ		Gentianae Radix
（Gentianaceae）	センブリ（当薬）		Swertiae Herba
	リュウタン（竜胆）		Gentianae Scabrae Radix

付表② 薬用部位による植物生薬の分類

根・根茎

イレイセン（威霊仙）　ウヤク（烏薬）　ウコン（鬱金）　エンゴサク（延胡索）　オウギ（黄耆）　オウゴン（黄芩）　オウセイ（黄精）　オウレン（黄連）　オンジ（遠志）　カシュウ（何首烏）　ガジュツ（莪蒁，莪朮）　カッコン（葛根）　カノコソウ（吉草根）　カロコン（栝楼根）　カンキョウ（乾姜）　カンゾウ（甘草）　キキョウ（桔梗根）　キョウカツ（羌活）　クジン（苦参）　ゲンチアナ　コウブシ（香附子）　ゴシツ（牛膝）　コウジン（紅参）　サイコ（柴胡）　サイシン（細辛）　サンキライ（山帰来）　サンヤク（山薬）　ジオウ（地黄）　シゴカ（刺五加）　シコン（紫根）　シャクヤク（芍薬）　ショウキョウ（生姜，乾生姜）　ショウマ（升麻）　セネガ　センキュウ（川芎）　ゼンコ（前胡）　センコツ（川骨）　ソウジュツ（蒼朮）　ダイオウ（大黄）　タクシャ（沢瀉）　チクセツニンジン（竹節人参）　チモ（知母）　テンマ（天麻）　テンモンドウ（天門冬）　トウキ（当帰）　トコン（吐根）　ドクカツ（独活）　ニンジン（人参）　バイモ（貝母）　バクモンドウ（麦門冬）　ハマボウフウ（浜防風）　ハンゲ（半夏）　ビャクゴウ（百合）　ビャクシ（白芷）　ビャクジュツ（白朮）　ブシ（附子）　ベラドンナコン　ボウイ（防已）　ボウコン（茅根）　ボウフウ（防風）　ポドフィルムコン　モッコウ（木香）　リュウタン（竜胆）　リョウキョウ（良姜）　ロートコン　ラウオルフィア（印度蛇木）　キジュ（喜樹）

根皮・樹皮

アカメガシワ　オウバク（黄柏）　キナ（キナ皮）　ケイヒ（桂皮）　コウボク（厚朴）　コンズランゴ　ジコッピ（地骨皮）　ソウハクヒ（桑白皮）　トチュウ（杜仲）　ボタンピ（牡丹皮）　セイヨウイチイ（西洋一位）

茎・材

クラーレ　ソボク（蘇木）　チョウトウコウ（釣藤鈎，釣藤鉤）　ニガキ（苦木）　ニンドウ（忍冬）　モクツウ（木通）　セイヨウイチイ（西洋一位）

全草・葉

アマチャ（甘茶）　インヨウカク（淫羊藿）　ウワウルシ　カッコウ（藿香，広藿香）　ゲンノショウコ　コカヨウ　ジギタリス　シャゼンソウ（車前草）　ジュウヤク（十薬）　センナ　センブリ（当薬）　ソヨウ（紫蘇葉，蘇葉）　ダツラ　ハッカ（薄荷）　ビワヨウ（枇杷葉）　マオウ（麻黄）　ヤボランジヨウ　セイヨウイチイ（西洋一位）　ニチニチソウ（日々草）　ヤクモソウ（益母草）

花類

インチンコウ（茵蔯蒿，茵陳蒿）　カゴソウ（夏枯草）　キクカ（菊花）　ケイガイ（荊芥穂）　コウカ（紅花）　サフラン　シナカ　シンイ（辛夷）　チョウジ（丁香，丁子）

果実・種子

ウイキョウ（茴香）　エイジツ（営実）　カラバルマメ（カラバル豆）　キササゲ　キジツ（枳実）　キジュ（喜樹）　キョウニン（杏仁）　クコシ（枸杞子）　ケツメイシ（決明子）　ケンゴシ（牽牛子）　コウベイ（粳米）　ゴシュユ（呉茱萸）　ゴボウシ（牛蒡子）　ゴマ（胡麻）　ゴミシ（五味子）　コルヒクム（コルヒクム子）　サンザシ（山査子）　サンシシ（山梔子）　サンシュユ（山茱萸）　サンショウ（山椒）　サンソウニン（酸棗仁）　シツリシ（蒺藜子）　ジャショウシ（蛇床子）　シャゼンシ（車前子）　シュクシャ（縮砂）　ショウズク（小豆蒄，小豆蔲）　タイソウ（大棗）　トウガシ（冬瓜子）　チンピ（陳皮）　トウガラシ（蕃椒）　トウニン（桃仁）　トウヒ（橙皮）　ニクズク（肉豆蒄，肉豆蔲）　ビンロウジ（檳榔子）　ヘンズ（扁豆）　ホミカ（馬銭子）　マシニン（火麻仁，麻子仁）　ヤクチ（益智）　ヨクイニン（薏苡仁）　レンギョウ（連翹）　レンニク（蓮肉）　リュウガンニク（竜眼肉）

樹脂・エキス

アセンヤク（阿仙薬，ガンビール）　アヘン（阿片）　アロエ（ロカイ）　クラーレ

藻・菌類

チョレイ（猪苓）　バッカク（麦角）　ブクリョウ（茯苓）　マクリ（海人草）

2章 薬用動植物・鉱物

付 表③ 代表的な成分による植物生薬の分類

テルペノイド・カロテノイド・ステロイド	

モノテルペン

シャクヤク(芍薬)	ペオニフロリン
ハッカ(薄荷)	メントール
ボタンピ(牡丹皮)	ペオニフロリン

イリドイド，セコイリドイド

サンシシ(山梔子)	ゲニポシド
ジオウ(地黄)	カタルポール
センブリ(当薬)	スウェルチアマリン
ゲンチアナ	ゲンチオピクロシド
リュウタン(竜胆)	ゲンチオピクロシド

セスキテルペン

シナカ	サントニン
ビャクジュツ(白朮)	アトラクチロン
ソウジュツ(蒼朮)	β-オイデスモール，ヒネソール

ジテルペン

セイヨウイチイ(西洋一位)	タキソール

トリテルペン

オンジ(遠志)	オンジサポニン
カンゾウ(甘草)	グリチルリチン(グリチルリチン酸)
キキョウ(桔梗根)	プラチコジン
コウジン(紅参)	ジンセノシド
サイコ(柴胡)	サイコサポニン
チクセツニンジン(竹節人参)	チクセツサポニン
ニンジン(人参)	ジンセノシド

カロテノイド

サフラン	クロシン

強心配糖体

ジギタリス	ジギトキシン
(ケジギタリス)	(ジゴキシン，デスラノシド，ラナトシドC)

ポリケチド	

アントラキノン類

アロエ(ロカイ)	バルバロイン，アロエ エモジン
ケツメイシ(決明子)	エモジン
センナ	センノシド，レイン，アロエ エモジン，エモジン
ダイオウ(大黄)	センノシド，レイン，アロエ エモジン，エモジン

芳香族化合物	

フェニルプロパノイド

ウイキョウ(茴香)	アネトール
ケイヒ(桂皮)	シンナムアルデヒド(ケイヒアルデヒド)
チョウジ(丁香，丁子)	オイゲノール
ニクズク(肉豆蔲，肉豆蔻)	ミリステシン

クマリン

インチンコウ(茵蔯蒿，茵陳蒿)	6,7-ジメチルエスクレチン
ゼンコ(前胡)	ノダケニン

リグナン

ゴマ(胡麻)	セサミン
ゴミシ(五味子)	ゴミシン
ポドフィルム(ポドフィルム根)	ポドフィロトキシン

フラボン

オウゴン(黄芩)	バイカレイン，バイカリン

次頁につづく.

芳香族化合物	
カルコン	
コウカ(紅花)	カルタミン
タンニン	
ゲンノショウコ	ゲラニイン
ジアリールヘプタノイド	
ウコン(鬱金)	クルクミン

アルカロイド	
トロパン系	
コカヨウ	コカイン
ダツラ	ヒヨスチアミン, アトロピン, スコポラミン
ベラドンナコン	ヒヨスチアミン, アトロピン, スコポラミン
ロートコン	ヒヨスチアミン, アトロピン, スコポラミン
キノリチジン系	
クジン(苦参)	マトリン
イソキノリン系	
アヘン(阿片)	ノスカピン, パパベリン
エンゴサク(延胡索)	コリダリン
オウバク(黄柏)	ベルベリン
オウレン(黄連)	ベルベリン
クラーレ	ツボクラリン
コウボク(厚朴)	マグノクラリン
コルヒクム(コルヒクム子)	コルヒチン
モルフィナン系	
アヘン(阿片)	モルヒネ, コデイン
モノテルペンイソキノリン系	
トコン(吐根)	エメチン
インドール系	
カラバルマメ(カラバル豆)	フィゾスチグミン(エゼリン)
バッカク(麦角)	エルゴタミン, エルゴメトリン
モノテルペンインドール系	
ホミカ(馬銭子)	ストリキニーネ
ラウオルフィア(印度蛇木)	レセルピン, アジマリン
ニチニチソウ(日々草)	ビンクリスチン, ビンブラスチン
キノリン系	
キナ(キナ皮)	キニーネ, キニジン
キジュ(喜樹)	カンプトテシン
インドロキナゾール系	
ゴシュユ(呉茱萸)	エボジアミン
イミダゾール系	
ヤボランジ(ヤボランジ葉)	ピロカルピン
エフェドラ系	
マオウ(麻黄)	エフェドリン
ジテルペン系	
ブシ(附子)	アコニチン

アミド誘導体	
サンショウ(山椒)	α-サンショオール
トウガラシ(蕃椒)	カプサイシン

アミノ酸誘導体	
マクリ(海人草)	α-カイニン酸

Part I　薬になる動植物・鉱物

3 生薬成分の構造と生合成

❖ 本章の目標 ❖
- 代表的な生薬成分の化学構造の分類法を学ぶ．
- 代表的な生薬成分の生合成経路を学ぶ．
- テルペノイド，アルカロイド，フェニルプロパノイド，ポリケチド，フラボノイドの構造を生合成経路に基づいて学習し，各化合物の基原植物を学ぶ．

3.1　天然化合物の生合成経路

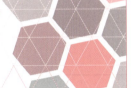

学修事項　C-5-2
(1) 天然有機化合物の生合成経路別分類

　生物が生体内で物質を産生することを**生合成**(biosynthesis)といい，生合成における一連の物質変換の経路を**生合成経路**(biosynthetic pathway)という．生物が産生する物質のうち，糖，タンパク質，脂質，核酸などの生物界に普遍的に存在し，生物個体の維持，増殖，再生産に必須な物質を**一次代謝産物**(primary metabolite)という．一方，アヘンに含まれるモルヒネなどのアルカロイドや，サイコやカンゾウに含まれるサポニンなど生薬の有効成分である有機化合物は，すべての植物に含まれていることはなく，また産生植物にとっての役割は不明なものが多い．このように限定された生物種によって産生され，生物の共通の生命現象に直接関与しない物質を**二次代謝産物**(secondary metabolite)といい，非常に多様な化学構造を示す．二次代謝産物は一次代謝産物を原料に生合成され，その生合成経路は多様であるが，初期の段階においては共通する部分が多い．それらの共通する部分をもとに，二次代謝産物の生合成経路を，酢酸-マロン酸経路，メバロン酸経路，シキミ酸経路，アミノ酸経路などに大別することができる．

　植物・微生物などの生物が産生する二次代謝産物は医薬品開発のためのシーズとして重要な役割をもつため，これら二次代謝産物の多様な化学構造を体系的に整理して理解する必要がある．有機化合物の化学構造による分類

には，官能基別分類法，構造別分類法など，いくつかの手法があるが，それぞれ長所と短所がある．いずれの分類においても，たとえば，メタノール，エタノール，プロパノールなどのように，構造が単純なレベルでは非常にわかりやすいが，構造が複雑になるにつれて分類は細分化され，全体を総合的に理解するのが難しくなる．一方，その化学構造の生合成的特徴に基づいて分類することで，薬用植物と生薬の主要成分である二次代謝産物の全体像の理解が容易となる．薬用植物と生薬の各論を解説した2章では生薬の主要成分が植物ごとに記述されていたが，本章では，生薬の主要成分をそれらの化学構造の生合成的特徴に基づいて，テルペノイド，アルカロイド，フェニルプロパノイド，ポリケチド，フラボノイドなどに分類し，それらの生合成を説明する．なお，すべての生薬成分の生合成は必ずしも実験的に証明されてはいないが，証明された同族化合物の生合成をもとに推定したものなどを含め，最も妥当と考えられている生合成について述べる．

3.2　テルペノイド

学修事項 **C-5-2**
(1) 天然有機化合物の生合成経路別分類

　ある種の天然脂肪族化合物の構造は，炭化水素の一種であるイソプレンと同じ炭素骨格に分解することができる（図3.1）．これは，これらの化合物が炭素数5の**イソプレン単位**（isoprene unit）を生合成単位としていることに起因している．このようなイソプレン単位を生合成単位とする化合物を**テルペノイド**（terpenoid）という．

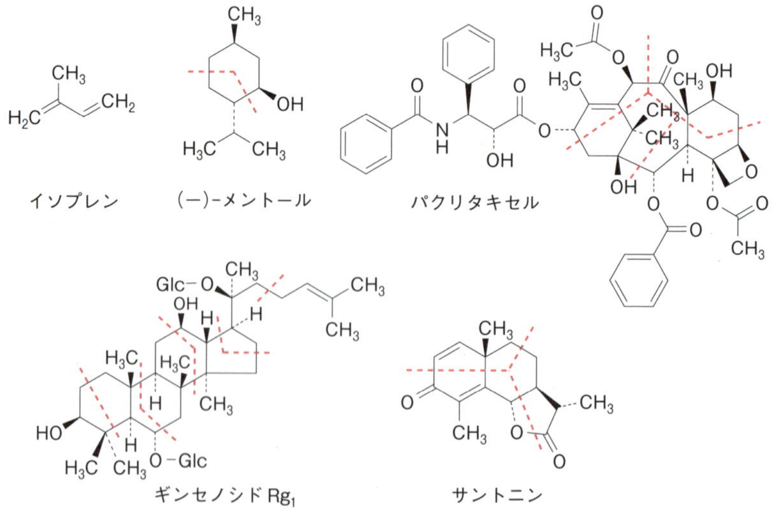

図3.1　イソプレン単位を生合成単位とする化合物
Glc：D-グルコース．

3.2.1 テルペノイドの分類

テルペノイドは，その分子骨格中に含まれるイソプレン単位の個数によって，ヘミテルペン（C_5），モノテルペン（C_{10}），セスキテルペン（C_{15}），ジテルペン（C_{20}），セスタテルペン（C_{25}），トリテルペン（C_{30}），テトラテルペン（C_{40}）などに分類される．もともとテルペンという名称は，精油成分に多く存在する $C_{10}H_{16}$ の炭化水素類に対して与えられたものであり，マツの樹木や松脂から得られる精油である**テレピン油**（turpentine oil）に由来する．モノテルペン（C_{10}）を基準にして，ほかのテルペノイドは数を表す接頭語〔ヘミ（hemi）は 0.5，セスキ（sesqui）は 1.5，ジは 2，セスタ（sester）は 2.5，トリ（tri）は 3，テトラ（tetra）は 4 を意味する〕を用いて命名されている．接頭語の意味する数が，イソプレン単位の個数の半分になっている点に注意したい．

図 3.2 にテルペノイド生合成の初期段階であるイソプレン単位の連結の概要を示した．生化学的なイソプレン単位の実体であるジメチルアリル二リン酸（dimethylallyl diphosphate；DMAPP）とイソペンテニル二リン酸（isopentenyl diphosphate；IPP）がプレニルトランスフェラーゼにより縮合しゲラニル二リン酸（geranyl diphosphate；GPP）が生成する．GPP はモノテルペンの前駆体となる．GPP に，さらにもう 1 分子 IPP が縮合するとファルネシル二リン酸（farnesyl diphosphate；FPP）が生成する．FPP はセスキテルペンの前駆体となる．FPP に，さらにもう 1 分子 IPP が縮合するとゲラニルゲラニル二リン酸（geranylgeranyl diphosphate；GGPP）が生成する．GGPP はジテルペンの前駆体となる．これらの一連の反応では，イソプレン単位の分枝した側を頭部，二リン酸が結合した側を尾部と見なしたとき，一方のイソプレン単位の頭がもう一方の尾につながるように見える．すなわち head-to-tail 型の結合様式で反応が進行する．一方，トリテルペンの生合成中間体である C_{30} のスクアレンは，2 分子の FPP が尾部同士でつながる tail-to-tail 型の結合様式で縮合することより生成する．スクアレンが酸化されて生成する 2,3-オキシドスクアレンが閉環し，トリテルペンやステロールが生成する．さらに，2 分子の GGPP が tail-to-tail 型の結合様式で縮合して生じるフィトエンからは C_{40} のテトラテルペンあるいはカロテノイドが生合成される．

3.2.2 メバロン酸経路と非メバロン酸経路（イソプレノイド経路）

生化学的に活性なイソプレン単位は DMAPP と IPP である．これらは**メバロン酸**（mevalonic acid）あるいは **2-C-メチル-ᴅ-エリトリトール 4-リン酸**（2-C-methyl-ᴅ-erythritol 4-phosphate）を中間体とする 2 種の独立した経路で生合成される．前者から生成した DMAPP と IPP が前駆体となる経路を**メバロン酸経路**（mevalonate pathway）といい（図 3.3），後者から生成した DMAPP と IPP が前駆体となる経路を非メバロン酸経路あるいは**メチルエリ**

2-C-メチル-ᴅ-エリトリトール 4-リン酸

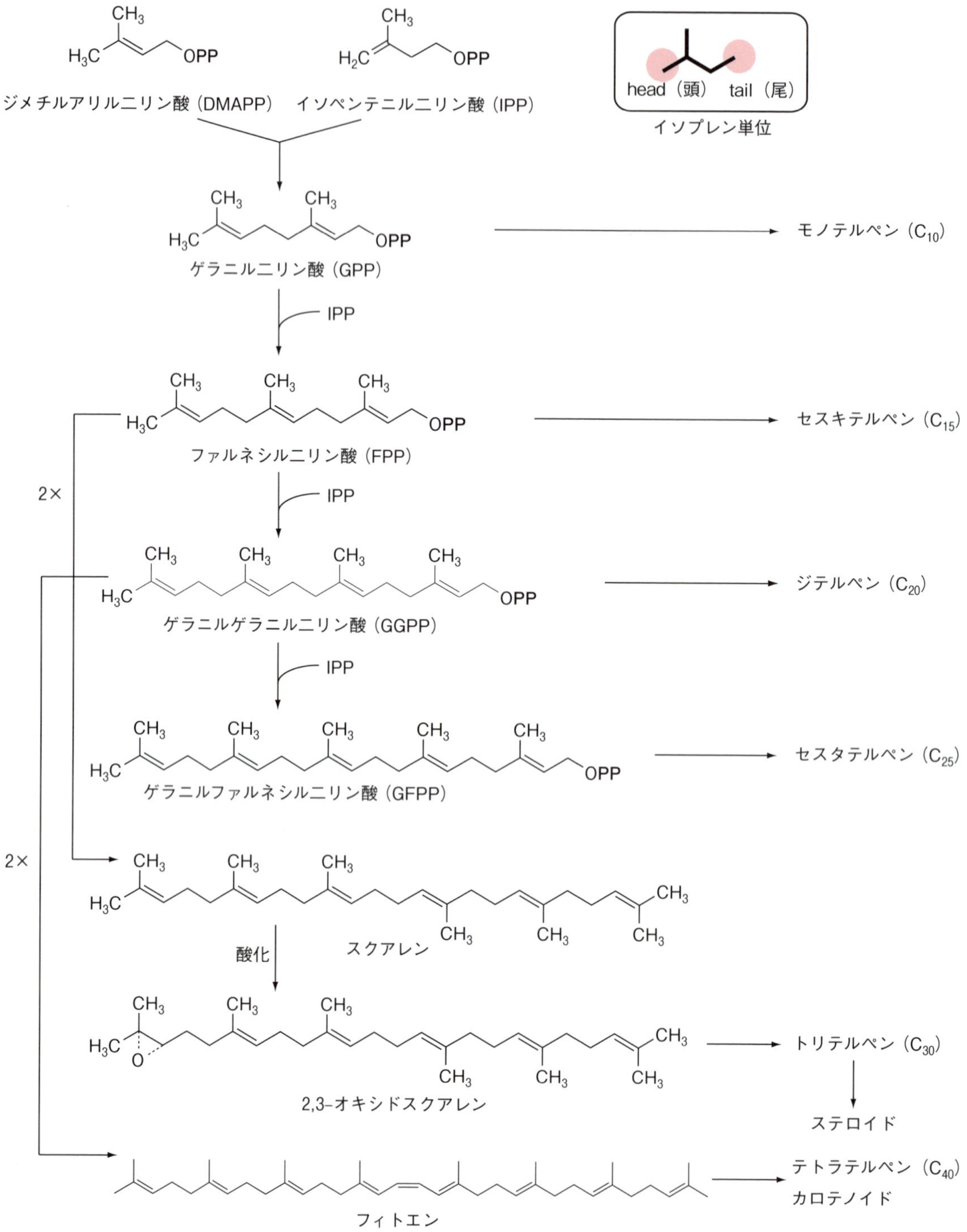

ジメチルアリルニリン酸（DMAPP）　イソペンテニルニリン酸（IPP）

head（頭）　tail（尾）

イソプレン単位

ゲラニルニリン酸（GPP）　　　　　　　　　　　　　　　　　　　→ モノテルペン（C_{10}）

IPP

ファルネシルニリン酸（FPP）　　　　　　　　　　　　　　　　　→ セスキテルペン（C_{15}）

IPP

2×

ゲラニルゲラニルニリン酸（GGPP）　　　　　　　　　　　　　　→ ジテルペン（C_{20}）

IPP

ゲラニルファルネシルニリン酸（GFPP）　　　　　　　　　　　　→ セスタテルペン（C_{25}）

2×

スクアレン

酸化

2,3-オキシドスクアレン　　　　　　　　　　　　　　　　　　　　→ トリテルペン（C_{30}）

→ ステロイド

フィトエン　　　　　　　　　　　　　　　　　　　　　　　　　　→ テトラテルペン（C_{40}）
　　　　　　　　　　　　　　　　　　　　　　　　　　　　　　　　カロテノイド

図3.2　テルペノイドの生合成
P：リン酸基.

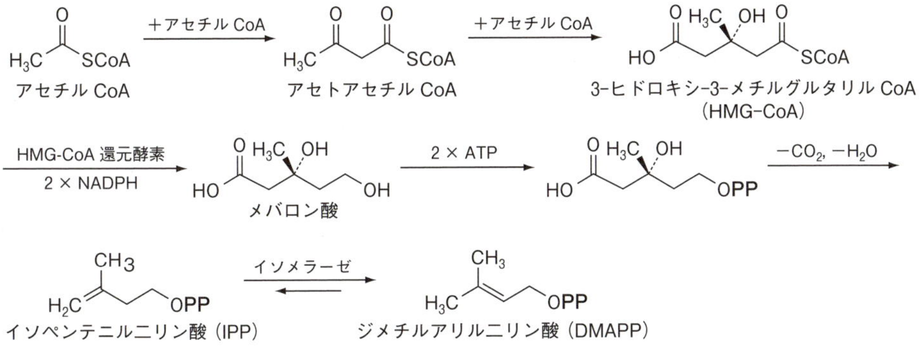

図3.3 メバロン酸経路による IPP，DMAPP の生成

P：リン酸基，CoA：補酵素 A.

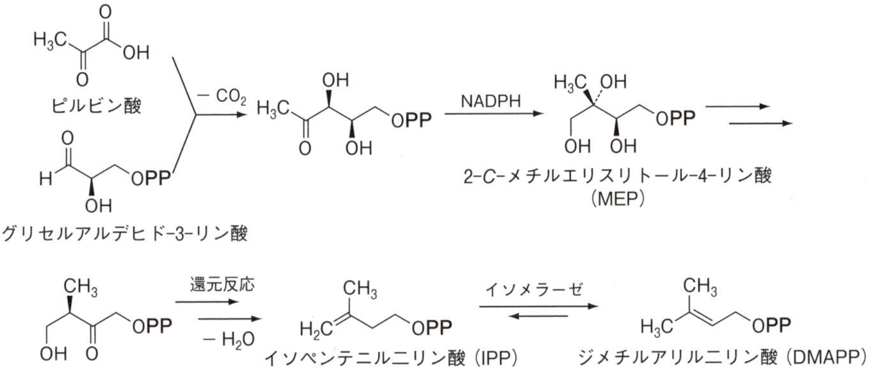

図3.4 MEP 経路（非メバロン酸経路）による IPP，DMAPP の生成

P：リン酸基.

トリトールリン酸（methylerythritol phosphate；**MEP**）**経路**（MEP pathway）という（図3.4）．メバロン酸経路と非メバロン酸経路を併せてイソプレノイド経路という．

　動物や真菌などの真核生物と一部のグラム陽性菌はメバロン酸経路を利用し，大部分の細菌などの原核生物は非メバロン酸経路を利用している．高等植物には両者の経路が存在し，メバロン酸経路の酵素は細胞質に存在し，MEP 経路の酵素は葉緑体などの色素体に存在する．これは，植物の色素体が，原核生物であるシアノバクテリアの細胞内共生に進化的に由来するためであると考えられる．

3.2.3　モノテルペン

　2 個のイソプレン単位からなるテルペノイドをモノテルペンという．モノテルペンはゲラニル二リン酸から生合成され，鎖状化合物だけでなく，新たに炭素-炭素結合が形成されて環状化合物となっているものもある．環化の

> **COLUMN　脂質異常症とスタチン**
>
> コレステロールは細胞膜の構成成分であり重要な生体成分である．しかし，過剰なコレステロールは人体に好ましくなく，適度なコレステロール量を保つ必要がある．ヒト体内のコレステロール量は摂食と体内での生合成に依存しているが，とくに体内でメバロン酸経路により生合成される量の影響が大きい．脂質異常症治療薬として用いられているプラバスタチンなどのスタチン系化合物は，メバロン酸経路の律速段階となる反応にかかわる HMG-CoA 還元酵素を阻害することにより，体内のコレステロール生合成を抑制し，総コレステロール量を低下させる．
>
> プラバスタチン

際には，カルボカチオンへの二重結合の付加，隣接アルキル基やヒドリドの転位が生じ，さまざまな骨格が生成する（図3.5）．モノテルペンは分子量が小さく，一般に低沸点で揮発性が高いことから，精油成分に含まれているものが多い．生薬のモノテルペン成分として，チンピ（ウンシュウミカン *Citrus unshiu*）およびソヨウ（シソ *Perilla frutescens*）に含まれる（＋）-リモネン，ペリルアルデヒド，ハッカ（ハッカ *Mentha arvensis*）に含まれる（－）-

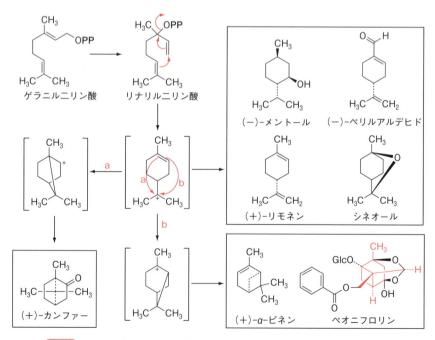

図3.5　モノテルペンの生合成
P：リン酸基，Glc：D-グルコース，赤色：モノテルペンに由来する骨格．

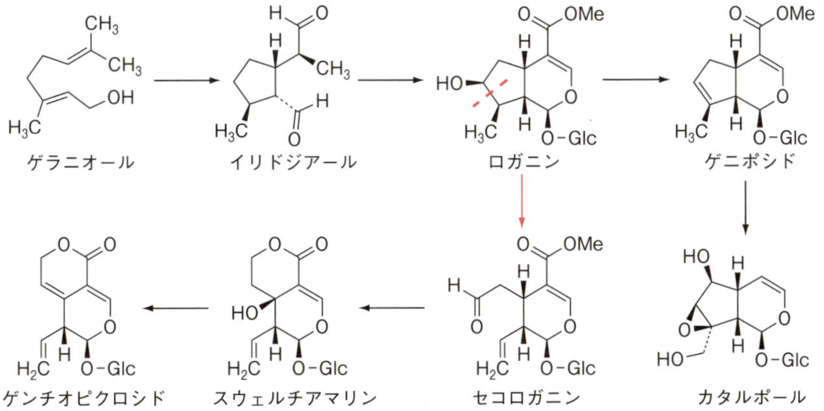

テルペノイド　3.2　　115

ゲラニオール　　イリドジアール　　ロガニン　　ゲニポシド

ゲンチオピクロシド　　スウェルチアマリン　　セコロガニン　　カタルポール

図3.6　イリドイドの生合成
Glc：D-グルコース.

メントール，シナカ（シナヨモギ *Artemisia cina*）に含まれるシネオールがある．また，ショウノウ（樟脳）（クスノキ *Cinnamomum camphora*）に含まれる（＋）-カンファー（日本薬局方では *d*-カンフルと命名されている）やテレピン油の主成分の（＋）-α-ピネンがある．シャクヤク（シャクヤク *Paeonia lactiflora*）およびボタンピ（ボタン *Paeonia suffruticosa*）に含まれるペオニフロリンはモノテルペン配糖体である．

　ゲラニル二リン酸から生じるゲラニオールが酸化されて生成する変形モノテルペンを**イリドイド**（iridoid）という．さらにイリドイドに含まれる五員環が酸化的に開裂して生じる化合物を**セコイリドイド**（secoiridoid）という（図3.6）.

COLUMN　　　　　**花の香りとモノテルペン**

　モノテルペンは有用な生薬成分であるほか，植物の精油中に含まれる主要成分であり，その構造によりさまざまな香りをもつ．ゲラニオールはバラの香りの主成分であり，リナロールはスズランの香りをもち，シトラールはレモングラス油の主成分である．シロバナムシヨケギク（除虫菊，*Tanacetum cinerariifolium*）に含まれるピレスロイド類の構造中にある菊酸もモノテルペンである．

　これらの誘導体は現在，蚊取り線香や殺虫剤の成分として広く利用されている．

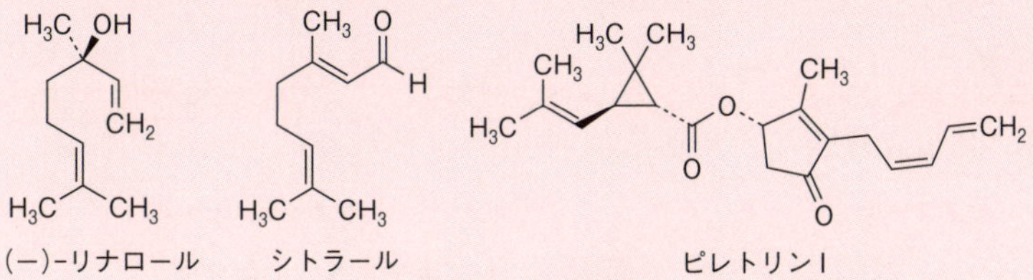

（−）-リナロール　　シトラール　　ピレトリンI
（ピレスロイドの主成分）

イリドイドとして，サンシュユ(サンシュユ *Cornus officinalis*)に含まれるロガニン，サンシシ(クチナシ *Gardenia jasminoides*)に含まれるゲニポシド，ジオウ(アカヤジオウ *Rehmannia glutinosa*)に含まれるカタルポールがあげられる．セコイリドイドとして，リュウタン(トウリンドウ *Gentiana scabra*)，センブリ(センブリ *Swertia japonica*)，ゲンチアナ(ゲンチアナ *Gentiana lutea*)に含まれるゲンチオピクロシドやスウェルチアマリンがあげられる．このほか，セコロガニンはモノテルペンインドールアルカロイドの前駆体〔3.3.4項(b)〕として重要である．

3.2.4 セスキテルペン

3個のイソプレン単位からなるテルペノイドをセスキテルペンという．セスキテルペンはファルネシル二リン酸から生合成され，モノテルペンと同様に環化の際にはカルボカチオンへの二重結合の付加，隣接アルキル基やヒドリドの転位が生じるが(図3.7)，モノテルペンと比べて環化様式が多数存在

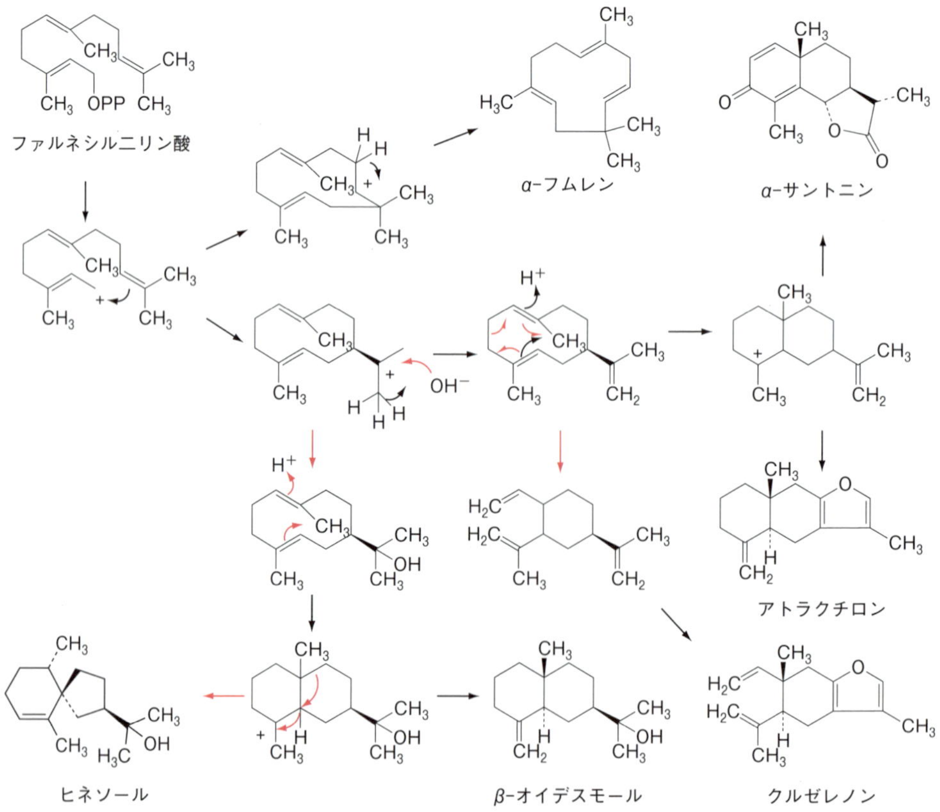

図3.7 セスキテルペンの生合成

赤色矢印：異なった反応により同一の前駆体から生合成が分岐する場合は，2種の反応を区別するために赤色の矢印を用いた．

テルペノイド　3.2　117

するため，セスキテルペンはテルペン類のなかで最も化学構造に多様性のあるグループとなっている．生薬成分としては，チョウジ（チョウジ *Syzygium aromaticum*）に含まれる α-フムレン，ガジュツ（ガジュツ *Curcuma zedoaria*）に含まれるクルゼレノン，シナカに含まれる α-サントニン，ショウキョウ（ショウガ *Ginger officinale*）およびコウボク（ホウノキ *Magnolia obovata*）に含まれる β-オイデスモール，ソウジュツ（ホソバオケラ

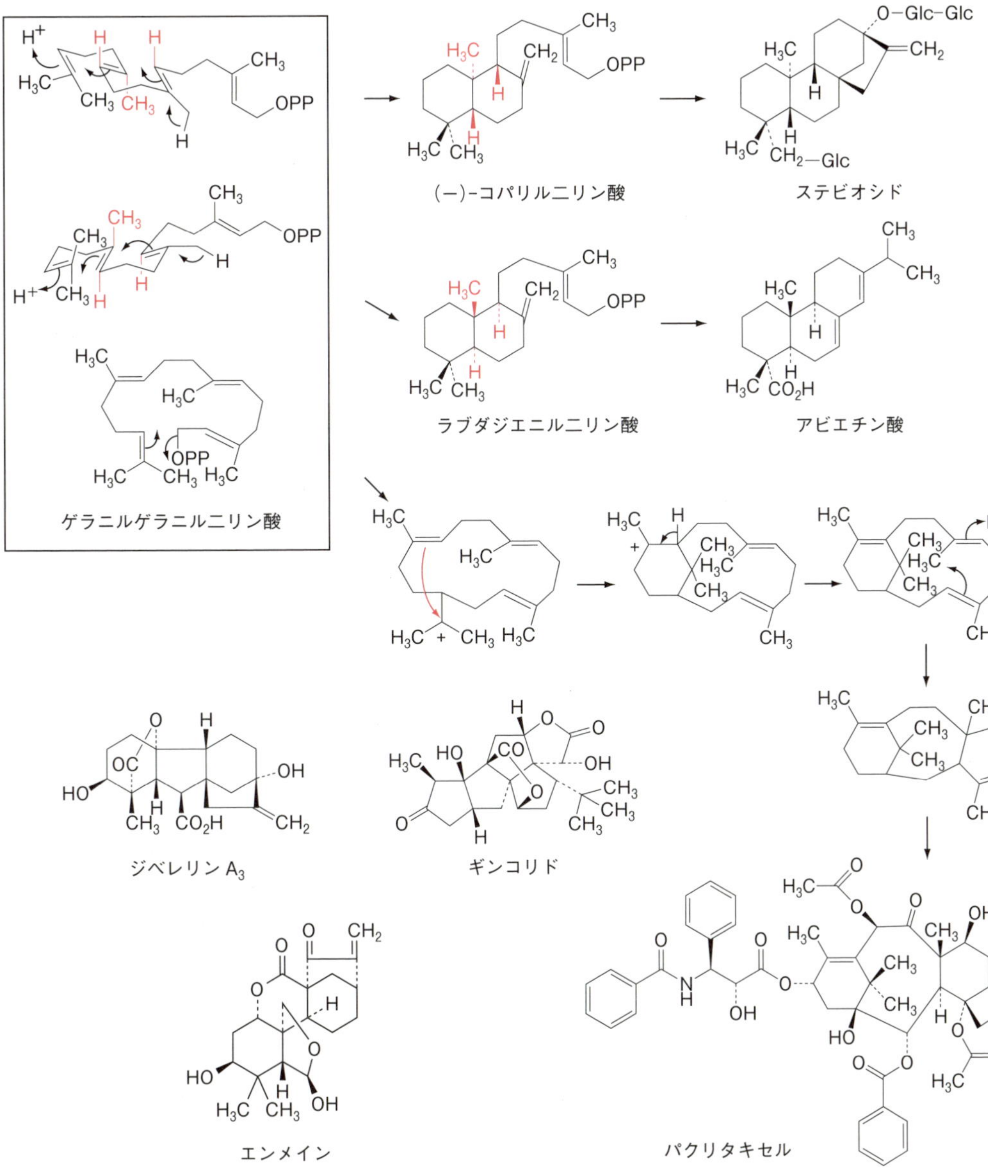

（−)-コパリルニリン酸

ステビオシド

ラブダジエニルニリン酸

アビエチン酸

ゲラニルゲラニルニリン酸

ジベレリン A₃

ギンコリド

エンメイン

パクリタキセル

図3.8　ジテルペンの生合成
Glc：D-グルコース．

Atractylodes lancea)に含まれるヒネソール，ビャクジュツ(オケラ *Atractylodes japonica*)に含まれるアトラクチロンがある．

このほか，植物ホルモンであるアブシジン酸もセスキテルペンの一種である．アブシジン酸は植物だけでなく菌類・藻類などさまざまな生物において存在していることがわかっているが，その生合成は生物種によって異なる点が興味深い．すなわち，菌類においては，一般的なセスキテルペンと同様にファルネシル二リン酸の環化によって生成するが，植物においてはカロテノイドの非対称的開裂により生成する〔図3.13，ルートc，p.122〕．

3.2.5 ジテルペン

4個のイソプレン単位からなるテルペノイドをジテルペンという．ジテルペンはゲラニルゲラニル二リン酸から生合成され，セスキテルペンと同様に，環化の際にはカルボカチオンへの二重結合の付加，隣接アルキル基やヒドリドの転位が生じる(図3.8)．マツ科植物に含まれるアビエチン酸，ステビア(ステビア *Stevia rebandiana*)の甘味成分ステビオシド，植物ホルモンのジベレリン，ギンキョウ(銀杏)(イチョウ *Ginkgo biloba*)に含まれる血小板活性化因子(platelet activating factor；PAF)拮抗剤のギンコリド，エンメイソウ(ヒキオコシ *Rabdosia japonica*)に含まれるエンメインはいずれもジテルペンである．タイヘイヨウイチイ(*Taxus brevifolia*)の樹皮に含まれるパクリタキセル(タキソール)はジテルペン骨格に芳香環を含む側鎖がエステル結合した構造をもっている．

3.2.6 トリテルペン

6個のイソプレン単位からなるテルペノイドをトリテルペンという．高等植物においては，2,3-オキシドスクアレンのエポキシ環の開環によって生じるカルボカチオンに対して，隣接する二重結合による付加反応が協奏的に進行し，四環性のダンマレン骨格をもったダンマレンジオールが生じる．また，さらに隣接アルキル基やヒドリドの転位反応が起こると五環性のオレアナン骨格をもったβ-アミリンが生じる(図3.9)．高等植物においてトリテルペンは配糖体として蓄積する場合が多く，トリテルペン配糖体の水溶液は振とうすると持続性の泡が生じることからサポニンと総称されている．生薬成分として著名なサポニンとして，ニンジン(オタネニンジン *Panax ginseng*)に含まれるギンセノシド類はダンマレン骨格をもっている．またオレアナン骨格をもったサポニンは多く(図3.10)，カンゾウ(ウラルカンゾウ *Glycyrrhiza uralensis*)に含まれるグリチルリチン酸，オンジ(イトヒメハギ *Polygala tenuifolia*)に含まれるオンジサポニン類，サイコ(ミシマサイコ *Bupleurum falcatum*)に含まれるサイコサポニン類，モクツウ(アケビ *Akebia quinata*)

テルペノイド 3.2　119

に含まれるアケボシド類があげられる．なお，これらサポニンの構成糖の構
造は図3.11（p.120）に示した．

　オウバク（キハダ *Phellodendron amurense*）に含まれるリモニンとオウバ
クノンは，リモノイドと総称される変形トリテルペンである．リモノイドは
2,3-オキシドスクアレンの閉環によって生じる四環性化合物の酸化によって
生成するが，B，C環（図3.9の赤色部分）以外は高度に酸化されており原形
をとどめていない．ニガキ（ニガキ *Picrasma quassioides*）に含まれるカッ
シンはD環より先の構造が酸化的に失われたカッシノイドの一種である．

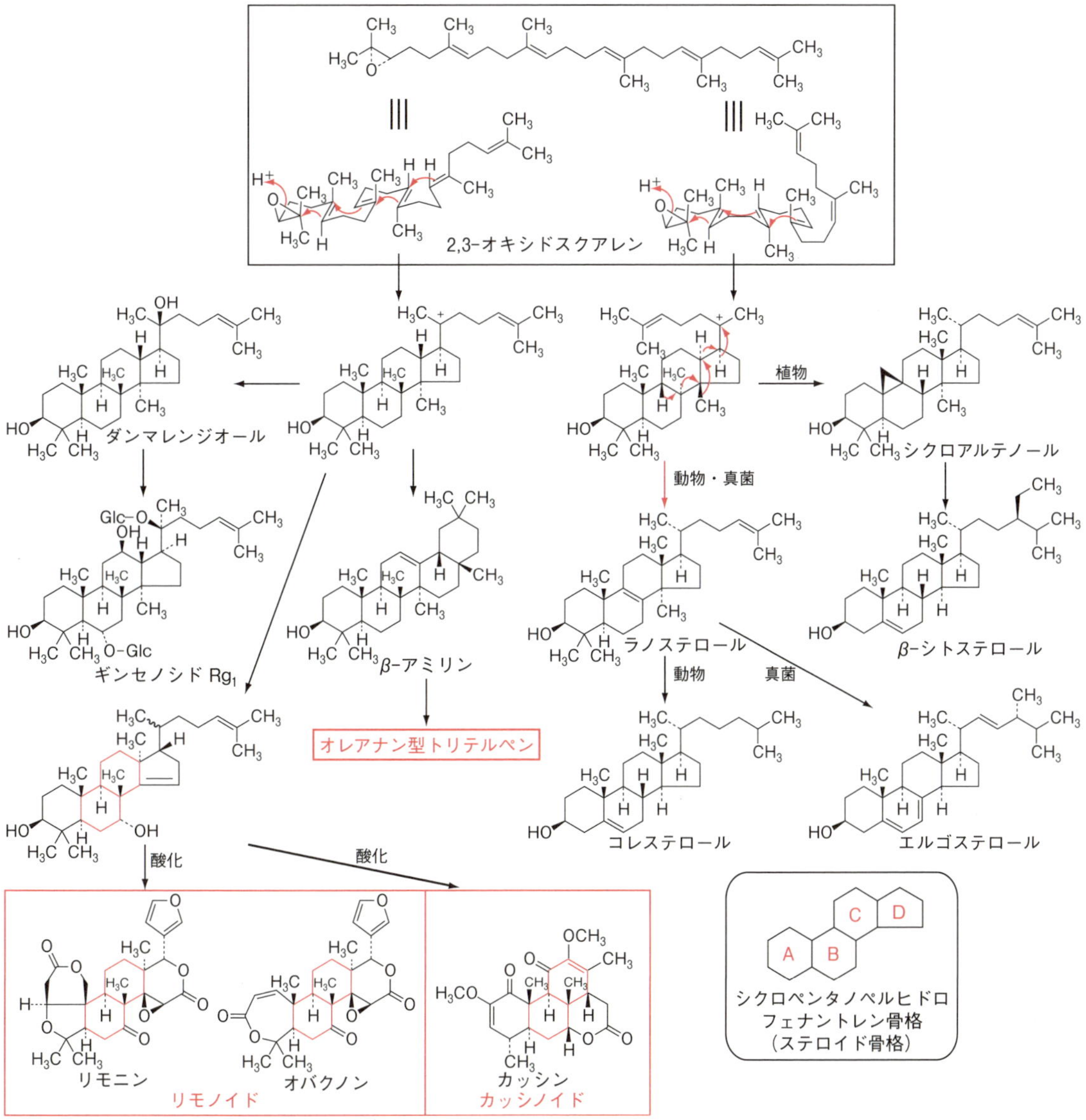

図3.9　トリテルペン，ステロイドの生合成

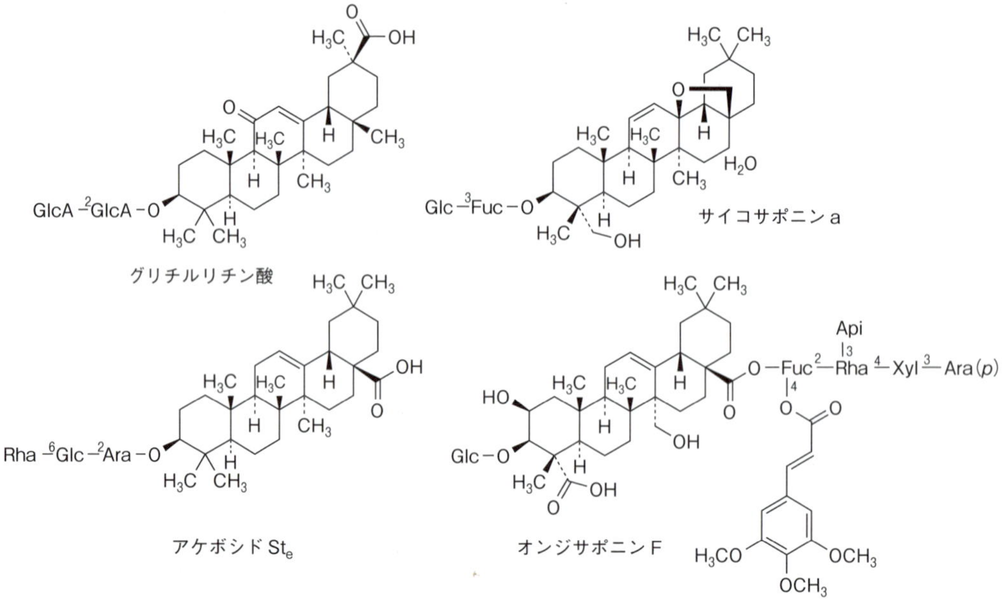

図3.10 オレアナン型トリテルペン

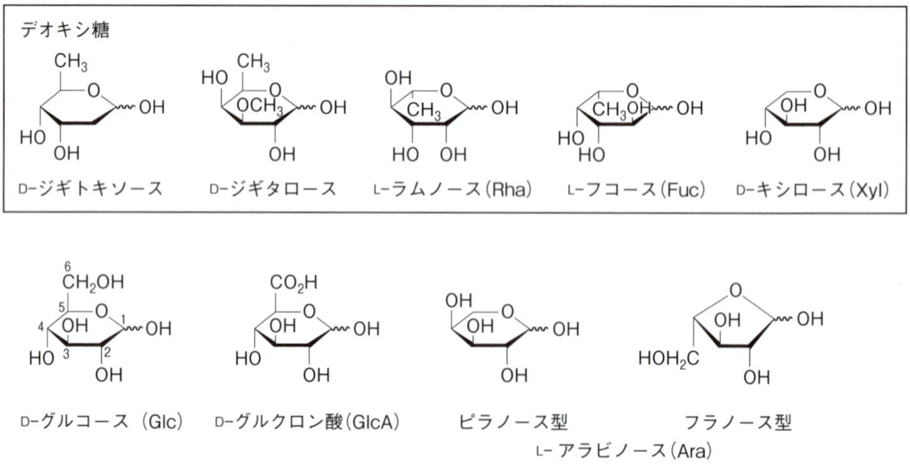

(グリチルリチン酸, サイコサポニンa, アケボシド St_e, オンジサポニン F)

図3.11 配糖体の代表的な構成糖

3.2.7 ステロイド

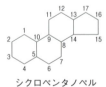
シクロペンタノペル
ヒドロフェナントレン骨格

トリテルペンと同様に 2,3-オキシドスクアレンの閉環によって生じるラノステロールやシクロアルテノールを前駆体として生合成される。シクロペンタノペルヒドロフェナントレン骨格(ステロイド骨格)をもつ化合物をステロイド(steroid)という。哺乳類などの動物ではおもに，炭素数 30 のラノステロールから脱メチル化反応などによって，炭素数 27 のコレステロールが生合成される。また真菌ではおもにラノステロールからエルゴステロールが，

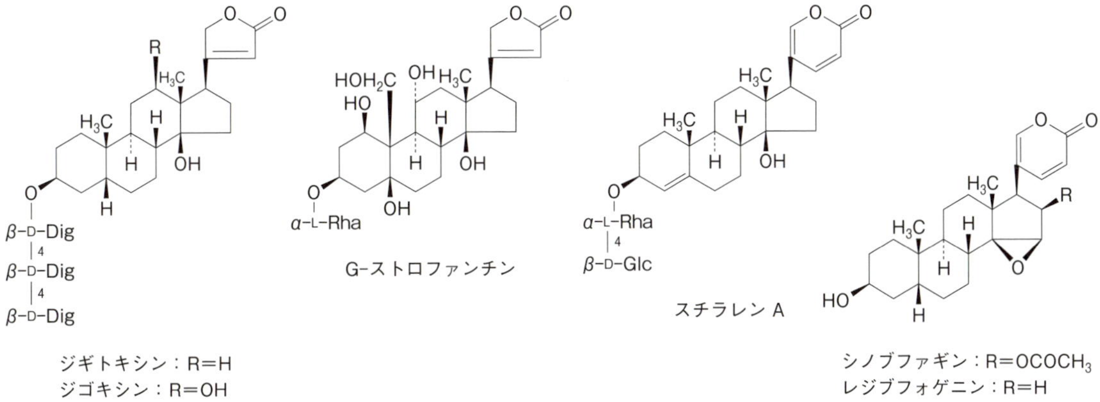

テルペノイド 3.2 121

図3.12 代表的な強心配糖体
D-Dig：D-ジギトキソース.

高等植物ではシクロアルテノールからβ-シトステロールなどが生合成される．これらのステロール類は細胞膜の構成要素やそのほかそれぞれの生物における重要な脂質として利用される．

　ステロイド配糖体のうち，細胞膜に存在するナトリウムポンプ（Na$^+$/K$^+$ ATPase）を阻害し心筋の収縮力を増大させる作用をもつものを**強心配糖体**（cardioactive glycoside）という（図3.12）．これらはコレステロールを原料として，側鎖の酸化，環内の修飾反応によって生合成され，ほかのステロイド類とは異なる特徴的な化学構造をもっている．すなわち，各環の結合様式がA/B-シス，C/D-シスであること，14位にヒドロキシ基があること，五員環または六員環のα,β-不飽和ラクトンをもっていること，である．また構成糖にも特徴があり，2位や6位にヒドロキシ基をもたないD-ジギトキソース，D-ジギタロースなどのデオキシ糖が含まれている（図3.11）．

　生薬成分としては，ジギタリス（ジギタリス *Digitalis purpurea*）に含まれるジギトキシン，ジゴキシン，ストロファンツス（ストロファンツス *Strophanthus glatus*）に含まれるG-ストロファンチン，カイソウ（カイソウ *Uriginea scilla*）に含まれるスチラレンAが知られている（図3.12）．また，センソ（アジアヒキガエル *Bufo gargarizans*）に含まれるシノブファギンは配糖体ではないが強心作用を示す．

3.2.8 カロテノイド

　8個のイソプレン単位からなるテルペノイドをテトラテルペンまたは**カロテノイド**（carotenoid）という．カロテノイドの語源はニンジン（キャロット carrot）であり，ニンジンの橙色色素から発見されたことに由来する．ゲラニルゲラニル二リン酸の二量化によって生じたフィトエンが不飽和化反応に

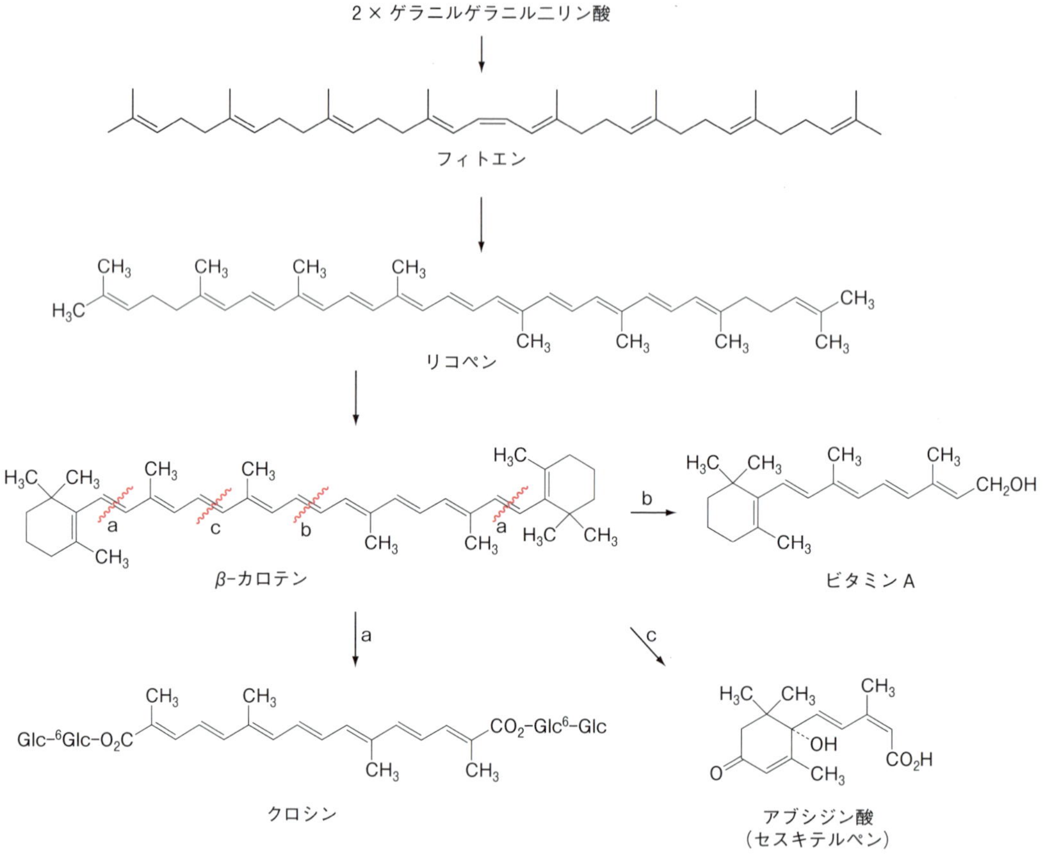

122 3章 生薬成分の構造と生合成

図3.13 カロテノイドの生合成

　よってすべての二重結合が共役したリコペンとなり，さらに両端部が環化することで代表的なカロテノイドであるβ-カロテンとなる(図3.13)．β-カロテンはニンジンやトマトなどの緑黄色野菜やスイカなどの果実に多く含まれ，ヒトの体内で酸化開裂してビタミンAを与える．前述(p. 118参照)のように植物においてアブシジン酸はカロテノイドの非均等開裂により生合成される．生薬成分としてはサフラン(サフラン *Crocus sativus*)やサンシシ(クチナシ *Gardenia jasminoides*)に含まれるクロシンがあげられる．

3.3　アルカロイド

学修事項 C-5-2
(1) 天然有機化合物の生合成
経路別分類

　アルカロイドは窒素原子を含む天然有機化合物(ただし，アミノ酸，タンパク質，核酸や抗生物質などを除く)であり，その大部分が植物に見いだされる．アルカロイドという名称はアルカリ(塩基性)に由来するが，必ずしも塩基性を示す化合物とは限らない．

　多くのアルカロイドは，含まれる窒素原子や炭素骨格がアミノ酸に由来し

アルカロイド　3.3　*123*

ており，そのようなアルカロイドを真正アルカロイドという．生合成前駆体
となるアミノ酸は限られていて，主要なものは，オルニチン，チロシン，ト
リプトファンなどである．アミノ酸からアルカロイドが生成する経路を**アミ
ノ酸経路**(amino acid pathway)という．本節では，生合成前駆体となるアミ
ノ酸に基づいて分類し，生薬に含まれるアルカロイドの全体を解説する．

3.3.1　オルニチン由来のアルカロイド

　L-オルニチンが脱炭酸を受けて生じるプトレシンがメチル化・酸化されて
アルデヒドが生じ，分子内でイミンを形成するとピロリジン環をもった*N*-
メチル-Δ^1-ピロリニウムカチオンとなる．ピロリジン環を母核とするアルカ
ロイドを**ピロリジンアルカロイド**(pyrrolidine alkaloid)といい(図3.14)，代
表的なピロリジンアルカロイドとしてナス科のタバコ(*Nicotiana tabacum*)
が産生するニコチンがあげられる(図3.15)．

　一方，トロパン骨格をもつ化合物を**トロパンアルカロイド**(tropane
alkaloid)という．トロパン骨格は，オルニチンと2分子の酢酸に由来する．
N-メチル-Δ^1-ピロリウムカチオンにアセチルCoAが**マンニッヒ型の反応**
(Mannich-type reaction)で立体選択的に付加し*R*配置の生合成中間体が生じ
る(図3.16)．さらにもう1分子のアセチルCoAがクライゼン縮合で付加し
たのち，酸化を受けイミンが生成し，加水分解した側鎖と脱炭酸を伴う分子
内マンニッヒ型の反応で環化してトロピノンが生成する(図3.16，ルートa)．
ナス科のベラドンナコン(ベラドンナ *Atropa belladonna*)，ダツラ(ヨウ
シュチョウセンアサガオ *Datura tatula*)，ロートコン(ハシリドコロ
Scopolia japonica)などナス科植物由来生薬に含まれる(−)-ヒヨスチアミン，
(−)-スコポラミンは，トロピノンが還元されて生じるトロピンにフェニル

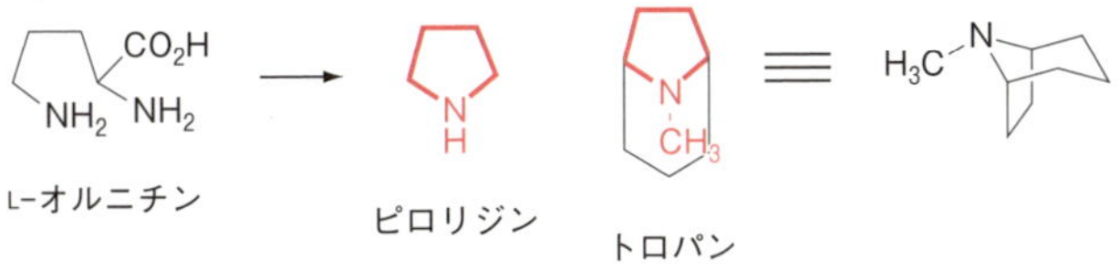

図3.14　ピロリジンアルカロイドとトロパンアルカロイドの骨格

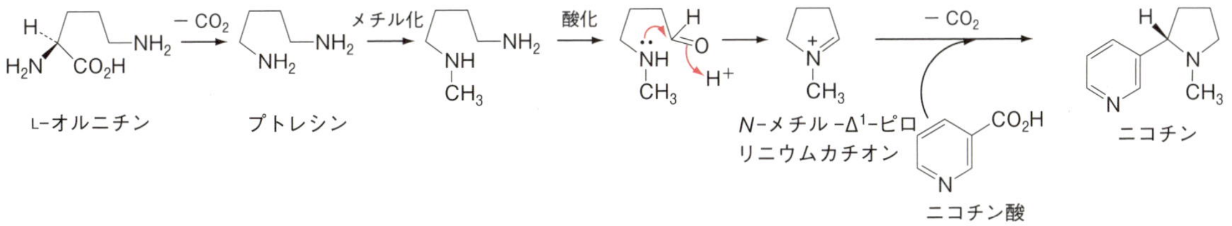

図3.15　ニコチンの生合成

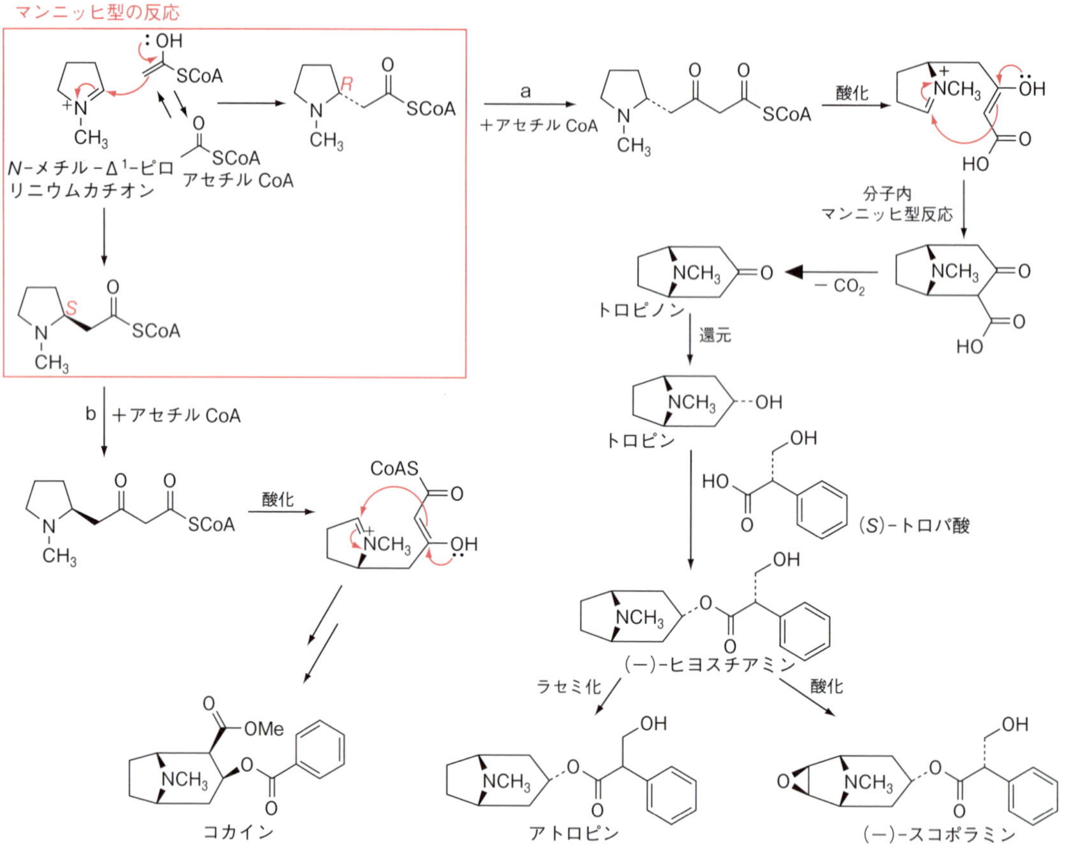

124　3章　生薬成分の構造と生合成

図 3.16　トロパンアルカイドの生合成

　アラニン由来の(S)-トロパ酸がエステル結合して生成する．アトロピンはヒ
ヨスチアミンの側鎖の不斉炭素がラセミ化したものである．多くのトロパン
アルカロイドはこの経路で生成するが，例外的にコカヨウ（コカノキ
Erythroxylon coca）の葉に含まれるコカインは，アセチル CoA がマンニッ
ヒ型の反応で縮合した際に生成した S-エナンチオマーから生成する（図 3.16，
ルート b）．

3.3.2　リジン由来のアルカロイド

　オルニチンより側鎖のメチレン炭素が 1 個多いリジンは，ピペリジン環を
部分構造としてもつ多くのアルカロイドの生合成前駆体となる．L-リジンが
脱炭酸されたのち，酸化されて生じたアミノアルデヒドが分子内でイミンを
形成し，Δ^1-ピペリデインが生成する（図 3.17）．これが還元されて生じるピ
ペリジンとピペリン酸によるアミドがコショウ（*Piper nigrum*）に含まれる
ピペリンである．一方，Δ^1-ピペリデインがエナミンに異性化し，これらの
2 分子が縮合すると二環式骨格をもった**キノリジジン**（quinolizidine）誘導体

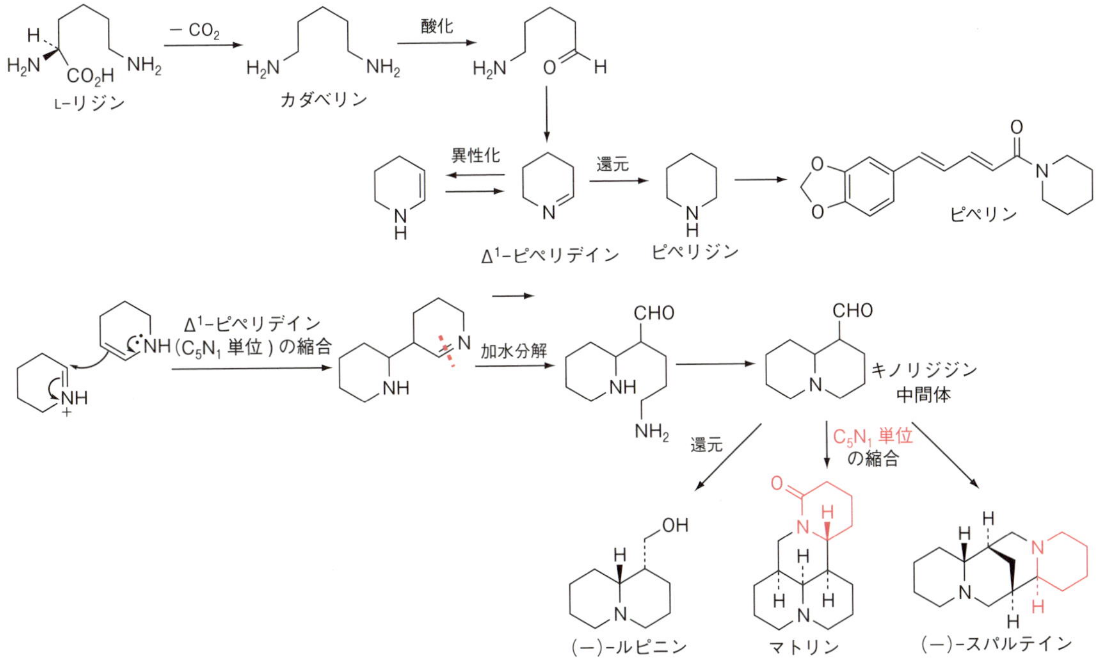

アルカロイド　3.3　　125

図3.17　ルピンアルカイドの生合成

が生成する．これがルピニンに代表されるマメ科ルピナス属植物などに含まれる**ルピンアルカロイド**(lupin alkaloid)または**キノリジジンアルカロイド**の重要な中間体となる．生薬クジン(クララ *Sophora flavescens*)に含まれる(−)-スパルテインやマトリンは，この中間体にさらにもう1分子のΔ^1-ピペリデインが縮合して生合成される．

3.3.3　チロシン(またはフェニルアラニン)由来のアルカロイド

チロシン(またはフェニルアラニン)由来のアルカロイドである**ベンジルイソキノリンアルカロイド**(benzylisoquinoline alkaloid)は植物アルカロイドの一つの大きなグループを形成している．ベンジルテトラヒドロイソキノリン骨格やそれらが飽和/不飽和化された構造をもち，その多くは重要な医薬品材料としての役割を担っている．

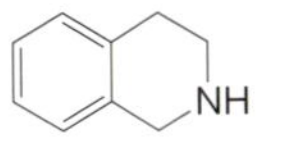

(a) ベルベリン

ベルベリンは，オウバク(キハダ *Phellodendron amurense*)やオウレン(オウレン *Coptis japonica*)などに含まれるベンジルイソキノリンアルカロイドである．L-チロシンが，ヒドロキシ化，脱炭酸して生成するドパミンと，L-チロシンが脱アミノ化，脱炭酸して生成する *p*-ヒドロキシフェニルアセトアルデヒドがピクテ・スペングラー型の反応によって縮合し，ベンジルテトラヒドロイソキノリン骨格をもつ(*S*)-ノルコクラウリン(別名ヒゲナミ

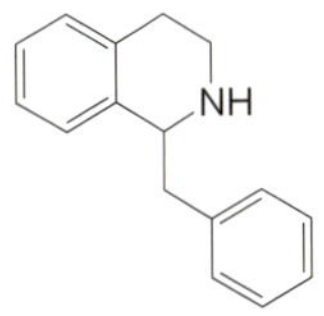

テトラヒドロイソキノリン

ベンジルテトラヒドロイソキノリン

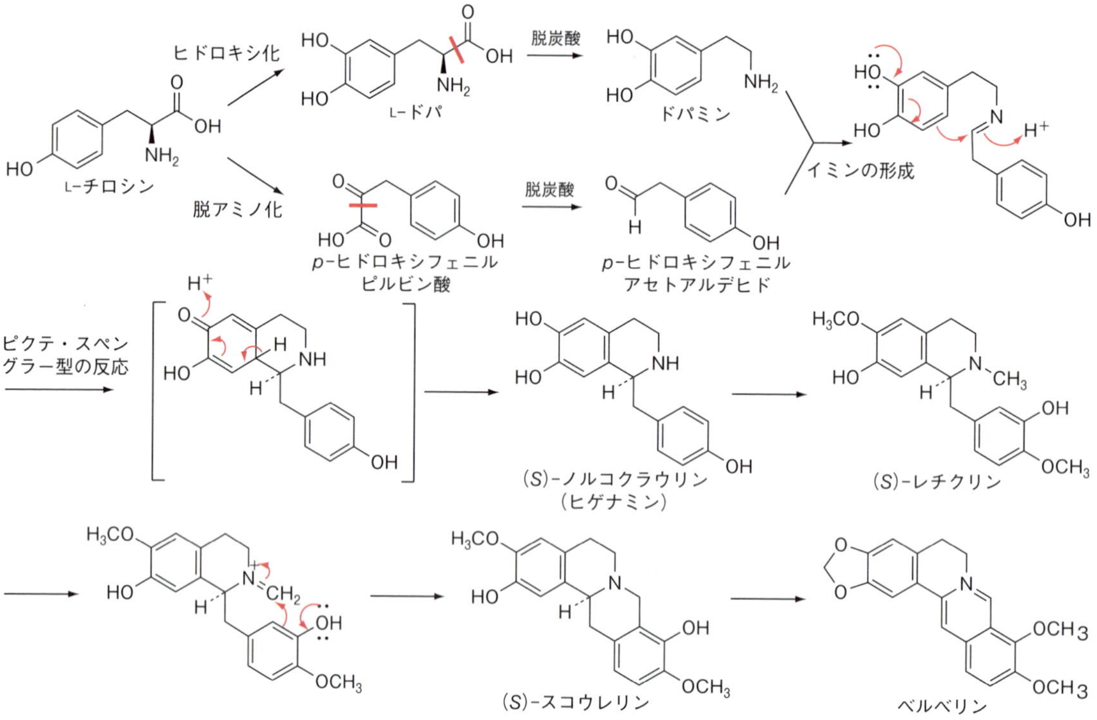

図3.18 ベルベリンの生合成

ン）が生成する（図3.18）．さらに O–メチル化，N–メチル化，ヒドロキシ化を経て，多くのベンジルイソキノリンアルカロイド生合成の中間体である（S）-レチクリンが生成する．次に，ベルベリン架橋酵素（レチクリンオキシダーゼ）により N–メチル部分が酸化を受けイミニウムイオンとなり，フェノールのオルト位への芳香族求電子置換反応により C 環が形成され，（S）-スコウレリンが生成する．その後，C 環部の酸化的芳香族化を経て，第四級アンモニウム型のベルベリンが生合成される．

（b）マグノフロリン，ツボクラリン

コウボク（ホオノキ *Magnolia obovata*）の成分であるマグノフロリンは，（S）-レチクリンのフェノール性ヒドロキシ基が一電子酸化によって生じる共鳴安定化ラジカルが分子内で結合形成〔**フェノール酸化縮合**（phenolic oxidative coupling）〕することで生成する（図3.19）．

南米原住民が狩猟に用いたクラーレという矢毒のうち，ツヅラフジ科植物 *Chondodendron tomentosum* よりつくられるツボクラーレの成分であるツボクラリンは，ベンジルイソキノリン骨格をもつ前駆体2分子の分子間でフェノール酸化縮合反応が起こり生合成される（図3.20）．

（c）モルヒネ，コデイン，テバイン

アヘン（ケシ *Papaver somniferum*）の主要アルカロイドであるモルヒネや

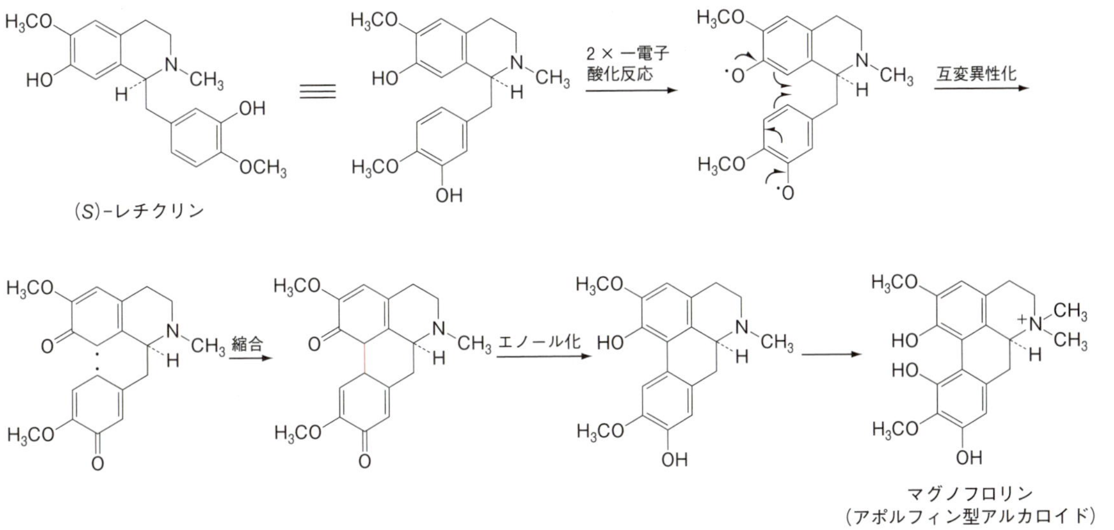

図 3.19　フェノール酸化的縮合反応によるマグノフロリンの生成

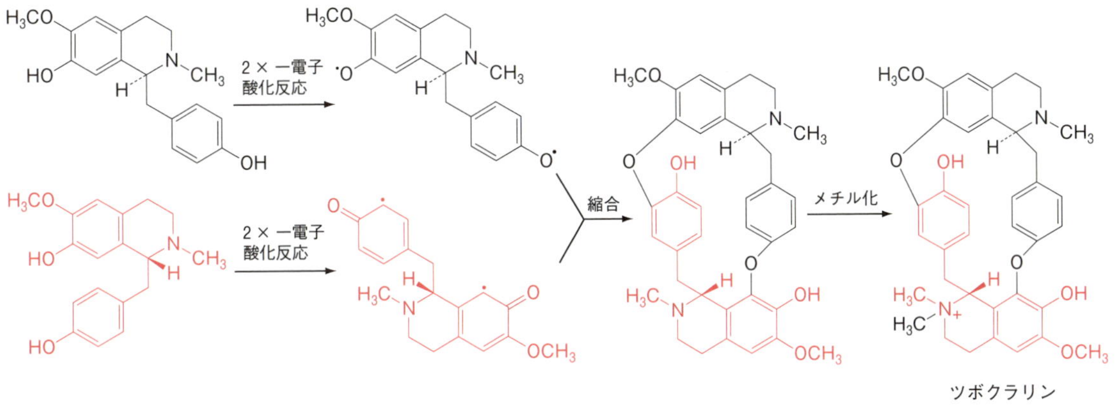

図 3.20　ツボクラリンの生合成

　コデインの構造は一見複雑そうに見え，またベンゼン環が還元されているためわかりにくいが，ベンジルイソキノリンアルカロイドの一種である．(S)-レチクリンが酸化されて生じるイミニウムイオンが立体選択的に還元されることで(R)-レチクリンとなり（図3.21），フェノール酸化縮合反応に分子内で結合形成すると，一方のベンゼン環が脱芳香化しジエノンとなったサルタリジンが生成する．その後，テバインを経て，コデイン，モルヒネが生成する．

（d）その他のチロシン由来アルカロイド

　これまで述べてきたベンジルイソキノリンアルカロイドのテトラヒドロイソキノリン部分は，ドパミンあるいはチラミンなどのアミンとアルデヒド誘

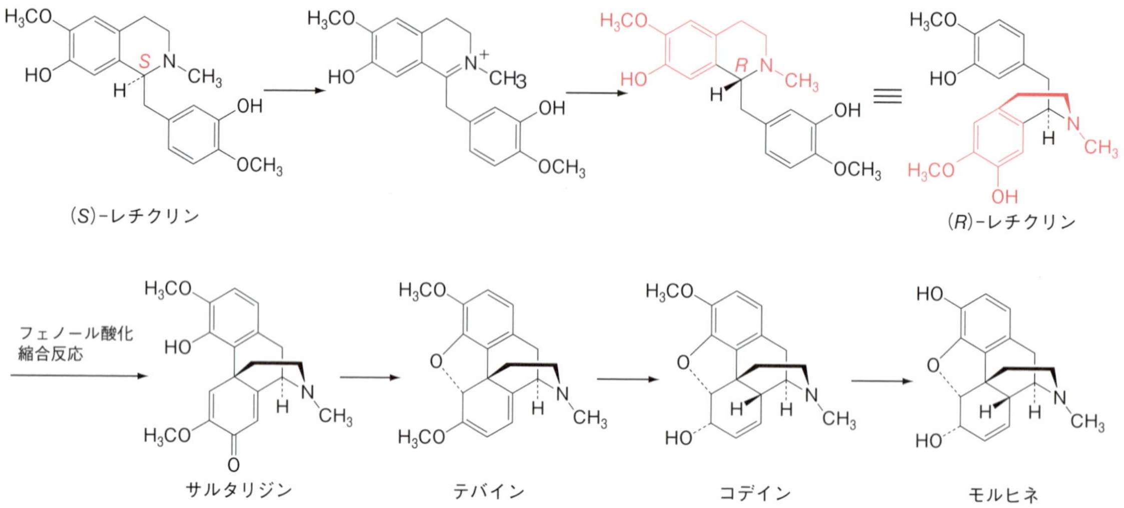

128 3章 生薬成分の構造と生合成

図 3.21 モルヒネの生合成
赤色：ドパミンに由来する部分.

導体とのピクテ・スペングラー型反応によって生成する．ここで，アルデヒ
ド誘導体の構造が異なれば，それに依存して異なったアルカロイドが生合成
される．以下，代表的なものを3例示す．

　イヌサフラン *Colchicum autumnale* に含まれるコルヒチンは，ドパミン
と後述するシキミ酸経路由来の C_6–C_3 構造(3.4.1項)をもった *p*-ヒドロキシ

■ COLUMN ■ アンチ・ドーピング規程の禁止物質となる生薬成分

　スポーツにおけるドーピングとは，競技力を高
めるため薬物を使用するなどの行為であり，選手
の健康を大きく害することから，アンチ・ドーピ
ング規程によって使用が禁止される物質が定めら
れている．それらのなかには生薬含有化合物もあ
るため，漢方薬や生薬を含む医薬品・健康食品な
どの使用には注意が必要である．とくに，これら
の医薬品などにはその成分として生薬名は記載さ
れていても，その生薬に含まれる化合物名は記載
がないため，気づかないうちに禁止物質を摂取し
てしまう，いわゆる「うっかりドーピング」となっ
てしまうことがある．

　ヒゲナミンは交感神経 β_2 作用薬として興奮作
用を示すことから，アンチ・ドーピング規程にお

ける「(試合時だけでなく)つねに禁止される物質」
である．ヒゲナミンはベンジルイソキノリンアル
カロイドの生合成経路上の物質であり(図3.18)
多くの植物に含まれている．とくにさまざまな漢
方処方で用いられる生薬ブシ，ゴシュユ，サイシ
ン，チョウジなどに多く含まれており，細心の注
意を要する．困ったことに，ヒゲナミンは同一の
物質にもかかわらず，ノルコクラウリン，デメチ
ルコクラウリンなどの呼称があり，より混乱をき
たしている．

　ヒゲナミン以外にも，マオウに含まれるエフェ
ドリン，ホミカに含まれるストリキニーネなども
アンチ・ドーピング規程における禁止物質であり，
細心の注意が必要である．

フェネチルアルデヒドから生合成される（図3.22）．コルヒチンではさらに
反応を受けて，一方のベンゼン環が七員環構造をもったトロポロン環へと変
化している．

　ヒガンバナ科植物に広く分布するガランタミンは，チラミンと C_6-C_1 構造
をもった3,4-ジヒドロキシベンズアルデヒドが縮合したのち，フェノール酸
化縮合反応を経て生合成される．

　トコン（トコン *Cephaelis ipecacuanha*）の主要アルカロイドであるエメチ
ンは，ドパミン2分子とセコイリドイド配糖体のセコロガニン（3.2.3項参

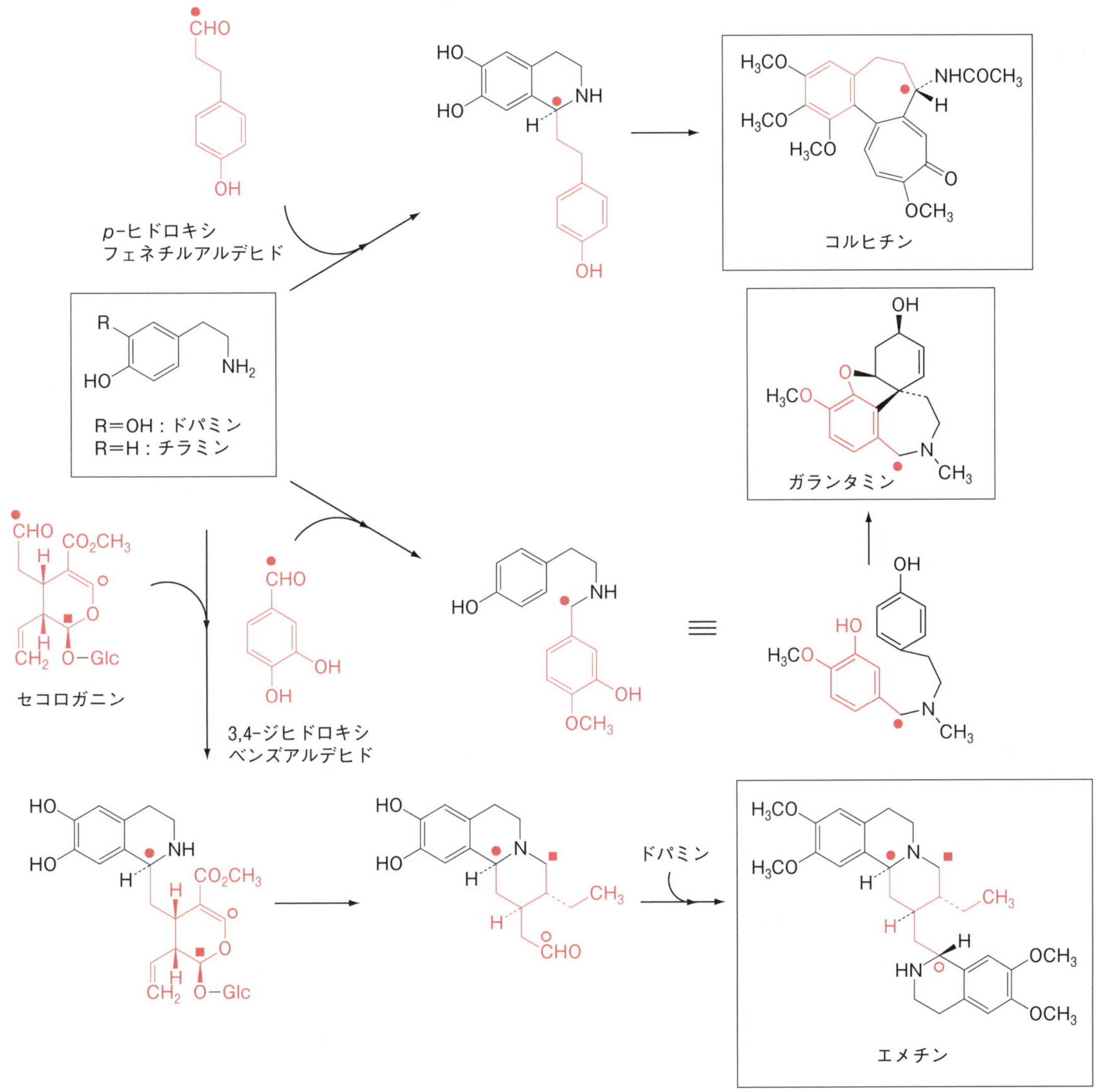

図3.22　コルヒチン，ガランタミン，エメチンの生合成

○，●，■：マンニッヒ型の反応で反応する各アルデヒド炭素に由来する炭素．

照)から生合成される．まず，ドパミンとセコロガニンのホルミル基がピクテ・スペングラー型の反応で縮合し，脱グルコシド化で生じたヘミアセタールが分子内でイミニウムカチオンを生成する．さらに還元，脱炭酸を経て生じるプロトエメチンがもう1分子のドパミンとピクテ・スペングラー型の反応で縮合してエメチンが生成する．図3.22ではアミンと反応して縮合する各アルデヒド炭素に○，●，■印をつけた．

3.3.4 トリプトファン由来のアルカロイド

L-トリプトファンはインドール環をもった芳香族アミノ酸である．**インドールアルカロイド**（indole alkaloid）の前駆体となるだけでなく，インドール環から骨格転位反応により生成するキノリン環をもつ**キノリンアルカロイド**（quinoline alkaloid）の前駆体にもなる．

（a）単純インドールアルカロイド

神経伝達物質であるセロトニンはトリプトファンの5位のヒドロキシ化と脱炭酸によって生合成される（図3.23）．

カラバルマメ（*Physostigma venenosum* の種子）の成分であるフィゾスチグミンは，トリプタミンの3位メチル化，アミノ基とイミニウムイオンとの反応による分子内環化，そしてベンゼン環部の修飾を受けて生合成される（図3.24）．

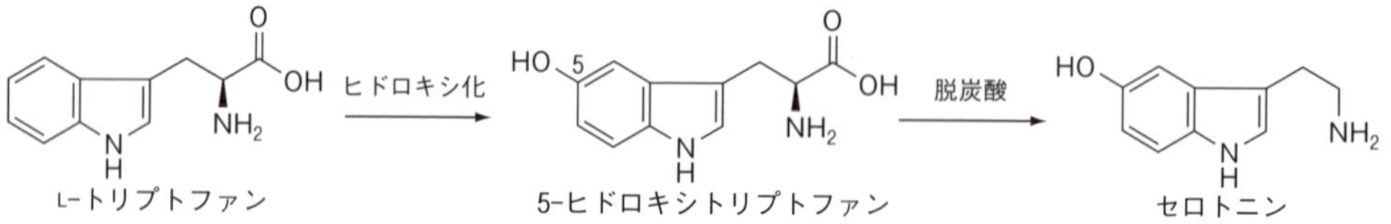

図3.23 セロトニンの生合成

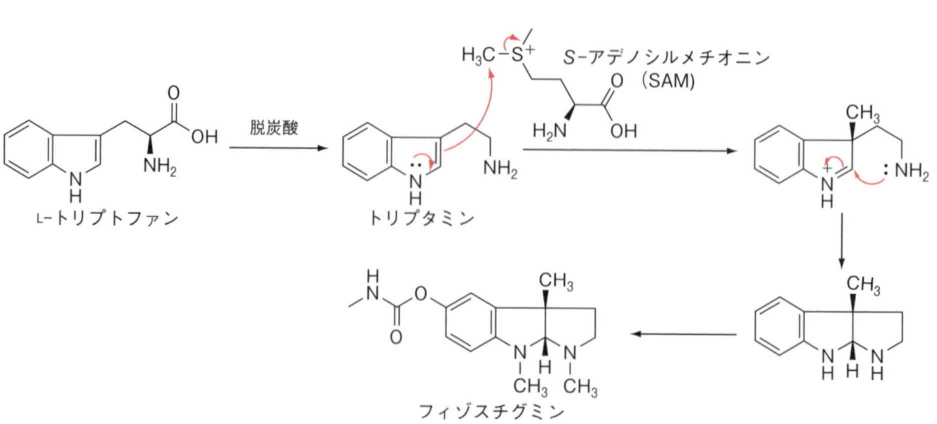

図3.24 フィゾスチグミンの生合成

アルカロイド　3.3　　131

（b）モノテルペンインドールアルカロイド

　モノテルペンインドールアルカロイド（monoterpene indole alkaloid）は多様で複雑な化学構造をもち，顕著な生物活性を示すものも多く存在するが，その分布はアカネ科，マチン科，キョウチクトウ科，ヌマミズキ科植物に集中している．モノテルペンインドールアルカロイドの生合成は，トリプタミンとセコイリドイド配糖体のセコロガニン（3.2.3項参照）とのピクテ・スペングラー型の反応によるストリクトシジンの生成が最初の過程である（図3.25）．その後，セコロガニン由来のモノテルペン部分で複雑な転位反応や修飾反応が生じ，多様な構造へと変換される．たとえば，ストリクトシジンの脱グルコシド化で生じたヘミアセタールが分子内でイミニウムカチオンを生成したのち，還元・メチル化を経てチョウトウコウ（アカネ科カギカズラ *Uncaria rhynchophylla*）に含まれるヒルスチンが生成する．キョウチクトウ科インドジャボク *Rauwolfia serpentina* から得られるレセルピンやアジマリン，アカネ科ヨヒンベ *Pausinystalia yohimbe* から得られるヨヒンビン

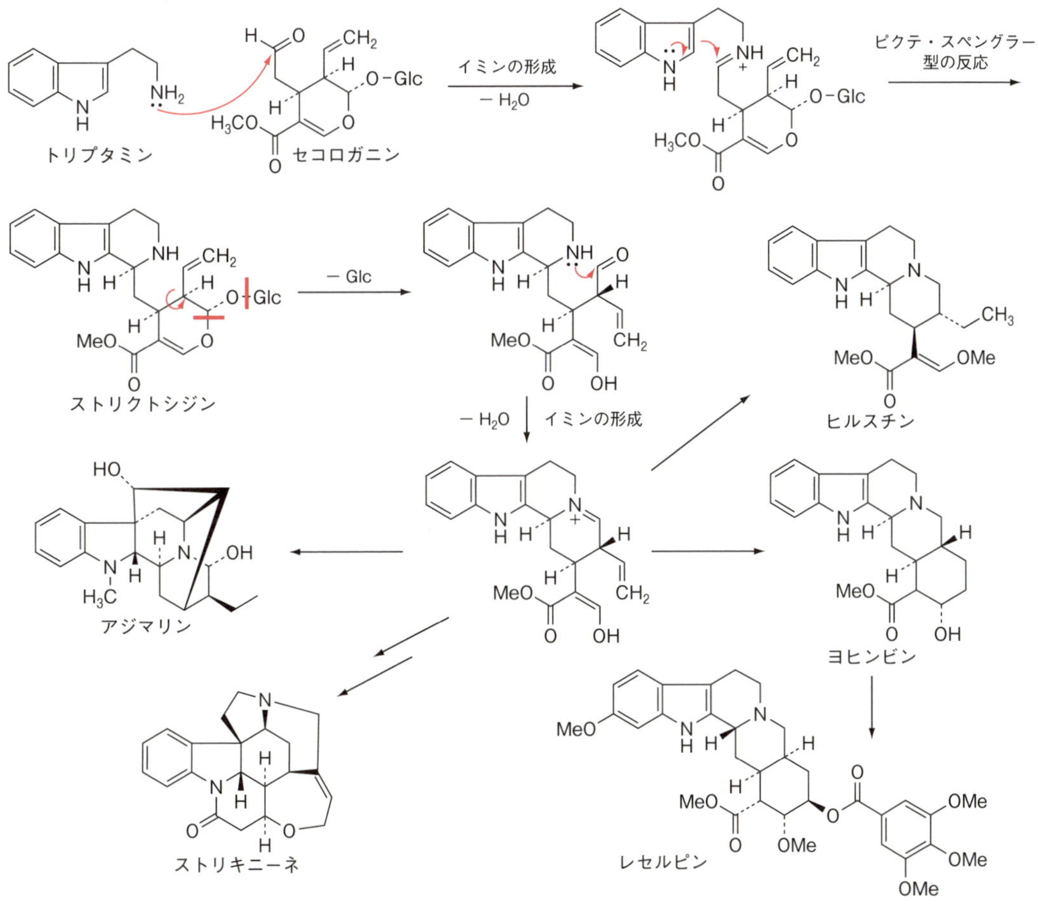

図3.25　モノテルペンインドールアルカロイドの生合成

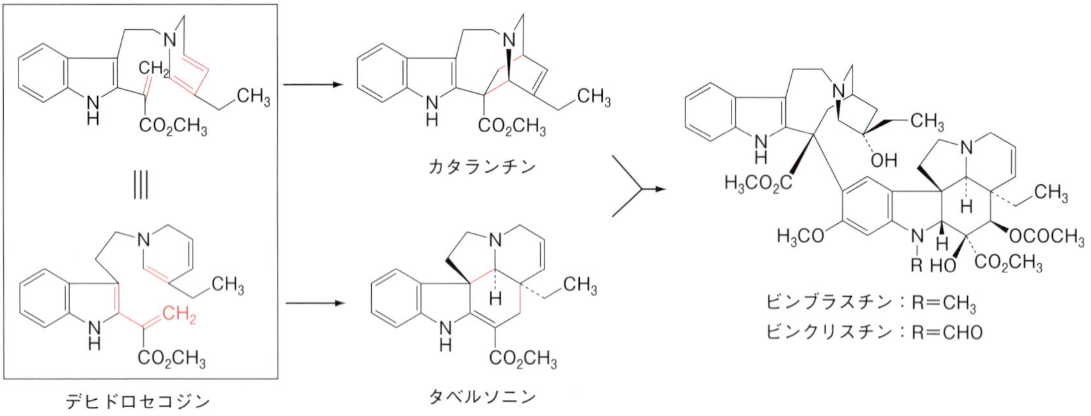

132　3章　生薬成分の構造と生合成

図3.26　ビンブラスチンおよびビンクリチスンの生合成
赤色：分子内ディールス-アルダー型反応に用いられる二重結合，および生成する結合.

　も同じイミニウムカチオンから生合成される．マチン科ホミカ *Strychnos nux-vomica* に含まれるストリキニーネはマロニル CoA 由来の酢酸単位の付加や骨格転位反応を伴って生合成される．

　キョウチクトウ科ニチニチソウ *Catharanthus roseus* の成分であるビンブラスチンとビンクリスチンは，モノテルペンインドールアルカロイド2分子から構成されたビスインドール型化合物である（図3.26）．これらは，ストリクトシジンから転位反応や結合切断反応など多段階の反応を経て生成する仮想の共通中間体デヒドロセコジンより，異なる様式で分子内ディールス-アルダー型反応が起こることで生じる2種の化合物（カタランチン，タベルソニン）が結合することで生合成される．

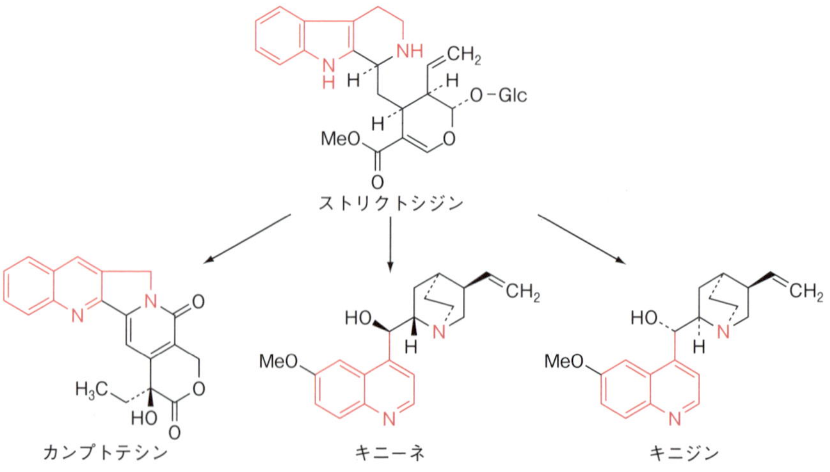

図3.27　キノリン骨格を含むアルカロイド
赤色：トリプタミンに由来する部分.

アルカロイド　3.3　　133

キナ(アカネ科アカキナノキ *Cinchona pubescens*)に含まれるキニーネおよびキニジン，ヌマミズキ科キジュ(カンレンボク *Camptotheca acuminata*)に含まれるカンプトテシンは，いずれもキノリン環を含んでいるが，生合成的には変形したモノテルペノイドインドールアルカロイドである(図3.27)．ストリクトシジンを生合成前駆体とするが，インドール環が開裂してほかの炭素原子を1個巻き込む形でキノリン環を形成する．

(c) 麦角アルカロイド

真菌の一種であるバッカクキン *Claviceps purpurea* がライ麦の花穂に感染して生じる菌核をバッカクという．バッカクにはエルゴメトリンやエルゴタミンなど**麦角アルカロイド**(ergot alkaloid)と総称されるアルカロイドが含まれる．L-トリプトファンにイソプレン単位であるジメチルアリル二リン酸が縮合して4-ジメチルアリルトリプトファンが生成し，分子内環化反応などによってリゼルグ酸となる．リゼルグ酸にアミノアルコールやペプチド誘導体がアミド結合することでエルゴメトリンやエルゴタミンが生合成される(図3.28)．人工的に合成されたリゼルギン酸ジエチルアミド(lysergic acid diethylamide；LSD)は強力な幻覚作用をもつことで有名である．

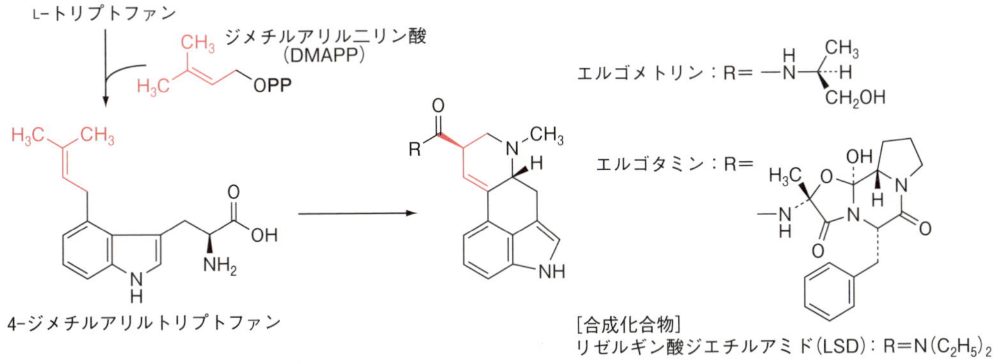

図3.28　麦角アルカロイドの生合成
P：リン酸基，赤色：イソプレン単位(C_5)に由来する部分．

3.3.5　プソイドアルカロイド

ここまで述べてきたアミノ酸由来の真正アルカロイドに対して，含まれる窒素原子や炭素骨格が直接的にはアミノ酸に由来しないアルカロイドが存在し，これらを偽アルカロイドまたは**プソイドアルカロイド**(pseudoalkaloid)という．

生薬マオウに含まれるエフェドリンは，その構造からフェニルアラニンから直接的に生合成されるように見えるがそうではない．生合成実験からケイ皮酸，安息香酸を経て生合成されることが証明されている．安息香酸にピル

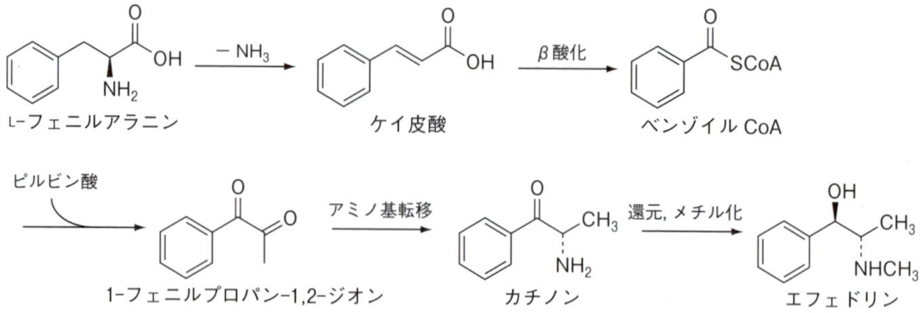

134 3章 生薬成分の構造と生合成

図 3.29 エフェドリンの生合成

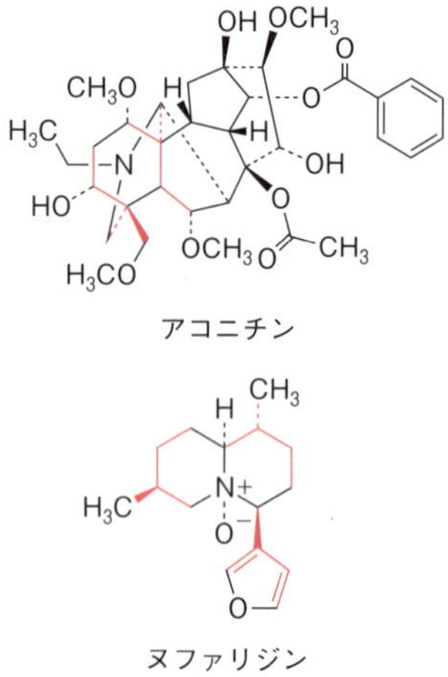

アコニチン

ヌファリジン

図 3.30 テルペノイドアルカロイド
赤色：イソプレン単位
（C_5）に由来する部分.

ビン酸が脱炭酸的に縮合して生成するジケトン体にアミノ基が転移されてカチノンが生成し，還元とメチル化反応によりエフェドリンが生成する（図 3.29）．

　ブシ（ハナトリカブト *Aconitum carmichaeli*）に含まれるアコニチンは，ジテルペン（正確には一炭素減炭されたノルジテルペン）由来の炭素骨格にエチルアミノ基が挿入された構造をもっている（図 3.30）．ただし，エチルアミノ基はアミノ酸である L-セリンに由来すると考えられている．センコツ（コウホネ *Nuphar japonica*）に含まれるヌファリジンは，セスキテルペン由来の炭素骨格に窒素原子が挿入された構造をもっており，アミンオキシド構造が特徴的である.

3.4 フェニルプロパノイド

学修事項 C-5-2
(1) 天然有機化合物の生合成経路別分類

　フェニルプロパノイド（phenylpropanoid）は**シキミ酸経路**（shikimate pathway）をもとにして生合成される化合物群であり，芳香環にプロピル基が結合した C_6-C_3 構造を基本骨格とする．フェニルプロパノイドとして，ケイ皮酸誘導体，クマリン，リグナン，リグニンなどがあげられる.

3.4.1 シキミ酸経路

　シキミ酸経路（図 3.31）は芳香族化合物を新たにつくりだす生合成経路の一つであり，フェニルアラニンなどの芳香族アミノ酸を産生するだけでなく，芳香環をもった二次代謝産物のもととなる．シキミ酸経路は植物や微生物には存在するが，動物には存在しない．そのため，ヒトにとって芳香族アミノ酸は必須アミノ酸となっている.

　シキミ酸経路では，まずホスホエノールピルビン酸（phosphoenol-pyruvate；PEP）と D-エリトロース 4-リン酸から七炭糖である 3-デオキシ-D-アラビノヘプツロソン酸 7-リン酸が生成し，これが環化してシキミ酸が

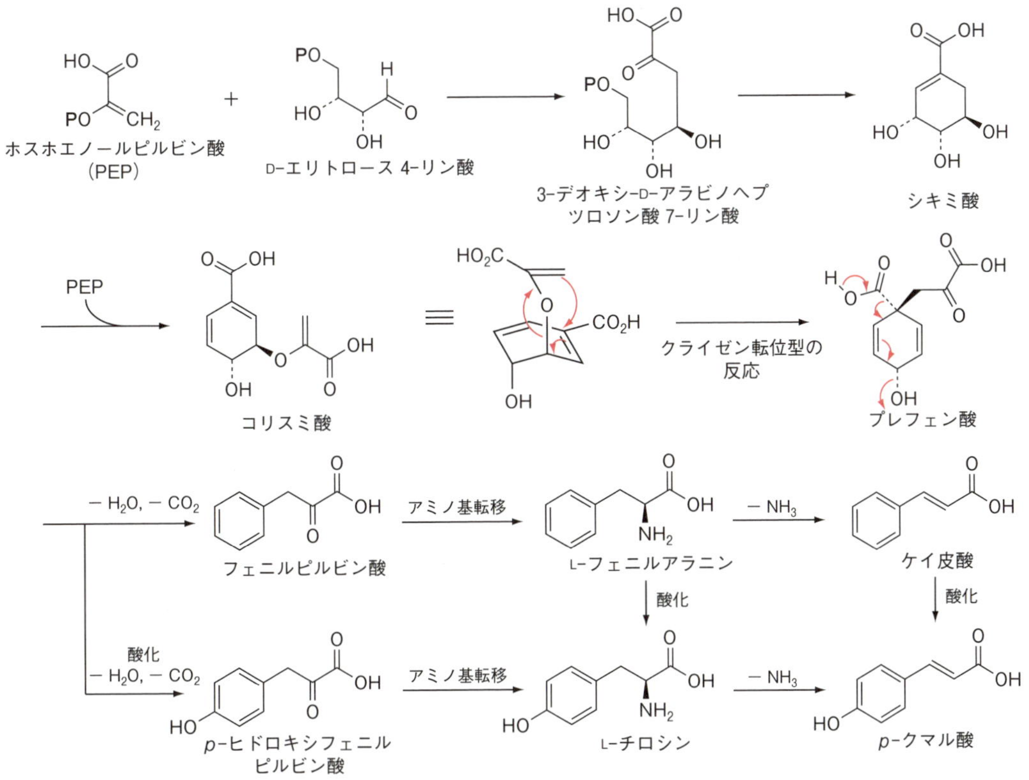

フェニルプロパノイド　3.4　　135

図3.31　シキミ酸経路によるフェニルプロパノイドの生合成
P：リン酸基.

生成する．シキミ酸に PEP が結合してコリスミ酸となり，クライゼン転位型の反応によってプレフェン酸が生成する．プレフェン酸の脱炭酸とアミノ基転移反応などを経て L-フェニルアラニンや L-チロシンといった芳香族アミノ酸が生合成される．

3.4.2　ケイ皮酸誘導体

　芳香族アミノ酸の脱アンモニア反応によりケイ皮酸や p-クマル酸が生成し，これらをもとに多様なフェニルプロパノイドが生合成される．C_6-C_3 構造をもつケイ皮酸の芳香環や側鎖に対する修飾反応によって生じた化合物を**ケイ皮酸誘導体**(cinnamic acid derivative)といい，植物界に広く分布する（図3.32）．側鎖部分が還元されて生合成されるコニフェリルアルコール，シナピルアルコールは後述する**リグナン**(lignan)，**リグニン**(lignin)の重要な構成成分である．アルデヒド体のシンナムアルデヒドはケイヒ（シナニッケイ *Cinnamomum cassia*）の精油成分である．

　側鎖がさらに還元されて生成するフェニルプロペン類は揮発性が高く，さまざまな生薬の精油成分となる．アネトールはウイキョウ（*Foeniculum*

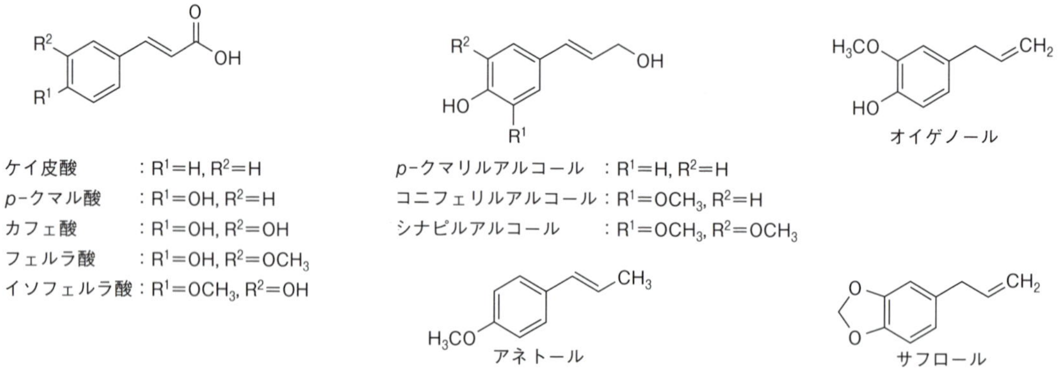

ケイ皮酸	: R¹=H, R²=H
p-クマル酸	: R¹=OH, R²=H
カフェ酸	: R¹=OH, R²=OH
フェルラ酸	: R¹=OH, R²=OCH₃
イソフェルラ酸	: R¹=OCH₃, R²=OH

p-クマリルアルコール	: R¹=H, R²=H
コニフェリルアルコール	: R¹=OCH₃, R²=H
シナピルアルコール	: R¹=OCH₃, R²=OCH₃

オイゲノール

アネトール

サフロール

図3.32 代表的なケイ皮酸誘導体

vulgare, セリ科), ダイウイキョウ(ダイウイキョウ *Illicium verum*, シキミ科), アニス(アニス *Pimpinella anisum*, セリ科)などの主精油成分であり, オイゲノールはチョウジ(チョウジ *Syzygium aromaticum*, フトモモ科)やニクズク(ニクズク *Myrisitica fragrans*, ニクズク科)などから得られる精油成分である. サイシン(ウスバサイシン, *Asiasarum sieboldii*, ウマノスズクサ科)に含まれるサフロールもフェニルプロペン類である.

C_6-C_1構造をもつ安息香酸誘導体はフェニルプロパノイドに分類されるも

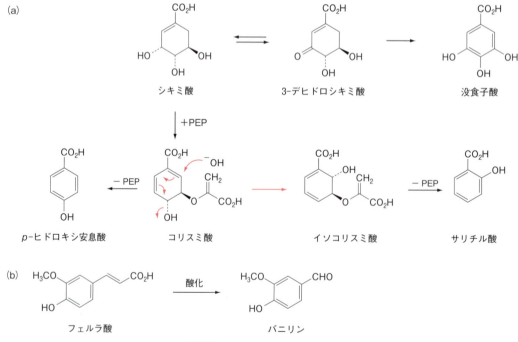

図3.33 C_6-C_1化合物の生合成
（a）シキミ酸経路から分岐して生成する C_6-C_1 化合物.
（b）C_6-C_3 化合物から側鎖の酸化的開裂反応により生成する C_6-C_1 化合物.

フェニルプロパノイド 3.4 137

のではないが，C_6-C_3 構造をもつケイ皮酸誘導体の側鎖の酸化的開裂反応（β酸化）によって生成する，あるいはシキミ酸経路中のコリスミ酸からイソコリスミ酸を経て生成することから，フェニルプロパノイドと密接に関連した化合物群である（図 3.33）．没食子酸は加水分解性タンニンの基本的構成成分であり，サリチル酸はヤナギ属植物に含まれる．バニリンはバニラ（バニラ *Vanilla planifolia*，ラン科）の果実に含まれる．

3.4.3 クマリン

ベンゼン環に α-ピロンが縮環した構造を**クマリン**（coumarin）という（図 3.34）．クマリンは，ケイ皮酸類の二重結合がトランス型からシス型へと異性化し，ベンゼン環上で側鎖のオルト位がヒドロキシ化されたのちにラクトン環を形成することにより生合成される．クマリンは植物に広く分布しており，たとえばウンベリフェロンはセリ科やキク科の植物など多くの植物に含まれる．スコポレチンはロートコン（ハシリドコロ *Scopolia japonica*，ナス科）の主要成分であり，スコパロンはインチンコウ（カワラヨモギ *Artemisia capillaris*，キク科）の主要成分である．

クマリンにフラン環が縮環した構造をもつ化合物をフラノクマリンという．フラノクマリンは，クマリンにイソプレン単位であるジメチルアリル二リン酸が縮合し，分子内でエーテルを形成して環化したのち，アセトンが脱離することで生成する．生薬に含まれるフラノクマリンとして，トウキ（トウキ

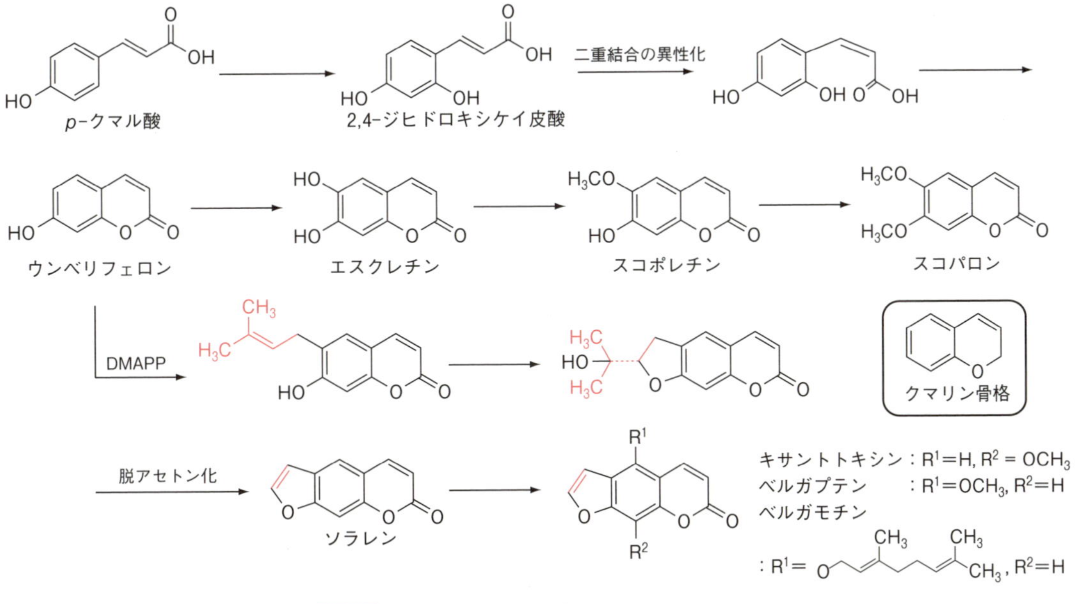

図 3.34 クマリン類の生合成
赤色：イソプレン単位（C_5）に由来する部分．

138 　3章　生薬成分の構造と生合成

Angelica acutiloba)に含まれるキサントトキシン，ベルガプテンがある．また，グレープフルーツなど一部のミカン科植物に含まれるベルガモチンは薬物代謝酵素 CYP3A4 の阻害作用を示す．

3.4.4 リグナン

　C_6-C_3 構造が二量化した構造をもつ化合物をリグナンといい，2 個の C_6-C_3 構造をもった化合物間でフェノール酸化的縮合が起こることで生合成される．C_6-C_3 単位としてコニフェニルアルコールを例にとると，フェノール性ヒドロキシ基が一電子酸化を受けて生じるラジカルは，そのオルト位，パラ位そして，側鎖部分にラジカル電子が非局在化しており，4 種の共鳴構造 **A 〜 D** をとる〔図 3.35(a)〕．これらの共鳴構造のラジカル電子間で結合形成することでさまざまな構造をもった二量体が生成する〔図 3.35(b)〕．これらのなかでも側鎖の中央の炭素原子間で二量化したもの(**D + D**)を真正

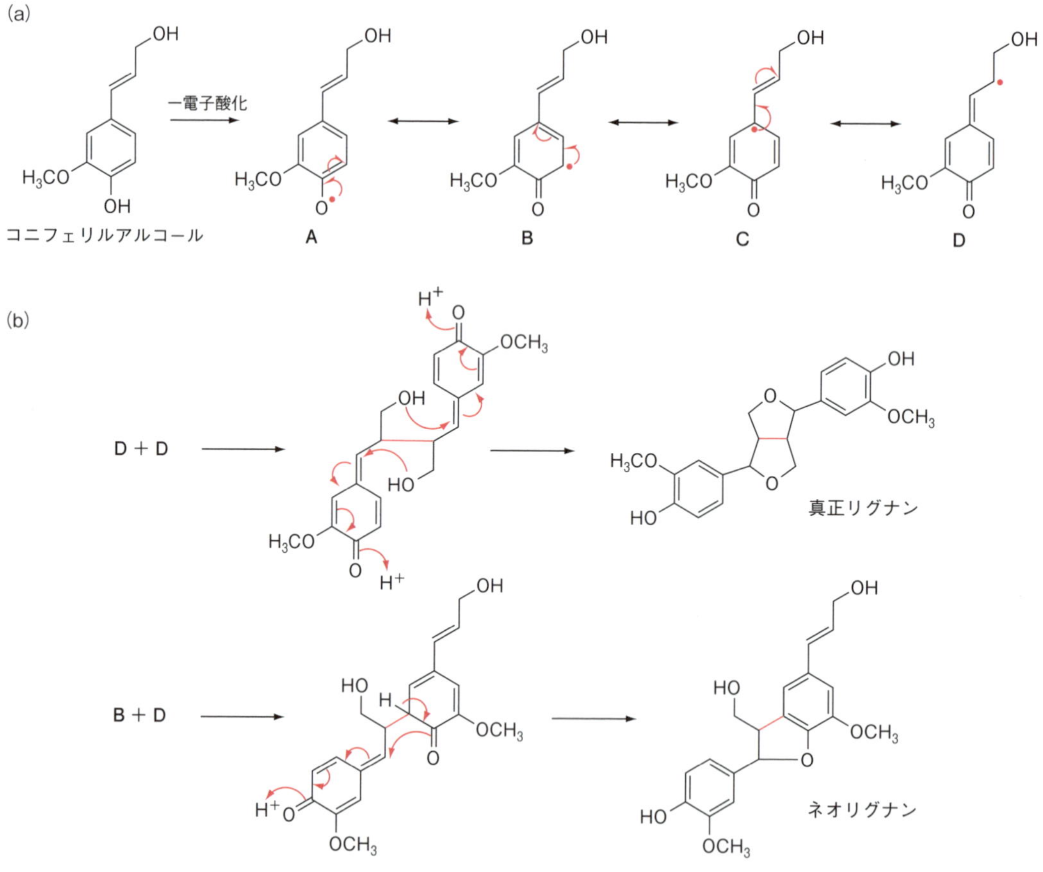

図 3.35　リグナンの生合成
（a）ラジカル電子の非局在化による 4 種の共鳴構造 **A 〜 D**,
（b）各ラジカル体のカップリングによる真正リグナン，ネオリグナンの生合成の例.

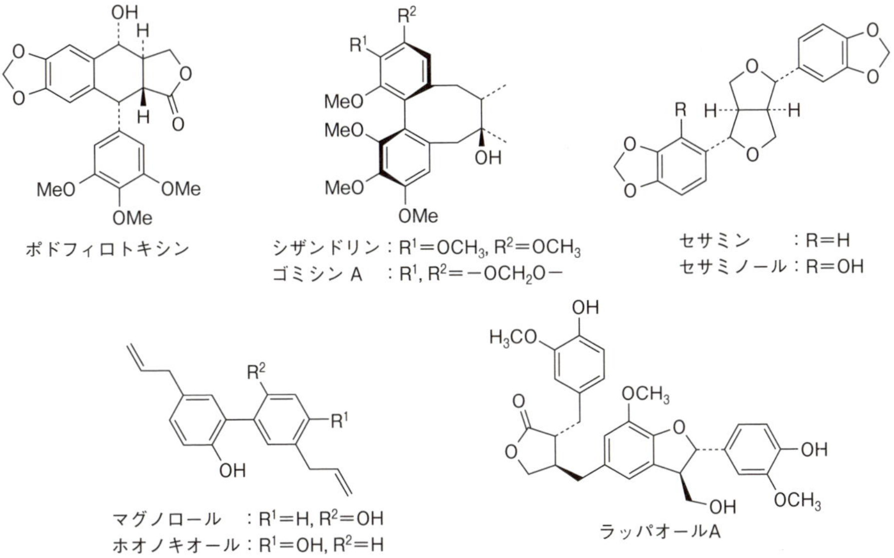

フェニルプロパノイド　3.4　139

ポドフィロトキシン

シザンドリン：R^1=OCH$_3$, R^2=OCH$_3$
ゴミシンA　：R^1, R^2=−OCH$_2$O−

セサミン　　：R=H
セサミノール：R=OH

マグノロール　：R^1=H, R^2=OH
ホオノキオール：R^1=OH, R^2=H

ラッパオールA

図3.36　代表的なリグナン

リグナン，ほかの組合せで二量化したものをネオリグナンとして区別することがある．代表的なリグナン(図3.36)には，ポドフィルム(ポドフィルム *Podophyllum peltatum*)に含まれるポドフィロトキシン，ゴマ(ゴマ *Sesamum indicum*)に含まれるセサミンおよびセサミノール，ゴミシ(チョウセンゴミシ *Schisandra chinensis*)に含まれるシザンドリン，ゴミシンAがある．ネオリグナンとしては，コウボク(ホオノキ *Magnolia obovata*)に含まれるマグノロールおよびホオノキオールがあげられる．

　C$_6$-C$_3$構造同士のフェノール酸化的縮合反応がさらに進み，三量体，四量体となった化合物群をそれぞれセスキリグナン，ジリグナンという．たとえば，ゴボウシ(ゴボウ *Arctium lappa*)に含まれるラッパオールAはセスキリグナンである．

3.4.5　リグニン

　C$_6$-C$_3$構造をもった *p*-クマリルアルコール，コニフェリルアルコール，シナピルアルコールなどが多量化して高分子化したものをリグニンという．セルロースとともに細胞壁に沈着して植物の木部を形成している．リグニンは光学不活性であり，一定の化学構造をもたない．植物の種類によりリグニンを構成するC$_6$-C$_3$構造をもつ単量体の種類や組成は異なっている．

3.5 ポリケチド

学修事項 C-5-2
(1) 天然有機化合物の生合成経路別分類

アセチル CoA を出発単位とし，マロニル CoA を伸長単位とする生合成経路を**酢酸-マロン酸経路**(acetate-malonate pathway)という．酢酸-マロン酸経路が利用されて脂肪酸が生合成される際は，マロニル CoA が縮合するごとにカルボニル基が還元されて炭化水素鎖が伸長していく．一方，カルボニル基が還元されないままマロニル CoA が縮合していくとポリケトメチレン鎖が生じるが，このようなポリケトメチレン鎖をもとに生合成される化合物を**ポリケチド**(polyketide)という(図 3.37).

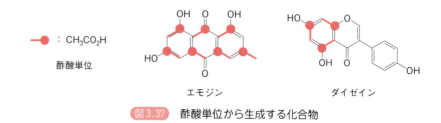

図 3.37 酢酸単位から生成する化合物

3.5.1 芳香族ポリケチドの生合成

真菌由来化合物のフロロアセトフェノン，オルセリン酸を例として芳香族ポリケチドの生合成を説明する(図 3.38)．出発単位であるアセチル CoA は酢酸が生合成に利用される際の化学種であり「酢酸単位」と称される(図 3.37)．また伸長単位であるマロニル CoA は ATP と重炭酸イオン存在下アセチル CoA から生合成され，実質的にアセチル CoA の反応性が高められた化学種に相当し，これも酢酸単位である．出発単位のアセチル CoA がアセチル基としてポリケチド合成酵素に結合し，同様にマロニル CoA に由来するマロニル基が脱炭酸を伴いながらクライゼン縮合型の反応によって縮合する．マロニル基の縮合が複数回起こることでポリケトメチレン鎖が伸長していく．

出発単位のアセチル CoA に 3 分子のマロニル CoA が縮合して生成する，4 個の酢酸単位からなるポリケトメチレン鎖(テトラケチド)は a, b のように折りたたまれた形をとることができる(図 3.38)．a では分子内クライゼン縮合と続くエノール化によりフロロアセトフェノンが生成する．b では分子内アルドール反応とそれに続く脱水反応，さらにエノール化によって芳香環となりオルセリン酸が生成する．

このように酢酸-マロン酸経路は新たに芳香族化合物を生みだす生合成経路となるが，ポリケチド由来の芳香族化合物はその炭素骨格が酢酸単位に由来するため，一つおきの炭素原子に酸素官能基が存在する場合が多いのが特徴である．

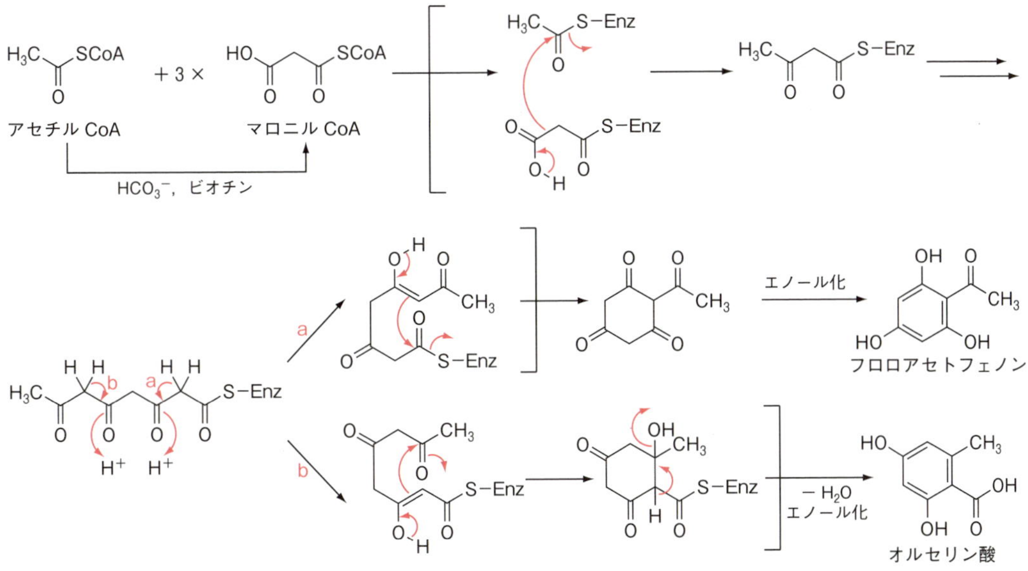

ポリケチド　3.5　　141

図 3.38　ポリケチド化合物の生合成
CoA：補酵素 A，Enz：ポリケチド生合成酵素.

3.5.2　アントラキノン類

　アントラキノン型のポリケチドは出発単位であるアセチル CoA に 7 分子のマロニル CoA が縮合して生成するポリケトメチレン鎖(オクタケチド)を経て生合成される(図 3.39)．酵素からの遊離と脱炭酸を経て三環性のアンスロン型化合物となり，これが酸化されアントラキノンとなる．ポリケトメチレン鎖の一つのカルボニル基が還元されると芳香環のヒドロキシ基が 1 個少ない化合物が生成する．クリソファノール，フィシオン，エモジン，アロエ-エモジン，レインは，ダイオウ(ダイオウ *Rheum palmatum*)，ケツメイシ(エビスグサ *Cassia obtusifolia*)，センナ(チンネベリーセンナ *Cassia angustifolia*)，アロエ(ケープアロエ *Aloe ferox*)などに含まれる．バルバロインはアロエに含まれるアンスロン *C*-配糖体，センノシド A，B はダイオウやセンナに含まれるアンスロン二量体であり，いずれも瀉下作用を示す．

3.5.3　クロモン類などその他の芳香族ポリケチド

　ここまで示した化合物以外にもさまざまな構造をもつ芳香族ポリケチドが存在するが，それらの骨格の構造多様性は，マロニル CoA の縮合の回数や閉環様式に依存して生じる．ペンタケチドが分子内アルドール反応によって環化し，エノール化により芳香環を形成したのち，分子内でエーテル形成するとクロモンと総称される二環式化合物が生成する(図 3.40)．クロモンとクマリン(3.4.3 項)は互いに異性体の関係にある．さらにジメチルアリル二リ

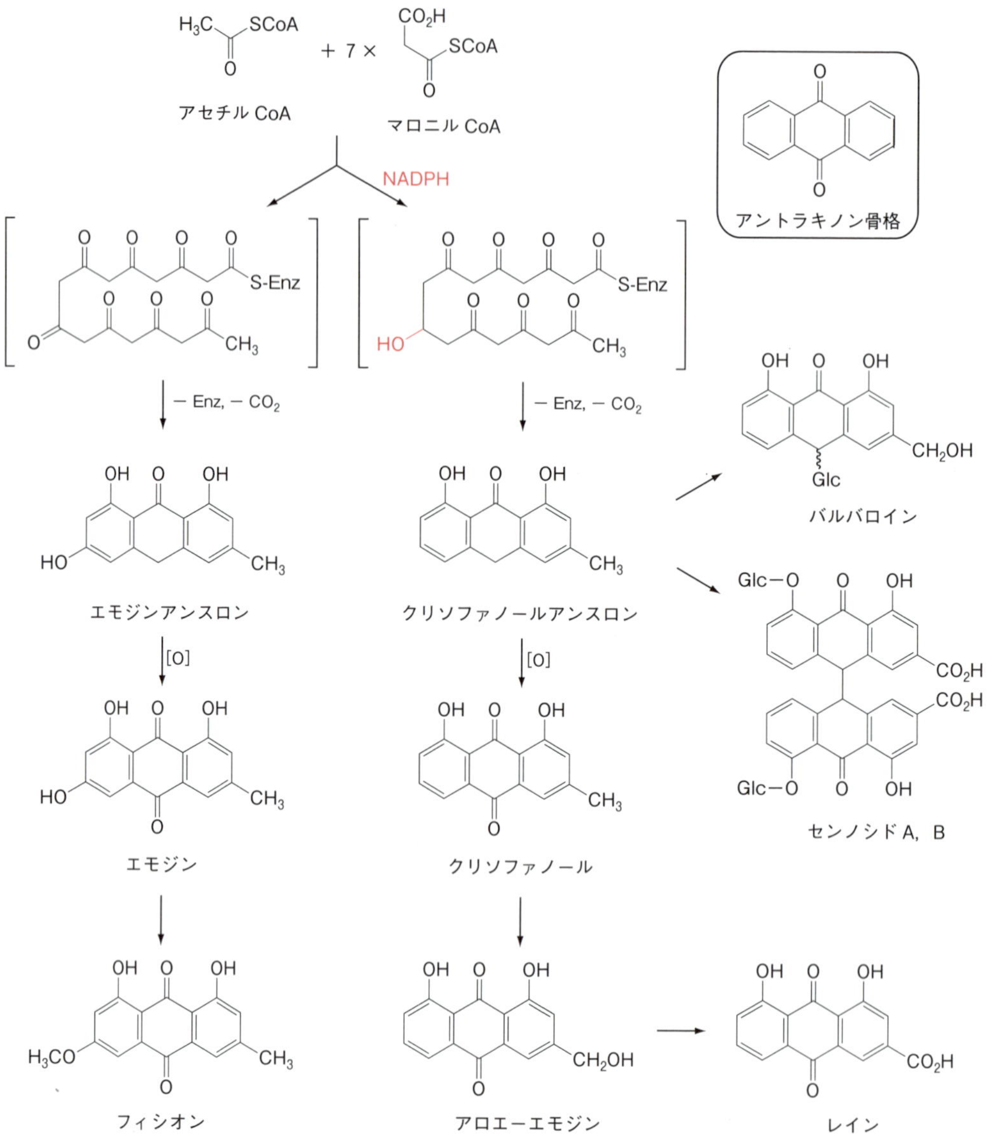

142　3章　生薬成分の構造と生合成

図3.39　アントラキノン型ポリケチドの生合成

　ン酸との縮合から始まるフラン環との縮環が進行するとフラノクロモンとなる．アンミ(*Ammi visnaga*)に含まれるケリンはフラノクロマンの一種であり，クロモグリク酸やアミオダロンなどの医薬品のもととなった化合物である．

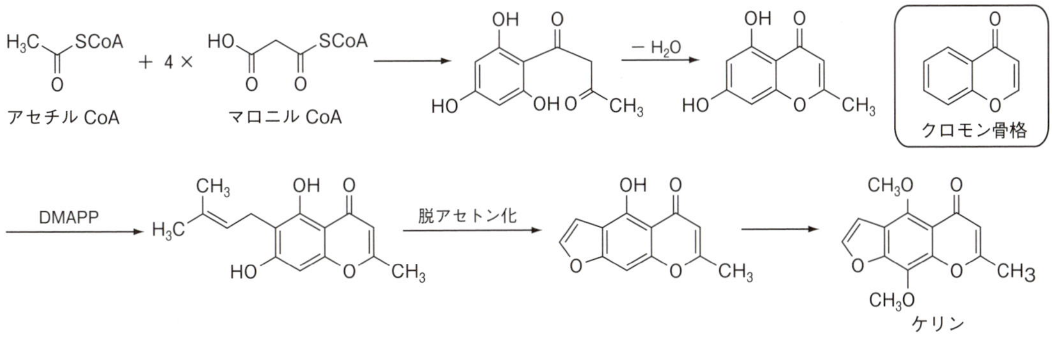

ポリケチド 3.5 143

図 3.40 クロモン，フロクロモン類の生合成
CoA：補酵素 A.

3.5.4 出発単位がアセチル CoA 以外のポリケチド

アセチル CoA 以外の分子が出発単位として用いられるポリケチドもある．タイマ（大麻）（アサ *Cannabis sativa*）に含まれるテトラヒドロカンナビノール（THC），カンナビジオール（CBD）は中枢作用などさまざまな薬理作用を示し，カンナビノイドと総称される．これらはヘキサノイル CoA を出発単位として 3 分子のマロニル CoA が縮合して生成するオリベトール酸を中間体として生合成される（図 3.41）．オリベトール酸にモノテルペンのもととなるゲラニル二リン酸が縮合したのち，ゲラニル基部分の環化が進行して THC，CBD となる．

シキミ酸経路に由来する *p*-クマロイル CoA を出発単位として 3 分子のマロニル CoA が縮合し，環化した生成物からはフラボノイドやスチルベンが

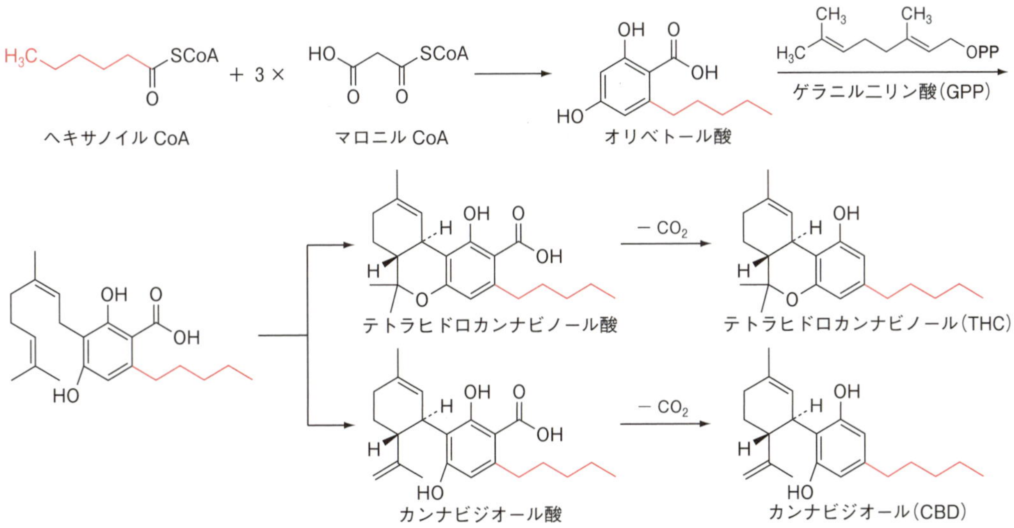

図 3.41 カンナビノイドの生合成
P：リン酸基，赤色：ヘキサノイル基に由来する骨格.

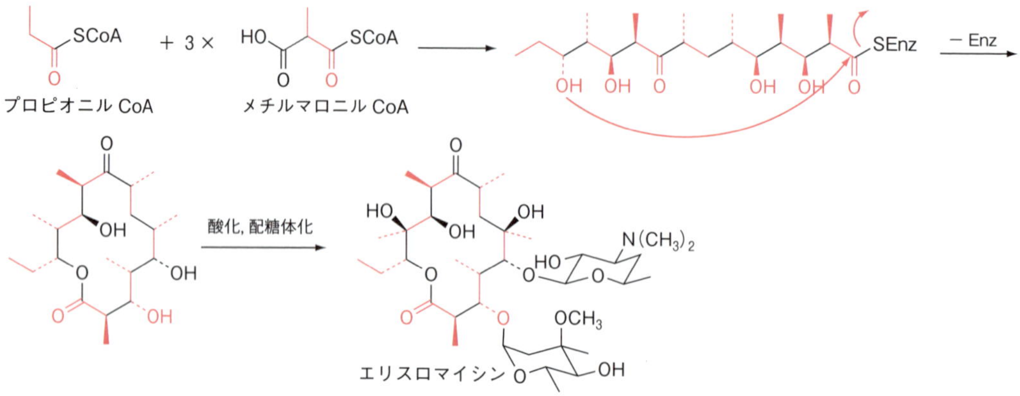

図 3.42 エリスロマイシンの生合成
赤色：プロピオニル CoA に由来する構造，Enz：ポリケチド生合成酵素.

生じる．これらについては多様な構造をもった化合物が植物に広く分布しており，詳細は 3.6 節で述べる．

ポリケチドは芳香環をもった化合物だけでなく，大環状ラクトン構造，すなわちマクロライド構造をもった化合物の生合成においても重要である．植物成分ではないが，細菌の一種である放線菌 *Saccharopolyspora erythraea* が産生する抗生物質エリスロマイシンの非糖部はプロピオニル CoA を出発単位，メチルマロニル CoA を伸長単位として生合成される（図 3.42）．

3.6　フラボノイド

学修事項 C-5-2
(1) 天然有機化合物の生合成経路別分類

　フラボノイド（flavonoid）とは，フェニルクロマン（C_6–C_3–C_6）骨格を基本構造にもつ芳香族化合物の総称である．陸上植物に広く分布し植物色素の重要な一群を形成している．フラボノイドの名称はギリシャ語で「黄色」を意味する「*flavus*」に由来するが，これは（とくにフラボン類に）淡黄色〜黄色を示す化合物が多いためである．

3.6.1　フラボノイドの生合成

　フラボノイドは，酢酸-マロン酸経路とシキミ酸経路の複合経路によって生合成される（図 3.43）．シキミ酸経路に由来する *p*-クマロイル CoA を出発単位として，酢酸-マロン酸経路によって 3 分子のマロニル CoA が縮合する．すると，3.5 節で述べた芳香族ポリケチドの生合成（図 3.38）と同様に a，b のように折りたたまれた形をとることができる．a からは分子内クライゼン縮合を経て C_6–C_3–C_6 の骨格をもつカルコンとなり，さらにヒドロキシ基のマイケル付加型反応によって環状エーテルを形成して，フラボノイド骨格をもったフラバノンとなる．その後，ヒドロキシ化・脱水素化といった酸化反

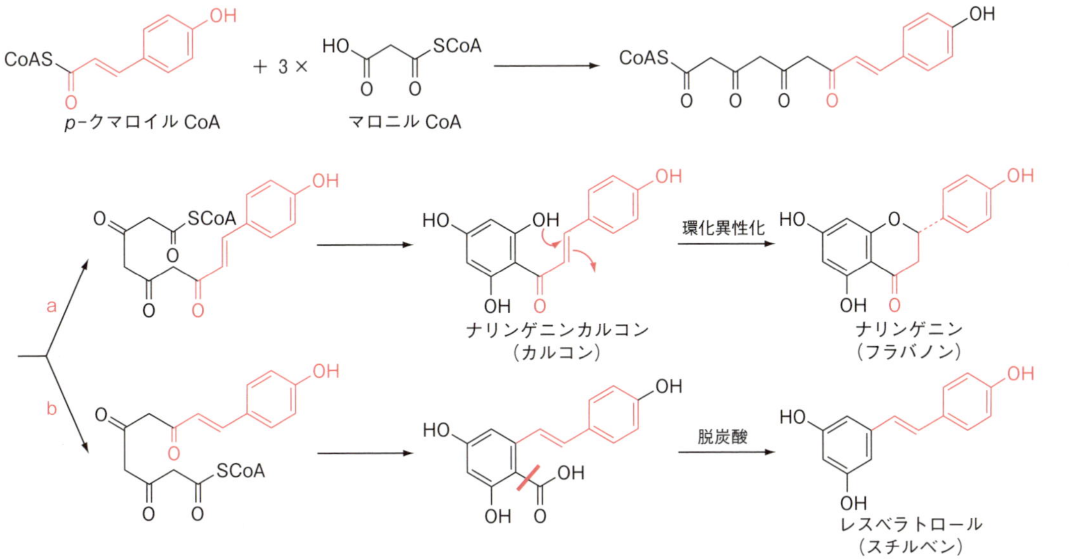

フラボノイド　3.6　　　145

図3.43　*p*-クマロイル CoA を出発単位とするフラボノイド，スチルベンの生合成
CoA：補酵素 A.

応や，還元反応などさまざまな修飾反応を受け，多様なフラボノイドが生合成される．フラボノイドは中央部の環（C 環）の構造により，フラバノン，フラボン，フラボノール，ジヒドロフラボノール，フラバノール，アントシアニジンに分類される（図3.44）．また，C 環が未形成のカルコンや，B 環が転位した構造もつイソフラボンもフラボノイドに含まれる．A 環は酢酸単位に由来することから，一つおきの炭素原子に酸素官能基が存在する場合が多い．

なお，ポリケトメチレン鎖を折りたたんだもうひとつの形である b からは，分子内アルドール反応と脱水，脱炭酸を経て，C_6-C_2-C_6 の骨格をもつ**スチルベン**（stilbene）が生合成される．スチルベンについては 3.6.6 項で詳述する．

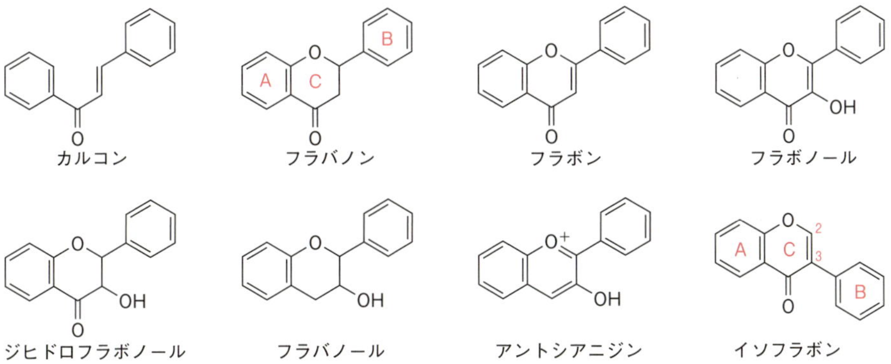

図3.44　フラボノイドの分類

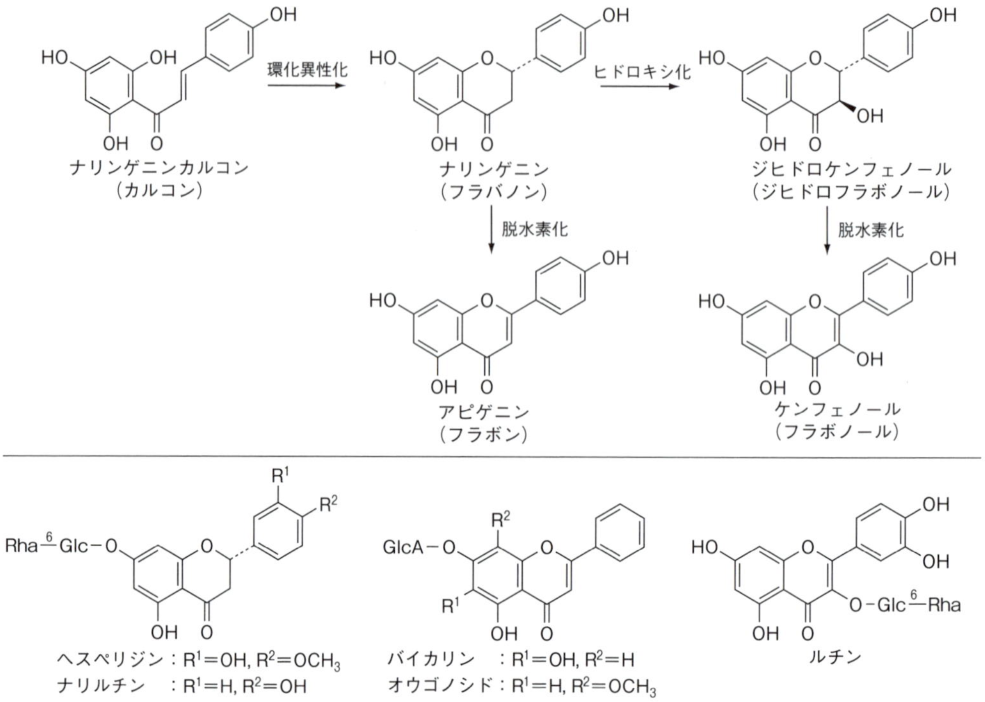

146 3章 生薬成分の構造と生合成

図3.45 フラバノン，ジヒドロフラボノール，フラボノール，フラボンの生合成と
それらの代表的な化合物

3.6.2 フラバノン，ジヒドロフラボノール，フラボノール，フラボン

　カルコンの環化によって，フラボノイド骨格をもった化合物として生合成
されるフラバノンのB環がヒドロキシ化されるとジヒドロフラボノールと
なり，さらにB環が脱水素化されるとフラボノールとなる．また，フラボ
ンのB環が脱水素化を受けるとフラボンとなる（図3.45）．これらは多くの
植物に含まれており，生薬の有効成分としては，キジツ（ダイダイ *Citrus
aurantium*）やチンピ（ウンシュウミカン *Citrus unshiu*）に含まれるヘスペ
リジン，ナリルチンがフラバノン配糖体である．

　また，オウゴン（コガネバナ *Scutellaria baicalensis*）に含まれるバイカリ
ン，オウゴノシドはフラボン配糖体，カイカ（エンジュ *Styphnolobium
japonicum*）に含まれるルチンはフラボノール配糖体である．

3.6.3 アントシアニジン，アントシアニン

　ジヒドロフラボノールの還元・酸化・脱水を経てC環が芳香環（ピリリウ
ム環）となった構造がアントシアニジンである（図3.46）．その配糖体をアン
トシアニンといい，水溶性植物色素のうち最も重要な色素である．天然に見
いだされるアントシアニジンはペラルゴニジン，シアニジン，デルフィニジ

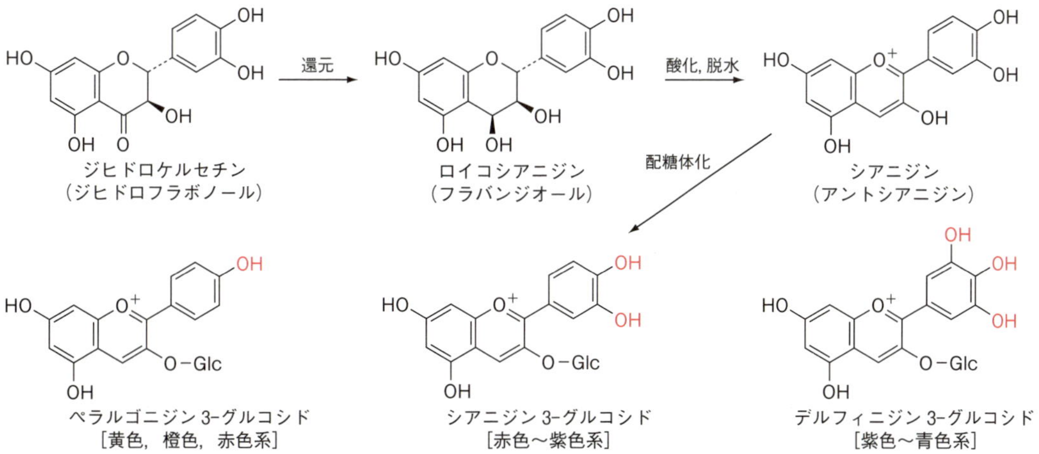

フラボノイド　3.6　　147

図3.46　アントシアニジン，アントシアニンの生合成

ンおよびその *O*-メチル誘導体である．B環のヒドロキシ基の数が色を決定
する大きな要素となっており，ペラルゴニジンの配糖体は黄色〜橙色〜赤色
系を示し，シアニジンの配糖体は赤色〜紫色系，デルフィニジンの配糖体は
紫色〜青色系を示す．すなわち，B環のヒドロキシ基の数が多くなるほど青
色が強くなる．

3.6.4　フラバノール（カテキン）

　ジヒドロフラボノールのB環のカルボニル基がメチレン基まで還元され
るとフラバノールとなる（図3.47）．またアントシアニジンの還元（水素化）

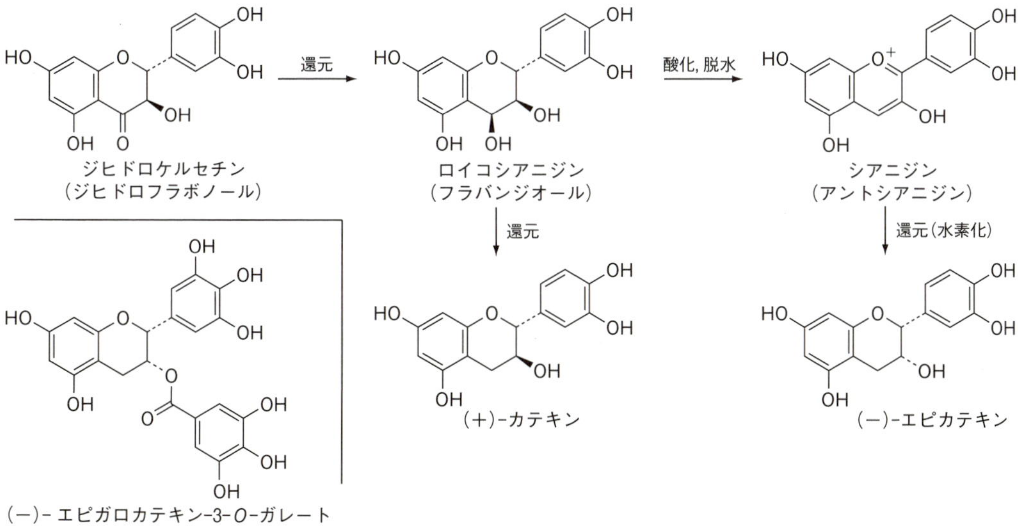

図3.47　カテキン類の生合成

によってもフラバノールが生成する．(+)-カテキン，(−)-エピカテキンは多くの植物に含まれるフラバノールの一種であり，縮合型タンニンの前駆体となっている．チャヨウ(茶葉)(チャノキ Camellia sinensis)にはさまざまなカテキン類が含まれるが，その主成分は，(−)-エピガロカテキン-3-O-ガレートであり，これが緑茶の渋み(タンニン)の本体である．

3.6.5 イソフラボノイド

フラボノイドではA環，C環からなるクロモン骨格の2位にB環のフェニル基が結合しているが，それに対して3位にB環が結合している化合物群をイソフラボノイド(isoflavonoid)という(図3.44)．イソフラボノイドはとくにマメ科植物に多く存在する．

シトクロムP450の一種であるイソフラボン生合成酵素に配位したFe(Ⅲ)イオンによってフラバノンの3位が酸化されて水素ラジカルが引き抜かれ，その後2位からフェニルラジカルが3位へ転位することによりイソフラボノイド骨格が生成する(図3.48)．

生薬成分として重要なイソフラボノイドとして，カッコン(クズ Pueraria lobata，マメ科)に含まれるゲニステイン，ダイゼイン，ダイジン(O-配糖体)，プエラリン(C-配糖体)がある．カンゾウにはイソプレン単位が結合したリコイソフラボンAやグラブリジンなどが含まれている．

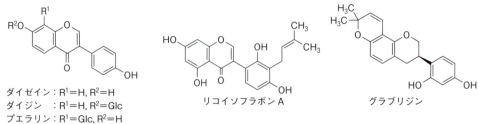

図3.48 イソフラボノイドの生合成とその代表的な化合物
Enz：イソフラボン生合成酵素．

フラボノイド　3.6　　　149

3.6.6　スチルベン

　3.6.1項で示したように，出発単位である p-クマロイル CoA に対して3分子のマロニル CoA が縮合し環化する生成物として，C_6-C_2-C_6 の炭素骨格をもったスチルベンがある（図3.43）．カルコン，フラボノイドが植物に広く存在するのに対して，スチルベンはそれほど広く存在する化合物ではなく，ブドウ科，マメ科，タデ科などに偏在している．レスベラトロールはスチルベンを代表する化合物であり，ブドウ科をはじめさまざまな植物に含まれている．生薬成分としては，ダイオウ（ダイオウ *Rheum palmatum*，タデ科）に含まれるラポンチシン，アマチャ（アマチャ *Hydrangea macrophylla*，ユキノシタ科）に含まれるフィロズルシンがある（図3.49）．

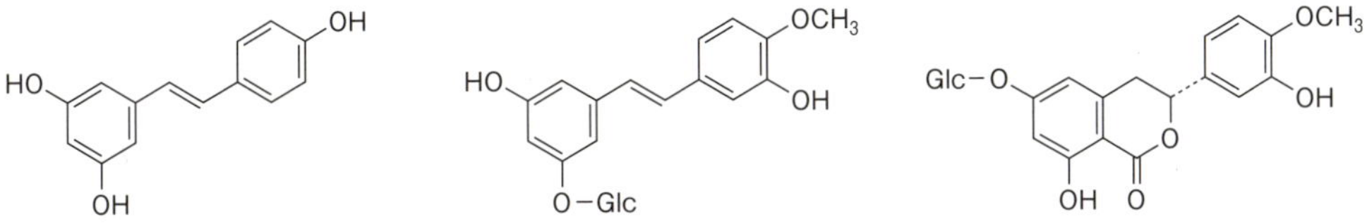

レスベラトロール　　　　　ラポンチシン　　　　　（＋）-フィロズルシン

図3.49　代表的なスチルベン

章末問題

1．シャクヤクに含まれるペオニフロリン，カンゾウに含まれるグリチルリチン酸，エンメイソウに含まれるエンメイン，シナカに含まれる α-サントニンは，それぞれ，モノテルペン，セスキテルペン，ジテルペン，トリテルペンのいずれに分類されるか．

2．オウレンおよびオウバクに含まれるベルベリンは2分子のチロシンから生合成される．生合成中間体 L-ドパ，ドパミン，p-ヒドロキシフェニルピルビン酸，p-ヒドロキシフェニルアセトアルデヒドの構造式を空欄に図示し，生合成スキームを完成させよ．

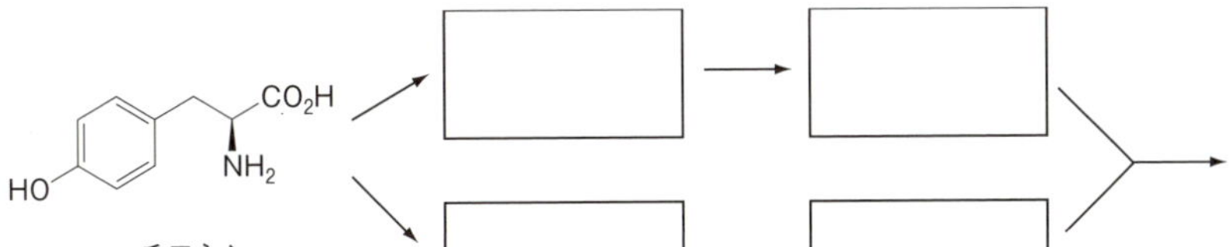

L-チロシン

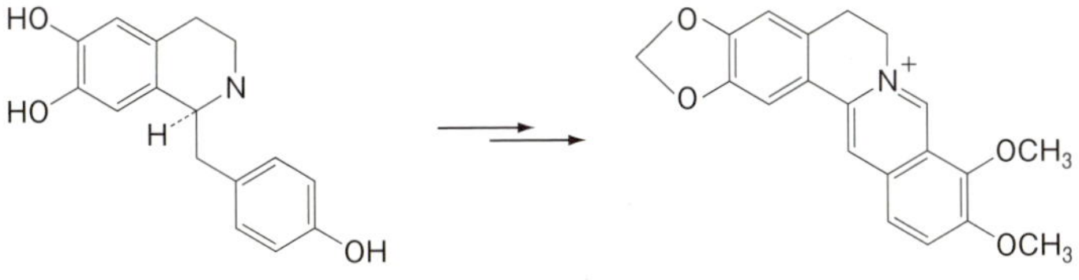

（S）-ノルコクラウリン　　　　　ベルベリン

150   3章 生薬成分の構造と生合成

3. アヘンの主要アルカロイドであるモルヒネの生合成において，(R)-レチクリンがフェノール酸化的縮合反応を受けてサルタリジンが生成する反応機構を図示せよ．

(R)-レチクリン

フェノール酸化的
縮合反応

サルタリジン

モルヒネ

4. ダイオウ，ケツメイシ，センナ，アロエなどに含まれるアントラキノン型のポリケチドの生合成において，1分子のアセチルCoAと7分子のマロニルCoAからクリソファノールアンスロンおよびエモジンアンスロンに至る過程で生成する二種のポリケトメチレン鎖をそれぞれ図示せよ．

アセチルCoA

$+ 7 \times$

マロニルCoA

NADPH

$-Enz, -CO_2$

クリソファノールアンスロン

$-Enz, -CO_2$

エモジンアンスロン

5. (＋)-カテキン，レスベラトロールの分子骨格は，生合成的にp-クマロイルCoAに含まれるC_6-C_3単位，マロニルCoAに含まれる酢酸単位に由来している．(＋)-カテキンおよびレスベラトロールの構造中のC_6-C_3単位，酢酸単位をそれぞれ図示せよ．

(＋)-カテキン

レスベラトロール

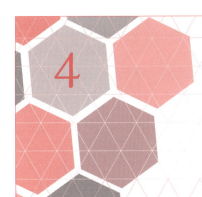
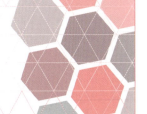

4 生薬の利用

Part I 薬になる動植物・鉱物

❖ 本章の目標 ❖
- 生薬の医薬品としての利用について具体例をあげて説明できる．
- 生薬の食品および食品添加物としての利用について具体例をあげて説明できる．
- 生薬の農薬としての利用について具体例をあげて説明できる．
- 生薬の香粧品としての利用ついて具体例をあげて説明できる．

4.1 生薬の医薬品としての利用

　薬事法は，医薬品を，ⅰ）日本薬局方に収められている物，ⅱ）人又は動物の疾病の診断，治療又は予防に使用されることが目的とされている物であって，器具器械（歯科材料，医療用具及び衛生用品を含む．以下同じ）でないもの（医薬部外品を除く），ⅲ）人又は動物の身体の構造又は機能に影響を及ぼすことが目的とされている物であって，器具器械でないもの（医薬部外品及び化粧品を除く），と定めている．『日本薬局方』に記載されている医薬品の約40%は生薬，および天然物由来の医薬品であり，生薬は医薬品としての有用性が高い．

4.1.1 医薬品としての利用

　生薬は複数の成分を含む医薬品である．**生薬の薬効**にはこれらの成分が複雑に関与している．そのため，生薬の薬効を成分から一義的に同定するのは非常に困難であるが，強い薬理作用をもつものを主成分として含む場合，あるいは複数の同類の成分が一種の活性を示す場合，それらがその生薬の薬効を担う場合が多い．たとえば，ダイオウ，センナはアントラキノン類を主成分として含み，アントラキノン類のもつ瀉下作用によりダイオウ，センナは瀉下作用を薬効としてもつ生薬とみなすことができる．表4.1におもな生薬

表4.1 生薬の薬効

作用部位，薬効	生 薬（主要成分など）		
精神神経に作用			
鎮静	カノコソウ		
鎮痛	アヘン（モルヒネ）		
消炎鎮痛	カンゾウ	ボウイ	サンシン
呼吸器に作用			
鎮咳	アヘン		
鎮咳去痰	カンゾウ	キキョウ（サポニン）	キョウニン
	シャゼンソウ	マオウ（エフェドリン）	
去痰	オンジ（オンジサポニン）	シャゼンシ	セネガ
	トコン		
循環器に作用			
強心	ジギタリス（強心配糖体）	センソ（強心配糖体）	
利尿	キササゲ	サンキライ	ジュウヤク
	ソウハクヒ	モクツウ	
血管補強	カイカ		
消化器に作用			
制酸	ボレイ（炭酸カルシウム）		
健胃	アロエ	ウイキョウ（精油）	ウコン（精油，クルクミン）
	オウゴン	オウバク（ベルベリン）	オウレン（ベルベリン）
	ガジュツ	キジツ	ケイヒ（シンナムアルデヒド）
	ゲンチアナ（ゲンチオピクロシド）	コウジン	コウボク
	ゴシュユ	コショウ（ピペリン）	コロンボ
	サンショウ	シュクシャ	ショウキョウ（ジンゲロール）
	セイヨウハッカ	センブリ（スウェルチアマリン）	ソウジュツ
	ソヨウ	ダイオウ（アントラキノン類）	チクセツニンジン
	チョウジ（精油）	チンピ（精油）	トウガラシ
	トウヒ	ニガキ（カッシノイド）	ニクズク（精油）
	ニンジン	ハッカ（メントール）	ビャクジュツ
	ホップ	ホミカ	モッコウ（精油）
	ヤクチ（ヤクチノン）	ユウタン	リュウタン（ゲンチオピクロシド）
消化	インチンコウ	ユウタン（ウルソデオキシコール酸）	
整腸	アカメガシワ	アセンヤク	ケツメイシ
	ゲンノショウコ		
止瀉	アセンヤク（カテキン類）	アヘン	オウバク
	オウレン	クジン	ゲンノショウコ（タンニン）
	ゴバイシ	センブリ	
鎮痛・鎮痙	アヘン（パパベリン）	エンゴサク	カンゾウ
	コウボク	シャクヤク	ベラドンナコン
	ロートコン		
瀉下	アロエ（アントラキノン類）	エイジツ	ケツメイシ（アントラキノン類）
	ケンゴシ	ゲンノショウコ	ジュウヤク
	センナ（アントラキノン類）	ダイオウ（アントラキノン類）	
尿路・肛門に作用			
尿路消毒	ウワウルシ（アルブチン）	カゴゾウ	
痔疾用	シコン（シコニン）		
その他			
保健強壮	コウカ	コウジン（ギンセノシド）	サフラン
	ジオウ	ニンジン（ギンセノシド）	
抗原虫	キナ（キニーネ）		
駆虫	サンショウ（精油）	ビンロウジ	マクリ（カイニン酸）

食品および食品添加物としての利用　4.2　　153

を薬効別に分類し主要成分などを付した．生薬の薬効は一つとはかぎらないので，ほかの薬効の項目に複数分類される生薬もある．たとえば，ダイオウはアントラキノン類のほかに，スチルベン配糖体，フェノール配糖体，タンニンなど含み，瀉下以外の用途もある．一方，民間薬では単独で用いられるものが多い．たとえば，ゲンノショウコは下痢止め剤として，ドクダミは化膿症に外用剤として，ナンテンジツは咳止め剤として，ガイヨウ（ヨモギの葉）は止血剤として使用する．

4.1.2　漢方処方用薬としての利用

　現代医学においては，生薬は民間薬として単独で用いられる場合を除いて多くの場合，**漢方薬を構成する医薬品**として利用される．現在，8割以上の医師がなんらかのかたちで漢方薬を使用しているといわれている．漢方医薬学については9章，10章で解説する．

4.1.3　植物由来医薬品の原料としての利用

　強い薬理活性をもち，かつ容易に単離することができる生薬に含まれる特定の成分は医薬品として利用されている．表4.2（p.154）に重要な医薬品となっている化合物名と由来の生薬を示した．これらの天然物は，一般に化学構造が複雑で容易に合成することができないので，それらの供給は現在でも生薬からの抽出に依存しているものが多い．

4.2　食品および食品添加物としての利用

　食品あるいは食品添加物として用いられる生薬も少なくない．最も代表的なものはカンゾウである．カンゾウの主要成分であるグリチルリチンは砂糖の150倍の甘さをもっており，カンゾウは天然甘味料として，食品に古くから使用されてきた．現在では，カンゾウのエキスやグリチルリチンを天然甘味料として，醤油，味噌，ソース，佃煮，漬物など一般食品，また，タバコなどの嗜好品に広く使用している．このほか，甘味料として用いられる生薬とし，アマチャ（フィロズルシン），ハチミツがあげられる．

　香辛料として使用される生薬として，ニクズク（モノテルペンなどの精油），コショウ（ピペリン），ガイシ（シニグリン），サンショウ（サンショール），トウガラシ（カプサイシン），ショウキョウ（6-ジンゲロール）があげられる．また，着色料として使用される生薬として，コウカ（カーサミン），サフラン（サフラン），ウコン（クルクミン）があげられる．そのほか，ビールの製造に用いるホップ，チューインガムの製造に用いるハッカ（メントール）がある．ソヨウ（ペリルアルデヒド）は食用にする．

表4.2 医薬品として用いられるおもな生薬の成分

化合物	生薬名, 植物名	用途
イソキノリン系アルカロイド		
モルヒネ	アヘン *Papaver somniferum*	鎮痛薬
コデイン	アヘン	鎮咳薬, 鎮痙薬
ノスカピン	アヘン	鎮咳薬
パパベリン	アヘン	鎮痙薬
	オウレン *Coptis japonica*	
ベルベリン	オウバク *Phellodendron amurense*	止瀉薬
ツボクラリン	クラーレノキ *Chondodendron tomentosum*	骨格筋弛緩薬
キノリンアルカロイド		
キニジン	キナノキ *Cinchona* spp.	抗不整脈薬
キニーネ	キナノキ	抗マラリア薬
インドールアルカロイド		
アジマリン	インドジャボク *Rauwolfia serpentina*	抗不整脈薬
エルゴタミン	バッカク *Claviceps purpurea*	頭痛治療薬
エルゴメトリン	バッカク	子宮収縮薬, 止血薬
レセルピン	インドジャボク *Rauwolfia serpentina*	アドレナリン作動性神経抑制薬 降圧薬
トロパンアルカロイド		
アトロピン	ロートコン *Scopolia japonica*	副交感神経遮断薬
	ベラドンナコン *Atropa belladonna*	散瞳薬, 鎮痙薬
コカイン	コカノキ *Erythroxylon coca*	局所麻酔薬
スコポラミン	ロートコン *Scopolia japonica*	副交感神経遮断薬
	ベラドンナコン *Atropa belladonna*	抗パーキンソン病薬
そのほかのアルカロイド		
エフェドリン	マオウ *Ephedra sinica*	気管支拡張薬, 交感神経興奮薬, 局所血管収縮薬, 鎮咳薬, 昇圧薬
ピロカルピン	ヤボランジ *Pilocarpus jabolandi*	緑内障治療薬, 縮瞳薬
コルヒチン	イヌサフラン *Colchicum autumnale*	痛風治療薬
カフェイン	チャ *Thea sinensis*	強心利尿薬, 中枢興奮薬, 鎮痛薬
	カカオ *Theobroma cacao*	
	コーヒーノキ *Coffea* spp.	
アミノ酸類		
カイニン酸	マクリ *Digenea simplex*	駆虫薬
テルペノイド		
l-メントール	ハッカ *Mentha arvensis* var. *piperascens*	局所消炎・鎮痒薬
(+)-カンフル	クスノキ *Cinnamomum camphora*	局所刺激薬, 局所消炎・鎮痒薬
チモール	タチジャコウソウ *Thymus vulgaris*	殺菌用薬
サントニン	ミブヨモギ *Artemisia maritima*	駆虫薬
ジギトニン	ジギタリス *Digitalis purpurea*	強心薬
ジゴキシン	ジギタリス	強心薬
ラナトシド	ケジギタリス *Digitalis lanata*	強心薬
G-ストロファンチン	ストロファンツス *Strophanthus gratus*	強心薬

COLUMN　薬食同源

厚生労働省は，人が経口的に服用するものが，薬事法で規定する医薬品に該当するか否かを判断するため，「医薬品の範囲に関する基準」を示した．これがいわゆる「食薬区分」である．一方，漢方薬の構成生薬を見てみると，意外となじみのある食品も存在する．ショウキョウ（生姜），トウガラシ（唐辛子），サンショウ（山椒），ソヨウ（紫蘇），サンヤク〔山薬（ヤマイモ）〕などは，漢方薬の構成生薬で，医薬品として日本薬局方に収載されているが，食品として食卓にのぼることも多い．このように，「体によい食品」と一般的にいわれるもののなかには，一定の穏やかな薬効をもっているものが存在しており，古くから，人はそのようなものを利用してきたと考えられる．

このような「薬食同源」の思想は，健康維持のための優れた考え方であろう．

4.3　生薬の農薬としての利用

農薬とは，栽培中・栽培後の農産物に使用する殺菌剤，防カビ剤，殺虫剤，除草剤，殺鼠剤，植物成長調整剤などである．生薬は大部分が植物由来であり，植物に対して作用する農薬として利用されることはなく，主として**殺虫剤**として用いられる．

シロバナムシヨケギク（*Chrysanthemum cinerariaefolium*）の花の乾燥粉末は古くから蚊取り線香などの家庭用殺虫剤として使用されている．ピレスロイド（p.107項参照）とよばれる殺虫活性成分は，哺乳動物と植物に対してはほとんど無害であるのに対して，昆虫には殺虫作用とノックダウン効果を示す．ピレスロイドは神経毒で，神経膜のナトリウムチャンネルに作用し，活動電位の伝達を遮断する．

マメ科のデリス属植物（*Derris elliptica* など）は長年にわたり殺虫剤として利用されてきた．有効成分はイソフラボノイドに分類されるロテノンである．ロテノンは呼吸鎖電子伝達系のユビキノンの電子伝達を阻害する．ロテノン（図3.42，p.143参照）を食物として摂取した場合は急速に代謝されるので，血流に直接取り込まれないかぎり，哺乳動物に対しては比較的無害である．昆虫や魚はこのような迅速な代謝系をもたないので中毒を起こす．しかし中毒を起こして死んだ魚をヒトが食べても健康を害することがないため，ロテノンは，長い間，多くの熱帯の国で魚を捕るのに用いられてきた．ロテノンは殺虫剤として現在でも使用されている．

葉タバコ（*Nicotiana tabacum*）は殺虫剤として使用された歴史をもつが，

学修事項 C-5-2

（3）天然有機化合物を基に開発された機能性食品，農薬，香粧品

ノックダウン効果

殺虫剤に求められる要素は複数ある．第一にヒトへの毒性が少ないことであるのはいうまでもないが，ほかの要素の一つに即効性がある．たとえば，カ，ハエ，ハチなどに対しては，とくに即効性が求められる．即効的麻痺作用により，死には至らないが，動作を停止させる効果をノックダウン効果という．一方，即効性がないほうがよい場合もある．たとえば，アリの駆除に用いられるような殺虫剤には，遅効性かつ致死性が求められる．

現在では使用されていない.

4.4　生薬の香粧品としての利用

　香粧品は「香料」と「化粧品」の複合語であり，独自の基準をもつ香料製品（フレグランス）と薬事法により規定されている化粧品の総称である．香粧品という呼称は，法規上は定義されていない.

　人体に対する外用剤という観点からは，メーキャップ用と保守・清浄用に大別され，一定の範囲内で効能を記すことができる．薬事法に記載されている効能は55項目あり，皮膚，頭皮，毛髪の清浄化やうるおい，保守，日焼け防止や，口腔の浄化，防臭，虫歯予防などがあげられる.

　香粧品原料としては，香料，界面活性剤，油性原料(油脂，ろう)，色素，保湿剤，添加剤(酸化防止剤，抗菌剤，防臭剤)，紫外線防御剤，薬品などが用いられている．それらをもとにした製品は，薬事法により製造と販売が規制されており，化粧品基準を厳守のうえ企業の自己責任の下で安全性を確認して製造，輸入および販売をすることができる．最近は企業の自己責任で開発，販売ができるようになったため，次つぎと新しい天然素材が香粧品原料として用いられるようになった.

　香粧品として関心が高い機能の一つに美白作用があり，アルブチン(ウワウルシの成分)が使用されている.

章末問題

1．生薬は医薬品として，どのように利用されているか.

2．生薬の食品および食品添加物としての利用について具体例をあげて説明せよ.

3．生薬の農薬としての利用について説明せよ.

Part I　薬になる動植物・鉱物

5 生薬の同定と品質評価

❖ 本章の目標 ❖
- 日本薬局方の生薬総則および生薬試験法を学ぶ．
- 代表的な生薬の鑑別方法を学ぶ．
- 代表的な生薬の確認試験および純度試験を学ぶ．
- 生薬の同定と品質評価法を学ぶ．

5.1　生薬総則と生薬試験法

『**日本薬局方**』（Japanese Pharmacopoeia）は，薬事法に基づいて，重要または繁用される医薬品の性状や品質の適正を図るため，厚生労働大臣が薬事・食品衛生審議会の意見を聴いて定めた医薬品の規格基準書である．日本薬局方は，**通則**，**生薬総則**，**製剤総則**，**一般試験法**，**医薬品各条**などから構成され，その時代の代表的な医薬品の品質を保証するための規格，試験法ならびに判断基準が示されている．『日本薬局方 初版』は明治 19 年（1886 年）6 月に公布され，医薬品の開発，試験技術の向上に伴って改訂が重ねられ，令和 3 年（2021 年）6 月には『第十八改正日本薬局方』が公示された．直接医療に供したり，医療原料に供する生薬も，その基準が**生薬総則**と**生薬試験法**により示されている．個々の生薬や漢方方剤の性状，確認試験，純度試験などに関しては，医薬品各条で規定されている．

学修事項　C-2-3
（2）日本薬局方で規定される代表的な医薬品の確認試験，純度試験，定量法

学修事項　C-3-4
（1）核磁気共鳴（NMR）スペクトル

学修事項　C-5-1
（3）生薬の同定と品質評価

5.1.1　生薬総則

生薬総則は 10 項からなっている．第 1 項では生薬総則および生薬試験法を適用する生薬（動植物の薬用とする部分，細胞内容物，分泌物，抽出物または鉱物）224 品目が規定されている．第 2 項は全形生薬，切断生薬，粉末生薬の取扱いを規定している．第 3 項では，乾燥品が用いられることが多い生

薬の乾燥温度を，通例，60℃以下と定めている．

　第4項では，生薬の基原は規格品としての適否の判定基準とすることが明記されるとともに，「その他同属，近縁植物(動物)」が定義される．第5項は生薬の性状に関する規定である．性状のなかで，においを生薬の適否の判定基準にすること，味および鏡検時の数値も生薬の適否の判定基準とすることが示されている．第6，7項では，粉末生薬には原料生薬以外のものを含んではならないことを規定している．ただし，医薬品各条で別に規定されるものにかぎっては，賦形剤を加えて含量，力価を調節することができる．第8，9，10項では，それぞれ生薬に混在する異物，湿気と虫害に対する防御，密閉容器での保存が規定されている．

5.1.2　生薬試験法

　生薬試験法は，生薬総則に規定される生薬に適用する試験法である．生薬試験法は，試料の採取，分析用試料の調製，鏡検，純度試験，乾燥減量，灰分，酸不溶性灰分，エキス含量，精油含量，核磁気共鳴(NMR)法を利用した生薬および漢方処方エキスの定量指標成分の定量の項目に分かれている．

① **試料の採取，分析用試料の調製**　純度試験(異物，総 BHC および総DDT)，乾燥減量，灰分，酸不溶性灰分，エキス含量，精油含量のための試料調製法が示されている．

② **鏡　検**　生薬の内部形態を観察するための装置，鏡検用プレパラートの作製，性状の項の各要素の観察法が記載されている．

③ **純 度 試 験**

（ⅰ）重金属：生薬中に混在する重金属類の総量を，重金属試験法で求める．

（ⅱ）異物：生薬中の異物を肉眼やルーペで選びだし，その質量を測定する．

（ⅲ）総 BHC および総 DDT：ガスクロマトグラフィーによる生薬中の総BHC，総 DDT 量の定量法が示されている．

④ **乾燥減量**　生薬のなかには吸湿性のものや，必要に応じて切断生薬の製造時に吸湿させたものがあり，乾燥減量の試験法が規定されている．

⑤ **灰　分**　炭化物がなくなるまで生薬を強熱し，残留物の質量を測定する．灰分は，Na や K などの生薬中の無機物であり，その含量はそれぞれの生薬の品質を判断するうえで参考になる．

⑥ **酸不溶性灰分**　灰分に希塩酸を加えて煮沸した後，不溶物をさらに強熱し，残留物の質量を測定する．酸不溶性灰分は，生薬に付着している微細な土砂が多い．

⑦ **エキス含量**　希エタノールエキス，水製エキス，エーテルエキスの含量

BHC

ベンゼンヘキサクロリド．有機塩素系殺虫剤．生薬試験法では，α, β, γ, δ-BHC の4種の異性体を定量し，それらの値を合わせて総 BHC 量とすると規定されている．

DDT

ジクロロジフェニルトリクロロエタン．有機塩素系殺虫剤．生薬試験法では，o,p'-DDT, p,p'-DDT, p,p'-DDE, p,p'-DDD の4種を定量し，それらの値を合わせて総 DDT 量とすると規定されている．

生薬の鑑別　5.2　　　159

測定法が規定されている.

⑧ **精油定量法**　精油定量器による生薬中の精油の定量法が示されている.

⑨ **核磁気共鳴（NMR）法を利用した生薬および漢方処方エキスの定量指標成分の定量**　核磁気共鳴スペクトルの特定シグナルの強度を測定して, 標準品に含まれる標準物質の正確な含有量を算出する方法が示されている.

Advanced　BHC と DDT

　現在, POPs 農薬に指定されている BHC や DDT は, 戦後の農業に大きく貢献した. しかし, 残留性と蓄積性に問題があることがわかり, 日本では 1971 年に販売が禁止された. したがって, 日本国内で BHC や DDT が使われることはない. しかし, マラリアに悩むアフリカやアジアの国ぐにでは, 害虫駆除に大きな効果を発揮する BHC, DDT の供給を求める声がいまだ高い.

　そこで, 疾病を媒介する動物の防御にかぎって, 安全で効果的かつ入手可能な代替品がない場合は DDT などの製造, 使用が認められている. そのため DDT や BHC が外国産の植物体から検出されることがある. オウギ, オンジ, カンゾウ, ケイヒ, サイシン, サンシュユ, センナ, ソヨウ, タイソウ, チンピ, ニンジン, コウジン, ボタンピなどについて, BHC, DDT 量の上限値が規定されている.

POPs 農薬

2001 年スウェーデンのストックホルムで, 残留性有機汚染化合物（POPs：persistent organic pollutants）の製造使用の廃絶と排出の削減を目的とした条約が採択され, 2004 年に発効した. BHC, DDT はともに POPs 農薬に指定され, 過去に埋設された農薬の適正な処理が求められている.

5.2　生薬の鑑別

　天然品である生薬は, 類似物や偽物が多いうえに, 基原となる植物や動物が同じであっても, その産地, 生育（栽培）条件, 採取時期, 調製法, 貯蔵法などの違いにより有効成分の含有量が大きく変化することがある. さらに, 日本では中国や韓国を中心とする国ぐにから輸入される生薬を用いることが多く, 生薬の生産方法や流通過程などはそれぞれの国で異なることから, 日本薬局方で定められている基原植物以外のものが混入することもある. 生薬のなかには, もともと基原の混乱している生薬も存在する. このような状況のもとでは, 生薬を確実な手段により同定し, その品質を確認したうえで, 医療の場に提供しなければならない.

学修事項 C-5-1
(3) 生薬の同定と品質評価

5.2.1　五感と外部形態による鑑別

　基原植物の形態的特性をふまえて, 主として全形生薬の形状, 大きさ, 表面, 色沢, 質地, 断面, におい, 味などを肉眼やルーペで観察する. これらの要点はすべての生薬に共通しており, 生薬の概略を簡便に判断することができる. しかし, 無作為に切断された生薬や粉末生薬を五感や外部形態によ

り鑑別することは困難である．また，類似した生薬が混入している場合や故意に偽品が混入された場合には，五感や外部形態によりそれらを見分けることはきわめてむずかしい．

① **形状**：形を見るとともに，不必要な部位の付着を見る．

② **大きさ**：大きさ，長さ，厚さの値を測定する．

③ **表面**：滑らかさ，粗造さ，皮孔・しわ，カビ・虫の付着を確認する．

④ **色沢**：色，つやは品質を判定する重要な要素である．

（黄色：エンゴサク，オウゴン，オウバク，オウレン，ダイオウ；紫色：シコン，ソヨウ；白色：サンヤク，シャクヤク，ハンゲ，ブクリョウ）

⑤ **質地**：硬軟，堅靭，粉性・粘性，重質・軽質などを見分ける．

（デンプン質：サンヤク，シャクヤク，ハンゲ；潤い，柔軟：サイコ，トウキ）

⑥ **断面**：切面の平坦さ，粗造さ，顆粒性，繊維性，維管束の配列，油点・油室の存在や色調などを見る．

（特徴的な放射紋，星点状の特殊維管束：ダイオウ；油室：キジツ，ゴシュユ，サンショウ，ソウジュツ，チンピ，トウヒ，ビャクジュツ，ビャクシ，モッコウ）

⑦ **におい**：においは生薬の特異成分の含有を示すので，生薬を瞬時に識別できる重要要素である．

（ケイヒ，サイコ，サンショウ，ショウキョウ，ソヨウ，ビャクジュツ，ソウジュツ，シャクヤク，ダイオウ，トウキ，センキュウ，トウヒ，チンピ，チョウジ，ニンジン，ハッカ，ボタンピ）．

⑧ **味**：甘，酸，辛，苦，鹹(塩辛い)．生薬の鑑定における重要な判定基準になる．同じ薬用部位でも果実の果皮と果肉，樹皮の外側と内側，根の皮部と木部，根，根茎の基部と先端で異なることがあり，咀嚼してすぐと時間をかけたあとでは味が違うこともある．強いえぐみを残す半夏や，附子のような危険を伴う生薬の味を調べる際には細心の注意を払わなければならない．

（甘：カンゾウ，ケイヒ，タイソウ；酸：エイジツ，サンシュユ；辛：サイシン，サンショウ，ショウキョウ；苦：オウバク，オウレン，センブリ，リュウタン；鹹：ボレイ，ボウショウ；五味：ゴミシ）

ハンゲ(半夏)

カラスビシャクの根茎であるハンゲの強いえぐみの原因物質はホモゲンチジン酸(homogentisic acid)といわれている．

Advanced 生薬試験法に威力を発揮する NMR 法

すべての生薬で有効成分を定量することは重要だが，実際には有効成分が特定されていない生薬や，複数の成分が組み合わさって薬効を発揮するケー

生薬の鑑別 5.2 161

スが多くある．また，特定された成分でも効率的な抽出や定量方法が確立されていないことが多く，品質評価が難しい．

　成分を正確に定量するためには高純度の標準品が必要だが，天然物からそれらを単離・精製するのは労力を要する．また，原料や精製過程の違いによって不純物の構成やロット間のばらつきが生じやすく，合成品に比べて品質の安定性を保つのが難しい．

　こうした課題に対応するため，生薬試験法に「核磁気共鳴（NMR）法」を用いた定量指標成分の定量が「第十六改正から」導入され，ゲニポシド，マグノフロリン，(*E*)-ケイ皮酸，マグノロール，エボジアミン，レイン，ロスマリン酸，マンギフェリン，ペオノールが採用されている．この方法は，標準品の問題を解決し，生薬および漢方処方エキスの品質評価をより正確に行うために役立っている．

5.2.2　内部形態による鑑別

　生薬の内部構造や組織，細胞内含有物を顕微鏡で観察するもので，無作為に切断された生薬や粉末生薬，生薬に混入した偽品などの鑑別に適する．内部形態による鑑別では，生薬の薬効とは直接関係のない細胞内物質でも，それが基原植物の同定の指標となるものであれば，生薬の鑑別にとって重要な根拠となる．

　内部形態による鑑別では，2.1 節で説明した植物の各部位の形態学的な特徴を踏まえて生薬を観察する．細胞中には，シュウ酸カルシウムなどの結晶が含まれていることが多く，それらは生薬により集晶，針晶，砂晶，プリズム晶などの特徴ある形態をとっているので，生薬の鑑別に役立つ．なお，樹脂，乳液，エキスあるいは組織や細胞が壊れている微粉末は鏡検によって鑑別できないので，このような試料は理化学的方法によって鑑別されなければならない．細胞壁や細胞内含有物の性状は各種染色試薬を用いることにより容易に知ることができる．

① **木化細胞染色剤**

　　フロログルシノール-エタノール溶液：木化細胞，道管，繊維，石細胞など（赤色）

　　酢酸メチルグリーン液：木化細胞，石細胞（青緑色）

② **木化，コルク化細胞染色剤**

　　サフラニン液：木化細胞，石細胞，コルク化細胞など（赤色）

③ **コルク化細胞，樹脂，精油染色剤**

　　スダンⅢ液：クチクラ層，コルク化細胞，精油，樹脂，脂肪など（黄赤色）

④ **柔細胞（セルロース細胞壁）染色剤**

酢酸フクシン液：柔細胞(赤色)

⑤ **デンプン粒染色剤**

ヨウ素液：デンプン粒(青紫～紫色)

⑥ **粘液染色剤**

メチレンブルー液：粘液，木化細胞(青藍色)

5.3　確認試験法

学修事項 **C-2-4**
(2) 紫外可視吸光度測定法
学修事項 **C-2-5**
(1) 核磁気共鳴(NMR)スペクトル測定法，ゼーマン分裂
学修事項 **C-2-6**
(2) 液体クロマトグラフィー，薄層クロマトグラフィー，ガスクロマトグラフィー
学修事項 **C-5-1**
(3) 生薬の同定と品質評価

『日本薬局方』は通則において確認試験を「医薬品又は医薬品中に含有されている主成分などの，その特性に基づいて確認するために必要な試験である。」と定義している．

生薬には複数の成分が含まれるため，合成医薬品の確認試験で広く用いられる紫外線や赤外線などを用いた分光法は適用が難しい．生薬の確認試験では，呈色反応などの化学的反応，薄層クロマトグラフィー(thin-layer chromatography；TLC)を用いた確認試験，そして性状の変化を観察する確認試験などが採用されている．

呈色反応による確認においては，夾雑物を除去するなどの前処理を必要とする場合が多い．たとえば，アルカロイドを確認する場合などは，アルカロイドがもつ塩基性を利用して夾雑する中性物質や酸性物質を除去する．抽出による分離操作に加えて何らかのクロマトグラフィーで目的成分を分離後，確認試験を行えば，確認試験の信頼性が高まる．『日本薬局方』では特殊な機器などを必要としない TLC が広く用いられている．

5.3.1　生薬確認試験に用いられる呈色試薬および呈色反応

TLC の呈色反応のほかに，植物成分を定性的に調べる場合に用いられる．

（a）ドラーゲンドルフ試薬(Dragendorft reagent，ヨウ化カリウムビスマス)

アルカロイドの検出に用いられる一般的な試薬であり，エンゴサク，クジン，ゴシュユ，センコツ，チョウトウコウ，ボウイの確認試験の項目に記載されている．また，ウヤク，コウボク，ジコッピ，シンイ，バイモ，ブシ，ベラドンナコン，ロートコンなどにおいては，TLC で展開後噴霧し，各アルカロイド成分を検出するのに用いる．第三級および，第四級塩基のアルカロイドは橙赤色の沈殿や呈色を示す．

（b）マグネシウム-塩酸反応

フラボノイドの一般的な呈色試薬であり，試料溶液にリボン状のマグネシウムと塩酸を加えて発色させる．マグネシウムと塩酸が反応すると水素が発生するが，その際生成するヒドリドがフラボノイドを還元する．還元された

フラボノイドはアントシアン系色素となり，フラボノイドの構造により異なった色調を示す．フラボンは黄～橙色，フラボノールやフラバノンは赤紫～紫色を呈する．カルコンやイソフラボンなどは色を呈しない．エイジツ，キジツ，ジュウヤク，チンピの確認試験に用いられている．

（c）塩化鉄（Ⅲ）試液

フェノール性ヒドロキシ基をもつ化合物に対して広く呈色する．タンニン（ウワウルシ，ゲンノショウコ，シャクヤク，チモ）のほか，フラボノイド（オウゴン），キノン類などは多くの場合フェノール性ヒドロキシ基をもち呈色する．チョウジ油（オイゲノールなど）の確認試験にも用いられている．きわめて広範囲の化合物に呈色反応を示し，TLC の呈色試薬として用いられる場合も多い．

（d）リーベルマン-ブルヒャード反応，およびサルコフスキー反応
（Liebermann-Burchard reaction and Salkowski reaction）

トリテルペン，ステロイドおよびそれらの配糖体であるサポニンを確認の対象とする反応である．生薬の抽出物を無水酢酸あるいはクロロホルムに溶解させ，その溶液に濃硫酸を静かに加える．無水酢酸と濃硫酸は混じり合うが，穏やかに加えることによりこれらの液は二層となる．トリテルペンおよびトリテルペンサポニンが存在していると界面で赤～紫色の呈色反応が生じる．ステロイドが含まれている場合は上層（無水酢酸層あるいはクロロホルム層）は青～緑色を呈する．溶剤として無水酢酸を用いる場合リーベルマン-ブルヒャード反応といい，クロロホルムを用いる場合サルコフスキー反応という．イレイセン，オウセイ，キキョウ，コウジン，ソウハクヒ，ブクリョウ，ボウコンの確認試験はトリテルペンおよびトリテルペンサポニンを対象としており，サンヤク，チョレイなどはステロイドを標的としている．このほか，サポニンの確認試験として起泡試験がある．サポニンは石けんに類似した界面活性作用をもつため，サポニンを多く含む生薬に水を加えると持続性の泡が生じる．イレイセン，オンジ，ゴシツ，サイコ，セネガ，チモ，モクツウの確認試験に用いられる．

（e）ヨウ素試液

デンプンを含むもの（サンヤク，トラガント，ブクリョウ，ニンジン，ヨクイニン，デンプン類，カンテン，コウベイ）の確認試験に用いられる．

（f）アルカリとの反応

ベンゾキノン，ナフトキノン，アントラキノンなどのキノン類，キサントン類を含む生薬（センナ，シコン）の抽出液にアルカリを加えると色調に大きな変化が観察されることから，確認試験に利用されている．

キキョウとニンジン

キキョウはサポニンを含み，外観がニンジンと似ていることから，安価なキキョウをニンジンと偽って流通することがあるが，ヨウ素試液を用いた確認試験で，デンプンを含むニンジンは，暗青色となるため区別が可能である．

5.3.2 薄層クロマトグラフィーによる確認試験

TLC による方法は生薬成分の定性および定量分析にきわめて有効な方法であり，『日本薬局方』に記載された生薬の確認試験，純度試験に広く適用されている．以下，主要成分別に各生薬の TLC による確認試験を示す．

（a）アルカロイドを確認する生薬

アヘン末にはモルヒネ，コデイン，パパベリン，ノスカピンが含まれており，各成分を TLC で分離後，ドラーゲンドルフ試薬で呈色させる．オウバク，オウレンにはベルベリンが含まれているが，ベルベリンは黄色をもつ化合物であり，呈色反応をすることなく肉眼で観察することができる．ベラドンナおよびロートコンはトロパンアルカロイドを主要成分として含み，それらの確認試験では，アトロピンとスコポラミンを標品とし，ドラーゲンドルフ試液を噴霧し呈色させる．マオウはエフェドリンを含み TLC でエフェドリンのスポットを確認する．しかし，エフェドリンは覚醒剤原料となるため法律で規制されていることから，エフェドリン自体を標品として用いることはない．ビンロウジはアレコリンを含み，ヨウ素試液で呈色する．このほか，『日本薬局方』は，ウヤク，コウボク，シンイ，バイモについて，TLC によるアルカロイドの確認を規定している．

（b）サポニンを多く含む生薬

カンゾウはグリチルリチンの存在を確認する．グリチルリチンは紫外線を吸収する分子構造をもつことから，蛍光剤を含む TLC を用いて展開し，展開後 UV を照射し蛍光の消光を利用してスポットを確認する．コウジンおよびニンジンはギンセノシド Rg_1 のスポットを確認するが，TLC を展開後，バニリン・硫酸・エタノール試液を用いる．キキョウはプラチコジン D，チクセツサポニンはチクセツサポニンⅣのスポットを，TLC を展開後，硫酸を噴霧，加熱してサポニンを炭化させて検出する．サイコはサイコサポニン a を含み，4-ジメチルアミノベンズアルデヒド試液を用いた呈色反応で検出する．

（c）フラボノイドを多く含む生薬

オウゴンはバイカリンのスポットを確認する．呈色には塩化鉄（Ⅲ）試液を用いる．カッコンはプエラリンのスポットを確認するが，プエラリンは紫外線の照射により蛍光を発するので，これを利用してスポットを確認する．トウヒはナリンギンを含み，2,6-ジブロモ-N-クロロ-1,4-ベンゾキノンイミンを用いた呈色反応でスポットを検出する．このほか，インヨウカク，キクカについてもフラボノイドの TLC での確認が規定されている．

（d）キノン類を含む生薬

アロエはバルバロインを，センナはセンノシド A を TLC で分離後，紫外線を照射して赤色蛍光を観察してスポットを確認する．このほか，シコンやダイオウもキノンの確認が規定されている．

確認試験法 5.3   165

（e）苦味成分を含む生薬

ゲンチアナおよびリュウタンはゲンチオピクロシドを，オウバクはベルベリンを，蛍光剤を含む TLC を用いて展開し，展開後に UV を照射し蛍光の消光を利用してスポットを確認する．

（f）精油成分を含む生薬

ウイキョウはアネトールを，蛍光剤を含む TLC を用いて展開後，UV を照射し蛍光の消光を利用して確認する．ケイヒはシンナムアルデヒドを，2,4-ジニトロフェニルヒドラジンを用いて呈色させ検出する．

（g）辛味成分を含む生薬

ショウキョウは 6-ギンゲロールを 4-ジメチルアミノベンズアルデヒド試液を用いて呈色させ検出する．トウガラシはカプサイシンを，2,6-ジブロモ-N-クロロ-1,4 ベンゾキノンイミンを用いて検出する．

（h）その他

マクリはカイニン酸(アミノ酸類似物質)をニンヒドリンにより検出する．

5.3.3 特異的な呈色反応，沈殿などを利用した確認試験

重要な確認試験で，特異的な呈色反応，沈殿などが規定されているものがある．

（a）ビタリ-フリーマン反応（Vitali-Freeman reaction）

ロートコンやベラドンナに含まれるトロパンアルカロイド(アトロピン，スコポラミン)は，分子のなかにトロパ酸をもつ．発煙硝酸でニトロ化し赤紫色に呈色させることができる(ビタリ-フリーマン反応)．呈色の観察を容易にするために，生薬からアルカロイドを弱アルカリ性で抽出し，分配によりアルカロイド画分を調製してから呈色反応を行う．

（b）過酸化水素水-塩酸による呈色反応

ベルベリンのメチレンジオキシ基は過酸化水素水-塩酸により特異的な赤紫色を呈する．これを利用してオウレンおよびオウバクの確認試験を行う．

（c）スネリング反応（Snelling reaction）

トコンのエメチンはさらし粉により赤色に呈色する．

（d）ホミカの確認試験

ホミカはインドールアルカロイドのストリキニーネを含む．ストリキニーネの二クロム酸塩は温度による溶解度差が大きく，冷却することにより沈殿が生じる．この沈殿の生成を利用してホミカの確認試験を行う．また，インドールアルカロイドのブルシンは硝酸で酸化され赤色に呈することもホミカの確認試験に利用されている．

（e）ケラー-キリアニ反応（Keller-Kiliani 反応）（局方外）

2,6-ジデオキシ糖をもつジギタリスの強心配糖体(ジギトキシン)の検出に

用いられる．リーベルマン-ブルヒャード反応と同様に境界面と上層の色調を調べる．

（f）塩酸ヒドロキシアンモニウム-塩化鉄（Ⅲ）による呈色反応

アヘン末の含まれるメコン酸は有効成分ではないが，アヘンに特異的に含まれている．メコン酸を塩化ヒドロキシアンモニウム-塩化鉄（Ⅲ）で呈色させることによりアヘン末を確認する．

5.3.4 性状の変化を観察する確認試験

特徴的な物理的性状やその変化を観察する確認試験も行われている．

（a）デンプンの糊化

コムギデンプン，コメデンプン，トウモロコシデンプン，バレイショデンプンなどのデンプン類は水を加えて煮沸することにより生じる糊化の現象を観察する．

（b）粘液質のゲル化

オウレンとオウバクはいずれも薬効成分としてベルベリンを含み TLC を用いた確認試験ではベルベリンを検出する．これら二者を区別するために粘液質のゲル化を利用した確認試験が行われる．オウバクは粘液質を含むために，水を加えて撹拌するとゲル状になる（オウバクの確認試験）．一方，オウレンは粘液質を含まないため，同様の操作をしてもゲル状にならない（オウレンの確認試験）．カンテン，シャゼンシ，トラガントなどに対しても，粘液質のゲル化の確認試験が行われる．

（c）昇　華

アンソッコウの成分である安息香酸およびケイ皮酸は昇華性があることから，昇華を利用して確認試験が行われる．

5.3.5 紫外（UV）スペクトルの測定

生薬は多成分からなるためスペクトルを利用することは難しい．しかし，セネガでは紫外（UV）スペクトルを利用した確認試験が規定されている．セネガに含まれるサポニンであるセネギン類は分子内にケイ皮酸誘導体をもっているため，長波長側の紫外線を吸収する．317 nm 付近の波長の極大吸収を測定し確認試験とする．

5.4　純度試験

学修事項 C-5-1
(3) 生薬の同定と品質評価

『日本薬局方』は通則において純度試験を，「純度試験は，医薬品中の混在物を試験するために行うもので，医薬品各条のほかの試験項目と共に，医薬品の純度を規定する試験でもあり，通例，その混在物の種類及びその量の限

純度試験 5.4　167

度を規定する．この試験の対象となる混在物は，その医薬品を製造する過程
又は保存の間に混在を予想されるもの又は有害な混在物例えば重金属，ヒ素
などである．また異物を用い又は加えることが予想される場合については，
その試験を行う．」と定義している．

『日本薬局方』の生薬試験法の異物の項には，「別に規定するもののほか，
試料 25〜500 g を量り，薄く広げて生薬中の異物を，肉眼または 10 倍のルー
ペを用いて選びだし，その質量を量り，異物の量（%）とする」と規定してい
る．

医薬品各条に規定された純度試験では，薬用部位以外の混入の上限をその
ほかの異物から区別して規定しているものもある．たとえば，センナでは，
「本品は Cassia angustifolia Vahl 又は Cassia acutifolia Delie （Leguminosae）
の子葉である．」と使用部位が規定されていることから，その純度試験には，
「ⅰ）葉軸及び果実　本品は葉軸及び果実 5.0% 以上を含まない．ⅱ）異物
葉軸及び果実以外の異物 1.0% 以上を含まない．ⅲ）総 BHC の量および総
DDT の量　各々 0.2 ppm 以下．」と記載されている．また，ⅲ）のように残留
農薬についてにも記載されている．

ダイオウの純度試験には重金属とヒ素の試験に加えて，「ⅲ）ラポンチシ
ン　本品の粉末 0.1 g をとり，メタノール 10 mL を正確に加えて 15 分間振り
混ぜた後，ろ過し，ろ液を試料液とする．別に純度試験用ラポンチシン 1 mg
をメタノール 1 mL に溶かし，標準溶液とする．これらの液につき，薄層ク
ロマトフラフィーにより試験を行う．試料溶液 10 μL を薄層クロマトグラ
フィー用シリカゲルを用いて調製した薄層板にスポットする．次にギ酸エチ
ル/2-ブタノン/水/ギ酸混液（10：7：1：1）を展開溶媒として約 7 cm 展開し
た後，薄層板を風乾する．これに紫外線（主波長 365 nm）を照射するとき，試
料溶液には，標準溶液から得た青色の蛍光を発するスポットと色調及び R_f
値が等しいスポットを認めない．」と記載されている．ダイオウとして使用を
認めていない和大黄や土大黄に多く含まれるラポンチシンはスチルベンの構
造をもつことから青色の蛍光を発する．ラポンチシンの検出により，ダイオ
ウとして使用を認めていない和大黄や土大黄の混入による純度の低下を規定
している．このように近縁の生薬の混入を，その成分の TLC 分析で判定する
場合がある．

オウレン末の純度試験には，「ⅰ）オウバク　本品を鏡検するとき，結晶
細胞列又は粘液塊を認めない．また，本品 0.5 g に水 2 mL を加えてかき混ぜ
るとき，液はゲル状を呈しない．ⅱ）ウコン　本品をろ紙上に置き，その上
にジエチルエーテルを滴下し放置した後，粉末を除き，水酸化カリウム試液
1 滴を滴下するとき，赤紫色を呈しない．また，本品を鏡検するとき，糊化
でんぷん及び黄赤色の樹脂を含有する分泌細胞を認めない．」と記載されてい

る．オウレンはオウバクやウコンに比べ高価であり，意図的にオウバクやウコンが混入されることがある．粉末にする前のオウレンであれば，オウバクやウコンと区別するのは容易であるが，粉末になり，部分的にオウバクやウコンが混入されると区別は容易でなくなる．ⅰ）のゲル化はオウバクの確認試験に記載されているものであり，ⅱ）の鏡検による糊化デンプンおよび黄赤色の樹脂を含有する分泌細胞の検出は，ウコンの性状として医薬品各条のウコンの項に記載されている．このように混入が予想されるほかの生薬の確認試験などが混入される側の生薬の純度試験となる場合がある．

　このほか『日本薬局方』には，生薬に存在する増殖能力をもつ特定の微生物の定性，定量試験法として，生薬および生薬を主たる原料とする製剤の微生物限度試験法がある．本試験法には生菌数試験(好気性細菌と真菌)および特定微生物試験(胆汁酸抵抗性グラム陰性菌，大腸菌，サルモネラおよび黄色ブドウ球菌)が含まれる．生菌数試験では，試料溶液をメンブランフィルターでろ過し，メンブランフィルターを寒天培地に置き培養してコロニー数を数えるメンブランフィルター法，カンテン培地に塗布しコロニー数を数えるカンテン平板法，希釈系列を液体培養して菌の生育を調べる最確数(MPN)法が規定されている．特定微生物試験では，各微生物の選択培地で培養し，コロニー数および形態的特徴を観察する．黄色ブドウ球菌の場合，ⅰ）フォーゲル・ジョンソン寒天培地では，黄色の帯に囲まれた黒色，ⅱ）ベアード・パーカーカンテン培地では，透明な帯に囲まれた黒色，光沢あり，ⅲ）マンニット・食塩カンテン培地では，黄色の帯に囲まれた黄色，と選択培地上における形態学的特徴が規定されている．

　液体クロマトグラフィーで主要成分の含量を正確に測定する純度試験が課せられているものがある．ブシはハナトリカブトまたはオクトリカブトを加工して製造されたものであり，猛毒のアルカロイドを含む．「生薬の乾燥物 1 g に対し，アコニチン，ジェサコニチン，ヒバコニチン及びメサコニチンの量を求めるとき，それぞれ 60 µg 以下，60 µg 以下，280 µg 以下及び 140 µg 以下で，更に 4 成分の総量は 450 µg 以下である．」と規定されている．

5.5　生薬の同定と品質評価法

　同定と品質評価法に関して，生薬は以下の特性をもつ．

学修事項　C-5-1
(3) 生薬の同定と品質評価

　ⅰ）同じ名称の生薬であっても基原植物が異なることがある．場合によっては属する科が異なることもある．また，『日本薬局方』においても「その他同属植物，その他近縁植物」と規定されているものがある．ⅱ）基原植物が同じであっても産地，採集時期，加工法，保存法と保存期間などで成分が異なる．ⅲ）生薬は多数の成分の混合物であり，有効成分がいまだ解明されて

いない生薬も多く，よい定性法や，定量法がない場合がある．

このような生薬の特性のため，生薬の同定と品質評価に関しては，単一成分からなる医薬品とは異なる手法が用いられる．『日本薬局方』は，基原，性状，確認試験，純度試験，乾燥減量，灰分，酸不溶性灰分，エキス含量，精油含量，定量法を規定している．

同定に関しては，形態学的同定と成分による同定がある．

（a）形態学的同定

外部形態を肉眼またはルーペで観察し，それぞれの生薬の特徴から同定する．全形品の場合，同定可能なことが多いが熟練を要する．通常，生薬の内部形態を光学顕微鏡を用いて観察し同定する．

（b）成分による同定

『日本薬局方』の確認試験には，TLC による成分の検出が含まれている．また，高速クロマトグラフィーを用いる場合もある．

これらのほかに，『日本薬局方』に規定はないが，遺伝子多型を利用した同定法の研究が進められている．

生薬の品質評価に関しては，理化学的品質評価と生物学的評価に分けられる．『日本薬局方』では，各成分の定量を高速クロマトグラフィーまたはガスクロマトグラフィーで定量することを，純度試験において規定している．生物学的評価に関しては『日本薬局方』に規定はないが，生薬の有効性の科学的証明においては必須であり，研究が進められている．

章末問題

1．生薬総則および生薬試験法について概説せよ．
2．生薬の外部形態および内部形態による鑑別を概説し，それぞれの長所と短所を述べよ．
3．試料溶液にリボン状のマグネシウムと塩酸を加えて発色させる生薬の確認試験は，どのような成分が含まれている生薬に用いられるか．また，この確認試験は何とよばれるか．
4．ロートコンやベラドンナの確認試験では，生薬からアルカロイドを弱アルカリ性で抽出し，分配によりアルカロイド画分を調製してからビタリーフ

リーマン反応による呈色反応を行う．ビタリーフリーマン反応は，どのような原理に基づいているか．
5．オウレンはオウバクやウコンに比べて高価であり，意図的にオウバクやウコンが混入されることがある．オウレンにオウバクやウコンが混入されていないことを確認するためにどのような純度試験があるか．
6．生薬の同定ついて概説せよ．

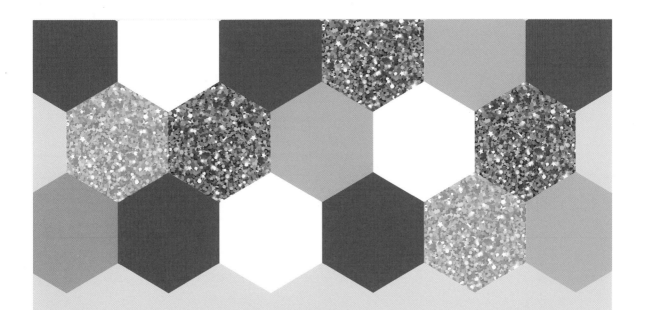

PART 2

薬の宝庫としての天然物

6 章　天然由来医薬品
7 章　天然有機化合物の研究法
8 章　微生物由来の医薬品

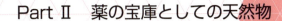

6 天然由来医薬品

❖ 本章の目標 ❖
- 医薬品へと実用化されている天然由来化合物やリード化合物について，これらの化学構造をもとにして，その性質や特徴を学ぶ．
- 天然資源の創薬シーズとしての重要性および医薬品が発見されるまでの過程について学ぶ．

6.1　天然由来医薬品とリード化合物

学修事項　C-5-2
(2) 天然有機化合物をもとに開発された医薬品

　生薬や薬用植物より派生した医薬資源は，これまでの人類の歴史とともに経験的に発見され，疾病治療や予防のために使用されてきた．そして古くから，それらに含まれる有効成分を単離する試みがなされ，その成果として数かずの重要な医薬品が見いだされてきた．また従来は，植物由来の医薬品が治療薬として利用されることが多かったが，近年の化学の進歩により微生物や海洋生物由来の有効成分なども医薬へと応用されるようになってきた．日本で繁用される医薬品は『日本薬局方』医薬品各条に掲載されており，『第十八改正日本薬局方 第2追補』では2048品目が収録されている．このうち，天然物，天然物の誘導体，天然物の構造をもとに開発された医薬品は約3割を占め，これに生薬類を加えると約4割が天然由来の医薬品となる．

　現在，解熱鎮痛剤だけではなく，血栓や塞栓の形成を抑制する目的で使用される**アスピリン**（aspirin）は，セイヨウシロヤナギ（*Salix alba*）の樹皮に含まれる**サリシン**（salicin）の構造研究過程で発見された**サリチル酸**（salicylic acid）の副作用を軽減するために合成された化合物である（図6.1）．柳の樹皮がもつ鎮痛作用は，古代メソポタミア，ギリシャ，中国，ローマ時代から知られており，1763年にイギリスの牧師エドワード・ストーンが「柳の樹皮の解熱作用」に関する研究成果を報告した．その後，1828年にドイツの薬理学者ヨハン・ブフナーが柳の樹皮から有効成分を単離し，これをサリシンと命

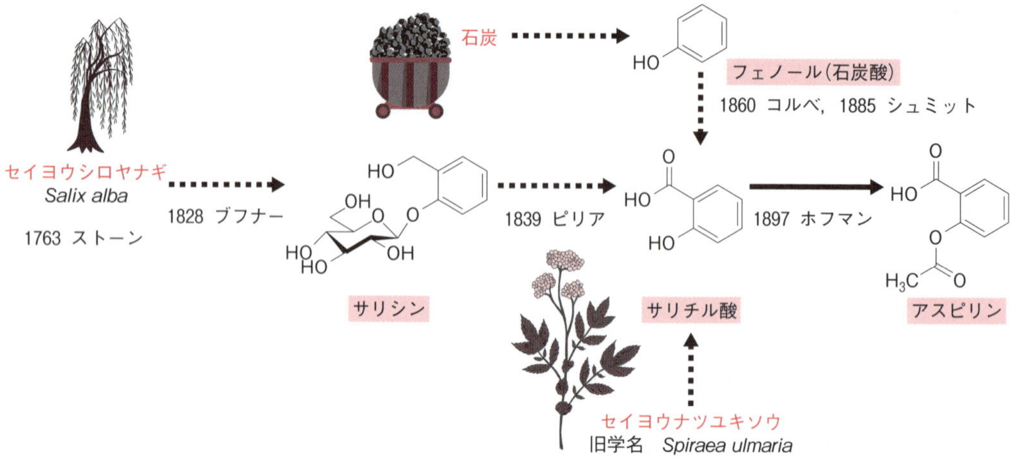

図6.1 アスピリン合成の歴史

キース・ベロニーズ著，渡辺正訳，『奇跡の薬16の物語』，化学同人(2024)を参考.

名した．さらに，1839年にはイタリアの化学者ラファエレ・ピリアがサリシンの構造研究過程でサリチル酸を見いだした．その後，1897年にドイツのバイエル社でフェリックス・ホフマンが，胃に優しい**アセチルサリチル酸**(acetylsalicylic acid)の合成に成功した．また，サリチル酸はセイヨウナツユキソウからも発見され，旧学名の *Spiraea ulmaria* にちなんでアスピリンと命名された．さらに，1860年，1885年に発表されたコルベ・シュミット反応(Kolbe-Schmitt Reaction)による**フェノール**(phenol)からサリチル酸の化学合成は，天然資源に依存しないサリチル酸の供給を可能にした．今後，抗体医薬のようなバイオ医薬品の占める割合が増えると予想されるが，それでも，臨床現場などで使用されている医薬品の約4割が天然由来もしくはそのリード(lead)化合物であることを考えると，天然資源は創薬シーズ(seeds)として今後もますます重要となることが予想される．

　ここでは，『日本薬局方』に収載されている天然医薬品およびその誘導体のうち動植物由来のものを中心にして，それらをアルカロイド類，脂肪酸関連化合物，テルペノイド類，ステロール類，フェニルプロパノイド類，クマリン類，クロモン類，フラボノイド類，キノン類に大別し，重要な医薬品として利用されている天然物を取りあげ，その構造や作用について概説する．また，微生物より見いだされた医薬品については，8章で代表例をあげて詳細に説明する．

6.1.1　アルカロイド系医薬品

　アルカロイドは，天然由来の含窒素有機化合物の総称であり，強い生物活性をもつことが知られている．そのため，数多くのアルカロイド類が『日本

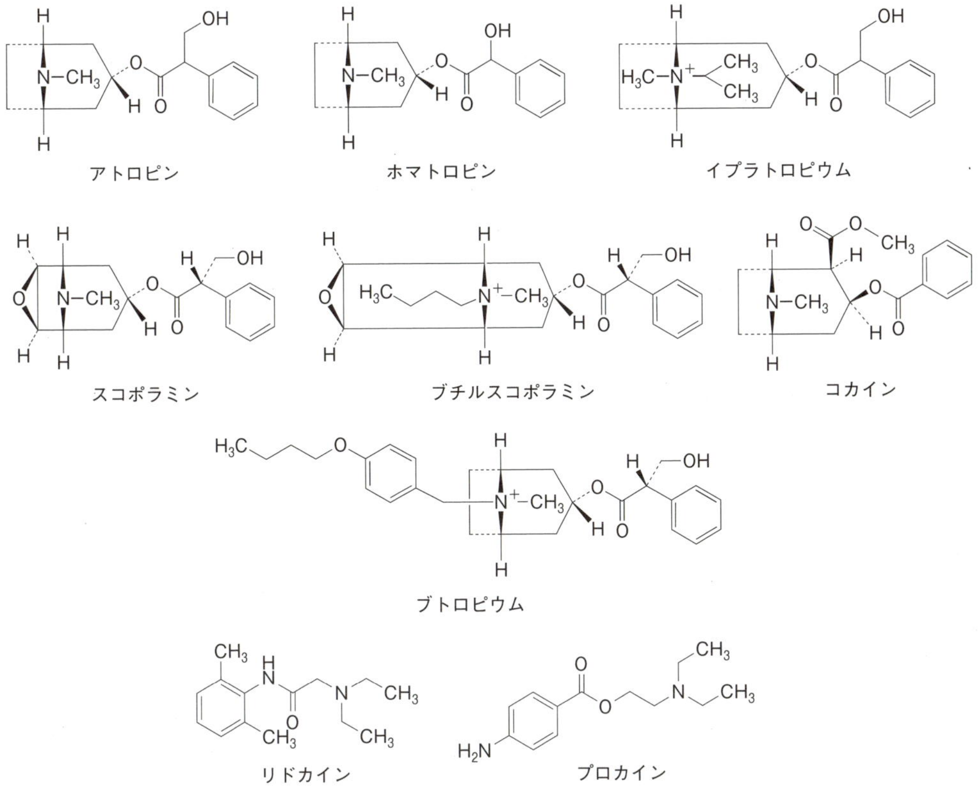

図6.2 トロパンアルカロイドの構造

薬局方』にも収載されており医薬品としても非常に重要な化合物群である.

(a) トロパンアルカロイド

トロパン(tropane)骨格をもったアルカロイドであり，塩基性アミノ酸の一種であるオルニチンを前駆体として生合成される（図6.2）.

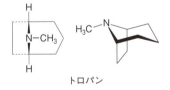

❶ **アトロピン**(atropine，硫酸塩)

基原植物 ロートコン（ハシリドコロ *Scopolia japonica*）の根茎および根.

用途 副交感神経の遮断薬（鎮痙，鎮痛，散瞳薬）.

備考 (−)-ヒヨスチアミン(hyoscyamine)が異性化した(+)-ヒヨスチアミンとの等量混合物である．アトロピンをリード化合物として**ホマトロピン**(homatropine，臭化水素酸塩)や**イプラトロピウム**(ipratropium，臭化物水和物)などが開発された.

❷ **スコポラミン**(scopolamine，臭化水素酸塩)

基原植物 ベラドンナ *Atropa belladonna* の根.

用途 副交感神経の遮断薬（鎮痙，鎮痛，散瞳薬），抗パーキンソン病薬.

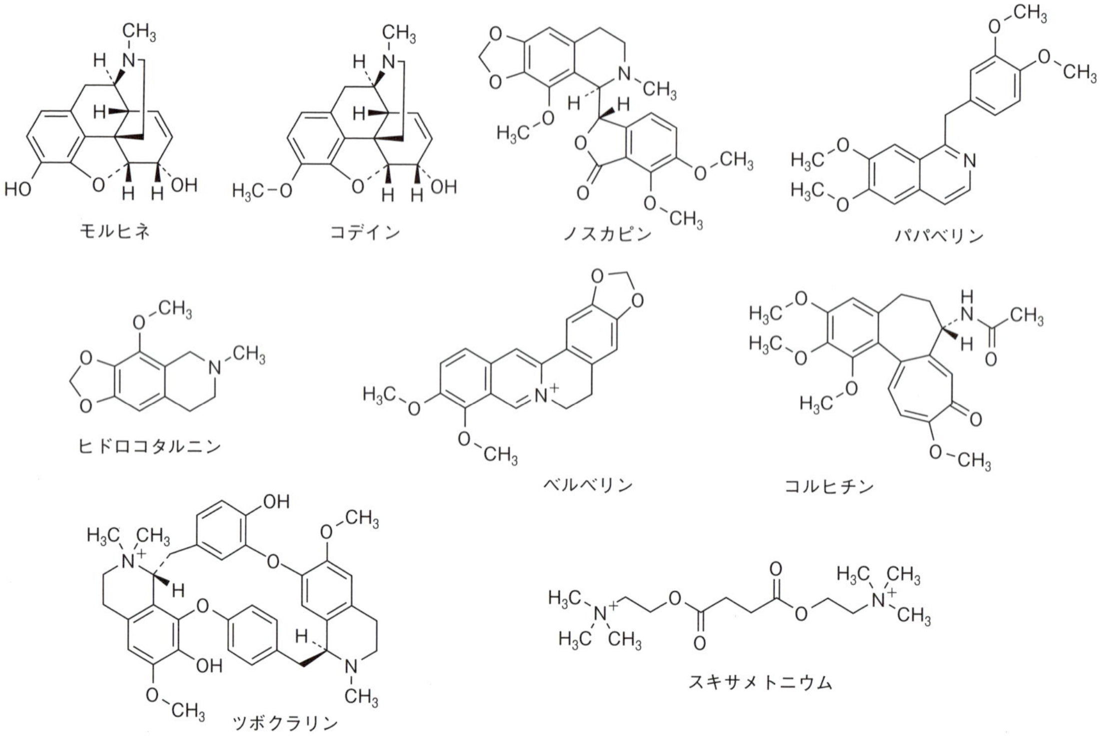

図6.3 ベンジルイソキノリンアルカロイドの構造

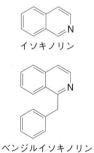
イソキノリン

ベンジルイソキノリン

備 考 関連医薬品として**ブチルスコポラミン**(butylscopolamine, 臭化物)や**ブトロピウム**(butropium, 臭化物)がある.

❸ **コカイン**(cocaine, 塩酸塩)

基原植物 コカノキ *Erythroxylon coca* の葉.

用 途 局所麻酔薬.

備 考 本物質をリード化合物として**リドカイン**(lidocaine)や**プロカイン**(procaine)などが開発された.

(b) ベンジルイソキノリンアルカロイド

ベンジルイソキノリン(benzyl isoquinoline)様の骨格をもっており,シキミ酸経路由来のフェニルアラニンやチロシンを前駆体として生合成される(図6.3).

❶ **モルヒネ**(morphine, 塩酸塩)

基原植物 ケシ *Papaver somniferum* の未熟果実から得られる乾燥乳液.

用 途 鎮痛・鎮咳薬.

備 考 アヘン末,アヘン散,アヘンチンキとして日本薬局方に収載されている.同植物に含有される医薬品としてほかに,鎮咳・鎮痛薬として使

用される**コデイン**（codeine, リン酸塩），鎮咳薬として使用される**ノスカピン**（noscapine, 塩酸塩），鎮痙薬として使用される**パパベリン**（papaverine, 塩酸塩），鎮咳薬として使用される**ヒドロコタルニン**（hydrocotarnine, 塩酸塩）がある．これらイソキノリンアルカロイドは，アヘンアルカロイドともよばれている．

❷ **ベルベリン**（berberine, 塩化物）

基原植物　キハダ *Phellodendron amurense* の樹皮あるいはオウレン *Coptis japonica* の根茎.

用途　健胃，整腸薬．

備考　構造中に第四級アンモニウム型の窒素を含むことを特徴とする．

❸ **ツボクラリン**（tubocurarine, 塩化物）

基原植物　ツヅラフジ *Chondodendron tomentosum* の樹皮．

用途　筋弛緩作用（クラーレ作用）．

備考　構造中に第三級および第四級窒素を含み，アセチルコリンに競合的に拮抗する．本物質をもとに筋弛緩薬**スキサメトニウム**が開発された．

❹ **コルヒチン**（colchicine）

基原植物　イヌサフラン *Colchicum autumnale* の種子または球茎．

用途　痛風治療薬．

備考　チロシンとフェニルアラニンが前駆体であり，ベンゼン環と**トロポロン**（tropolon）環がビフェニル（biphenyl）型で結合した構造をもつ．また，細胞分裂を抑制し染色体数を倍化させる作用があるため，植物の品種改良，種なしスイカの生産にも利用される．

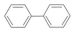
ビフェニル

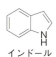
トロポロン

トロポン

（c）インドールアルカロイド

構造中に**インドール**（indole）骨格をもつトリプトファンを前駆体とするアルカロイドであり，広く多くの植物に含まれていることが知られている（図6.4）．

インドール

❶ **アジマリン**（ajmaline），**レセルピン**（reserpine）

基原植物　インドジャボク *Rauwolfia serpentina* の根．

用途　抗不整脈薬（アジマリン），抗高血圧薬（レセルピン）．

❷ **ビンクリスチン**（vincristine, 硫酸塩），**ビンブラスチン**（vinblastine, 硫酸塩）

基原植物　ニチニチソウ *Catharanthus roseus* の葉．

用途　抗悪性腫瘍薬として白血病や悪性リンパ腫に適応．

備考　ビンクリスチンは，ビンブラスチンの片側のインドール窒素のメチル基がホルミル基に置換した化合物である．

❸ **フィゾスチグミン**（physostigmine）

基原植物　カラバル豆 *Physostigma venenosum* の種子．

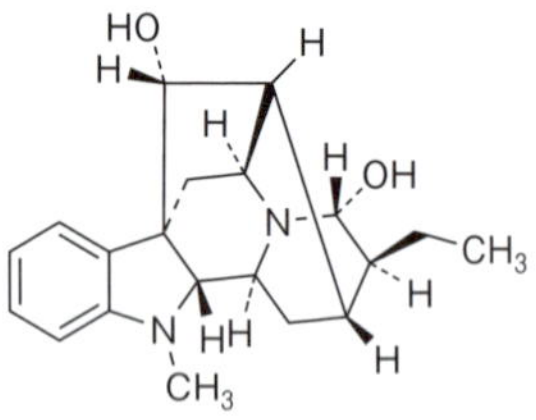

アジマリン 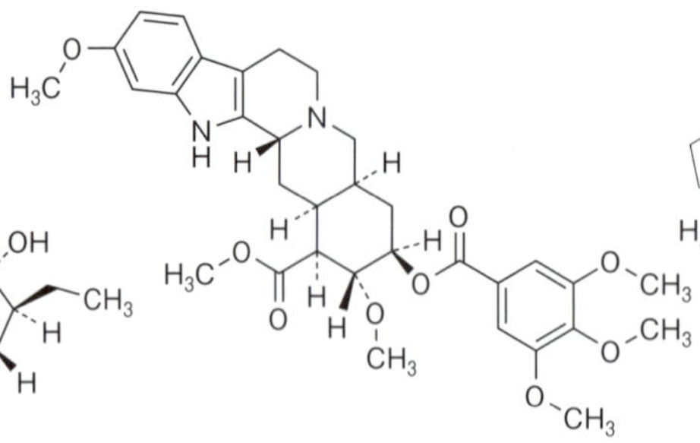　　　レセルピン 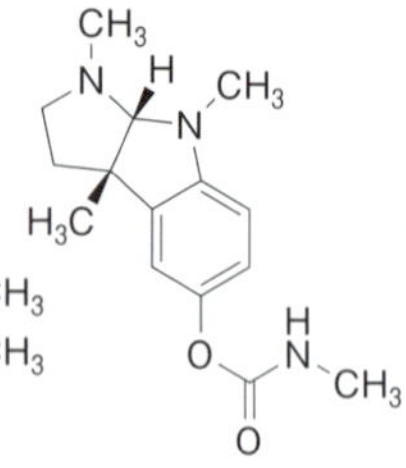　　　フィゾスチグミン 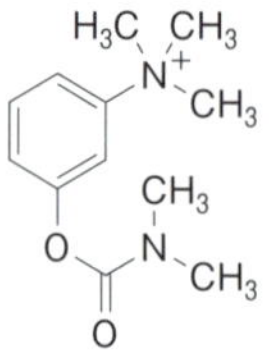　ネオスチグミン 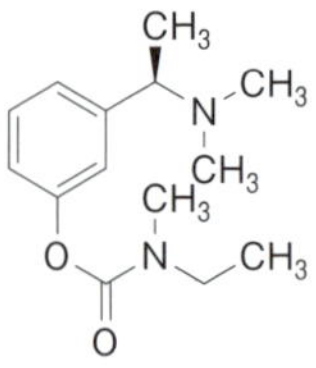　リバスチグミン

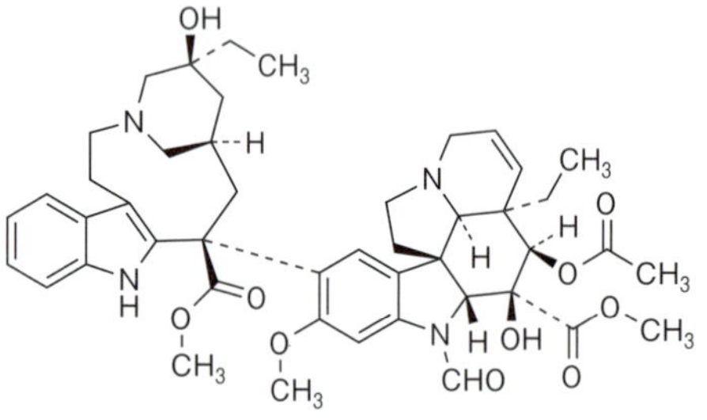

ビンクリスチン 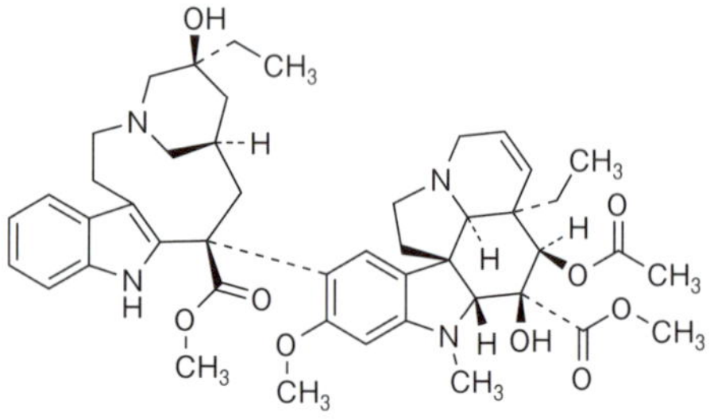　　　　　　　　　ビンブラスチン

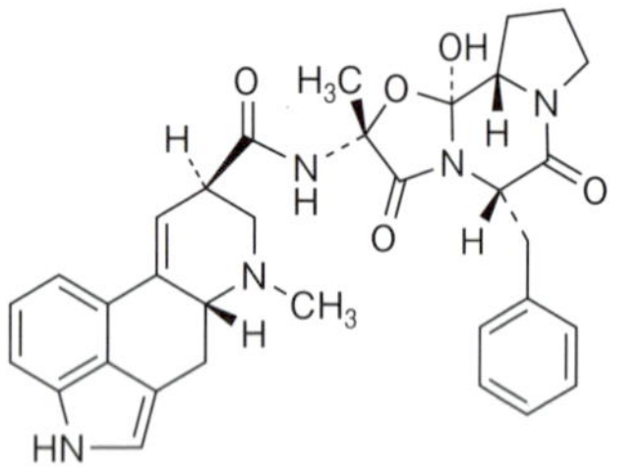

エルゴタミン 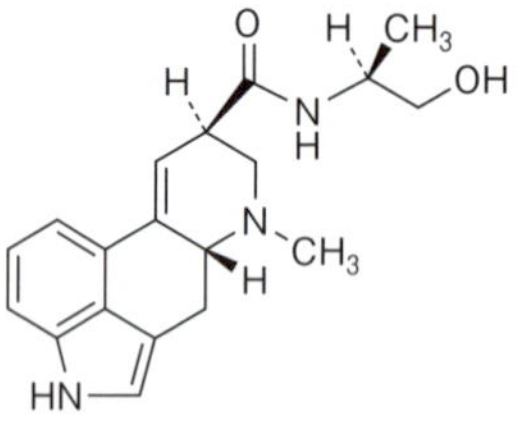　　　　エルゴメトリン 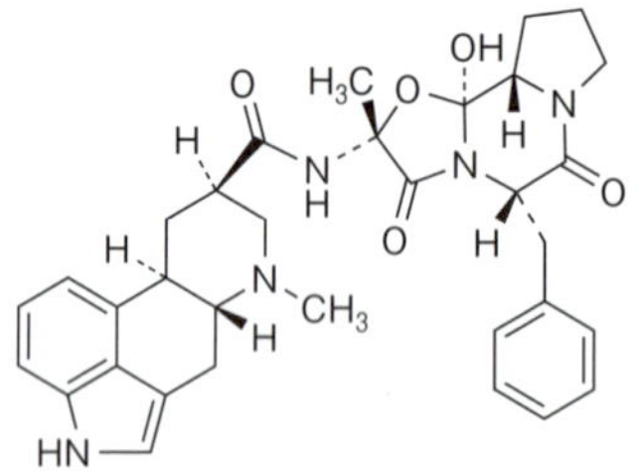　　　　ジヒドロエルゴタミン

図6.4　インドールアルカロイドの構造

用　途　コリンエステラーゼを阻害し，副交感神経興奮作用を示す．

備　考　別名エゼリンともよばれ，本物質をもとに重症筋無力症治療薬の**ネオスチグミン**（neostigmine）やアルツハイマー型認知症治療薬の**リバスチグミン**（rivastigmine）が開発された．

❹ **エルゴタミン**（ergotamine，酒石酸塩），**エルゴメトリン**（ergometrine，マレイン酸塩）

基原植物　バッカクキン（麦角菌）*Claviceps purpurea* Tulasne がライ麦などに寄生して生じる菌核．

用　途　子宮収縮薬．

備　考　**ジヒドロエルゴタミン**（dihydroergotamine，メシル酸塩）は抗片頭痛薬として使用される．

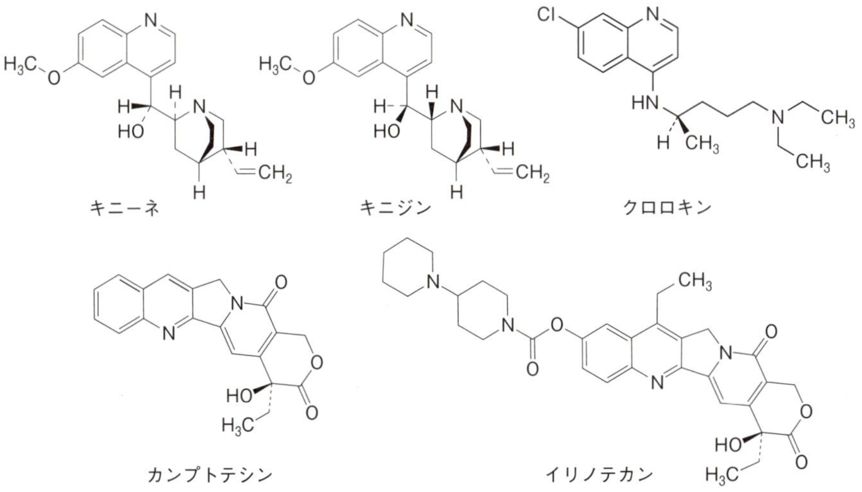

図6.5 キノリンアルカロイドの構造

(d) キノリンアルカロイド

キノリン骨格をもつアルカロイドであり，生合成的には変形したモノテルペンインドールアルカロイドとみなされる(図6.5)．

❶ **キニーネ**(quinine，塩酸塩)，**キニジン**(quinidine，硫酸塩)

基原植物　アカキナノキ *Cinchona succirubra* の樹皮．

用　途　抗マラリア薬(キニーネ)，不整脈治療薬(キニジン)．

備　考　キニーネとキニジンはともに**キヌクリジン**(quinuclidine)環をもち，互いにジアステレオマーの関係にある．キニーネの構造をもとに**クロロキン**(chloroquine)などの抗マラリア薬が合成開発された．

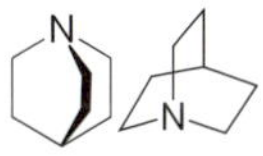

❷ **カンプトテシン**(camptothecine)

基原植物　カレンボク *Camptotheca acuminata* Decne の果実または根．

用　途　抗悪性腫瘍薬．

備　考　カンプトテシンの構造をもとに**イリノテカン**(irinotecan)が合成開発され，小細胞肺がん，子宮頸がんの治療に応用されている．

(e) そのほかのアルカロイド(図6.6)

❶ **エフェドリン**(ephedrine，塩酸塩)

基原植物　*Ephedra sinica* Stapf の地上茎．

用　途　気管支拡張薬，昇圧薬．

備　考　副腎髄質ホルモンの**アドレナリン**(adrenaline)と構造が類似しており，同様に交感神経興奮作用をもっている．

❷ **ピロカルピン**(pilocarpine，塩酸塩)

基原植物　*Pilocarpus jaborandi* Holmes の小葉．

用　途　縮瞳薬，緑内障治療薬．

キノリン

キヌクリジン

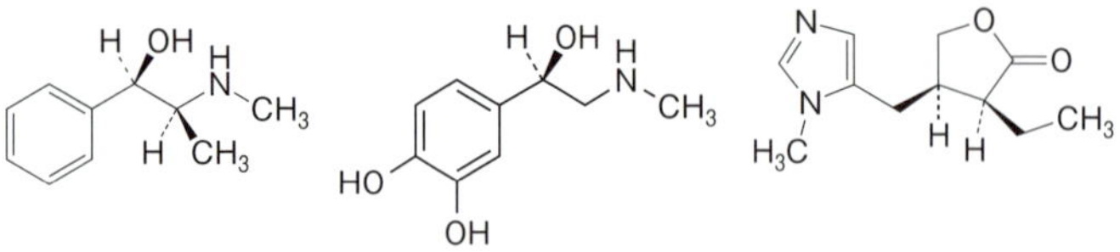

エフェドリン　　アドレナリン　　ピロカルピン 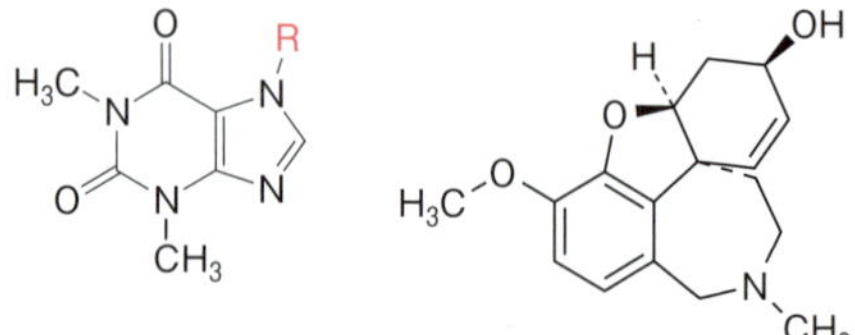　　カフェイン　　R＝CH₃
　　　　　　　　　　　　　　　　　　　　　　　　　テオフィリン　R＝H　　ガランタミン

図6.6　そのほかのアルカロイドの構造

　備　考　ムスカリン様受容体への作用により副交感神経興奮を引き起こす．また，アトロピンの拮抗薬でもある．

❸ **カフェイン**（caffeine），**テオフィリン**（theophylline）

基原植物　チャ *Camellia sinensis* の葉など．

用　途　強心利尿薬および中枢神経興奮薬（カフェイン），気管支拡張薬（テオフィリン）．

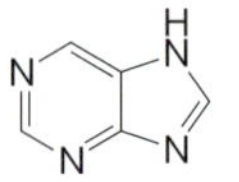

プリン

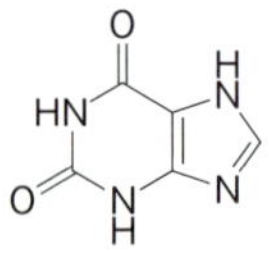

　備　考　**プリン**（purine）骨格の2位と6位が酸化された**キサンチン**（xanthine）骨格に由来する．

❹ **ガランタミン**（galantamine）

基原植物　スノードロップ *Galanthus nivalis* の球根．

用　途　コリンエステラーゼ阻害薬，アルツハイマー型認知症治療薬．

キサンチン

　備　考　トリプトファンとフェニルアラニンを前駆体とする．ニコチン性アセチルコリン受容体の感受性を高めたり，アセチルコリンの放出増強作用も有する．

（f）アミノ酸類（図6.7）

❶ **カイニン酸**（kainic acid）

基原植物　紅藻マクリ *Digenea simplex* の全藻．

用　途　駆虫薬．

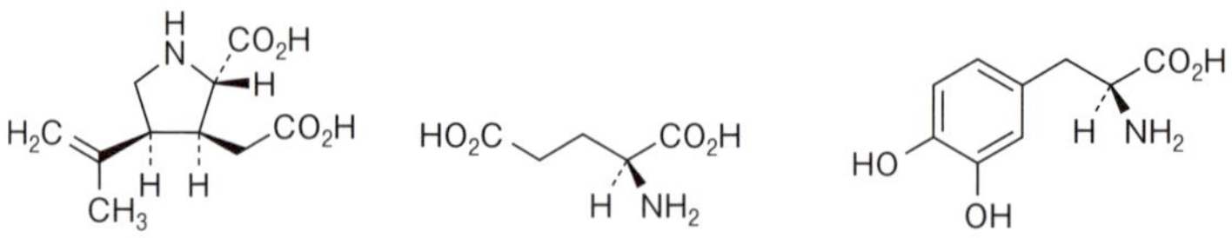

カイニン酸　　　　グルタミン酸　　　　レボドパ

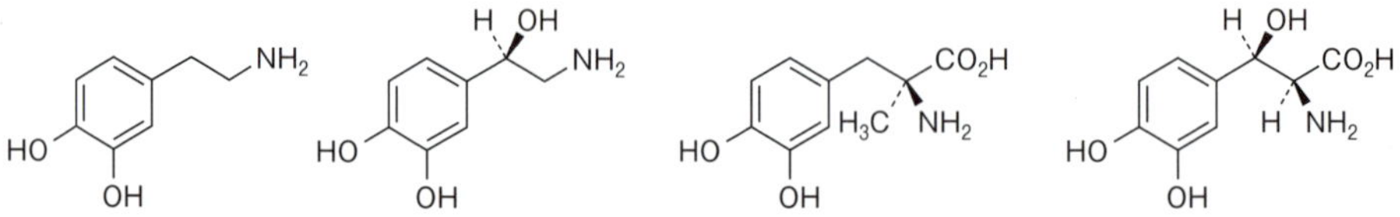

ドパミン　　　ノルアドレナリン　　　メチルドパ　　　ドロキシドパ

図6.7　アミノ酸類の構造

COLUMN　神経伝達物質受容体と天然物

生体内には少なくとも100種類の神経伝達物質が存在し，そのうち約18種がとくに重要といわれている．自律神経節ではアセチルコリンの受容体にはタバコやキノコの有毒成分であるニコチンやムスカリンの名称が使用され，それぞれニコチン性受容体（N_1，N_2）とムスカリン性受容体（M_1〜M_5）に分類されている．また，中枢ニューロンで作用するエンドルフィンやエンケファリンの受容体にも麻薬性鎮痛薬のオピオイドの名称が使われオピオイド受容体（μ, κ, δ）として分類されている．

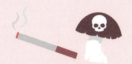

そのほか，アナンダミドなどの生体内リガンドの受容体は大麻の生理活性物質であるカンナビノイド受容体として知られている．さらに近年では，ハッカの精油成分であるメントールやトウガラシの辛味成分であるカプサイシンが温度感受性TRPチャネルに作用し，メントール受容体は冷たい感覚，カプサイシン受容体は熱い（痛い）感覚を引き起こすことが明らかとなった．

カプサイシン

このように，天然物がヒトの生体内に存在するさまざまな受容体やチャネルに外因性リガンドとして機能し，これが契機となって内因性リガンドが発見されたり，受容体やチャネルの機能解明に利用された例も多く，ともに地球上で共存してきたヒトと植物二次代謝産物である天然物のかかわりがただの偶然とは考えにくい．

（−）-メントール

備　考　構造中にグルタミン酸に相当する部分を含んでおり，グルタミン酸感受性シナプスに作用する．

❷ **レボドパ**（levodopa）

基　原　ハッショウマメ *Mucuna pruriens* の種子．現在は化学合成により供給されている．

用　途　パーキンソン病治療薬．神経伝達物質ドパミンの前駆体．

備　考　神経伝達物質のアドレナリン，ノルアドレナリン，レボドパ，パーキンソン病治療薬のドロキシドパ，血圧降下剤のメチルドパは**カテコール**（catechol）アミンとよばれる．

カテコール

6.1.2　脂肪酸関連化合物

生体内で生合成できない不飽和脂肪酸は必須脂肪酸とよばれる．n-3（ω_3）脂肪酸であるイコサペンタエン酸やドコサペンタエン酸は，医薬品や特定保健用食品として利用され，おもに魚油から摂取される．**プロスタグランジン**（prostaglandins）は n-6（ω_6）脂肪酸であるアラキドン酸から生合成される生理活性物質の総称である．

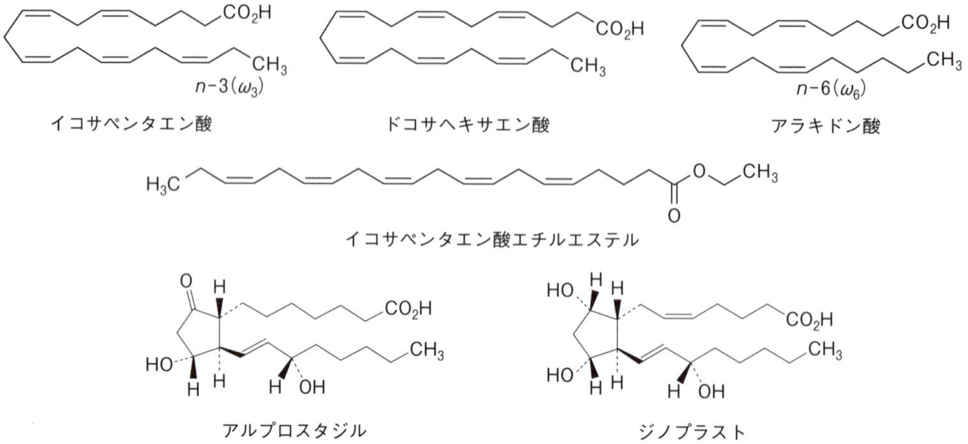

イコサペンタエン酸　　　　　　ドコサヘキサエン酸　　　　　　アラキドン酸

$n-3(\omega_3)$　　　　　　　　　　　　　　　　　　　　　　　　　$n-6(\omega_6)$

イコサペンタエン酸エチルエステル

アルプロスタジル　　　　　　　　ジノプロスト

図6.8　脂肪酸関連化合物類の構造

脂肪酸の表記法

脂肪酸のナンバリングは通常カルボキシ基を炭素1とするが，これとは別に末端のメチル基の炭素を基準オメガ(ω_1)とし，順次ω_3，ω_6とする方法もある．この表記法はマロン酸がクライゼン縮合して炭素鎖が伸長する不飽和脂肪酸の二重結合の位置づけに役立つ．なお，現在はωに代わり，n-3, n-6のようにn-の使用が正式である．

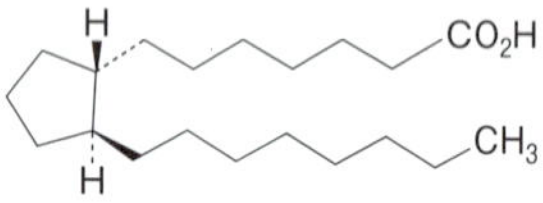

プロスタン酸

プロスタグランジンは**プロスタン酸**（prostanoic acid）を基本骨格として，五員環部分の酸化様式の違いや側鎖部分の二重結合の数などによって分類される（図6.8）．その生理作用は，血管拡張・収縮，血小板凝集阻害などさまざまである．

❶ **イコサペンタエン酸**（EPA，$C_{20:5}$），**ドコサヘキサエン酸**（DHA，$C_{22:6}$），**アラキドン酸**（$C_{20:4}$）

　用　途　　イコサペンタエン酸エチルエステルは高脂血症の治療に用いられる．

❷ **プロスタグランジン E_1（アルプロスタジル**，alprostadil），**プロスタグランジン $F_{2\alpha}$（ジノプロスト**，dinoprost）

　由　来　　化学合成．

　用　途　　末梢循環障害治療薬，皮膚潰瘍治療薬（E_1），子宮収縮薬（$F_{2\alpha}$）．

　備　考　　アルプロスタジルとα-シクロデキストリンを組み合わせることで包接化合物としたアルプロスタジルアルファデクスが開発された．

6.1.3　テルペノイド類（図6.9）

　イソプレノイドはその構成単位である**イソペンテニルニリン酸**（isopentenyl pyrophosphate；IPP）およびその異性体**ジメチルアリルニリン酸**（DMAPP）から生合成される．植物では二つの異なる経路，**メバロン酸経路**（mevalonic acid pathway）と**非メバロン酸経路**（non-mevalonic acid pathway）によってIPPとDMAPPが合成され，これらが頭-尾で順次結合していくことで，炭素数10個から25個の前駆体であるゲラニルニリン酸（geranyl pyrophosphate；GPP），ファルネシルニリン酸（farnesyl pyrophosphate；FPP），ゲラニルゲラニルニリン酸（geranylgeranyl pyrophosphate；GGPP）やゲラニ

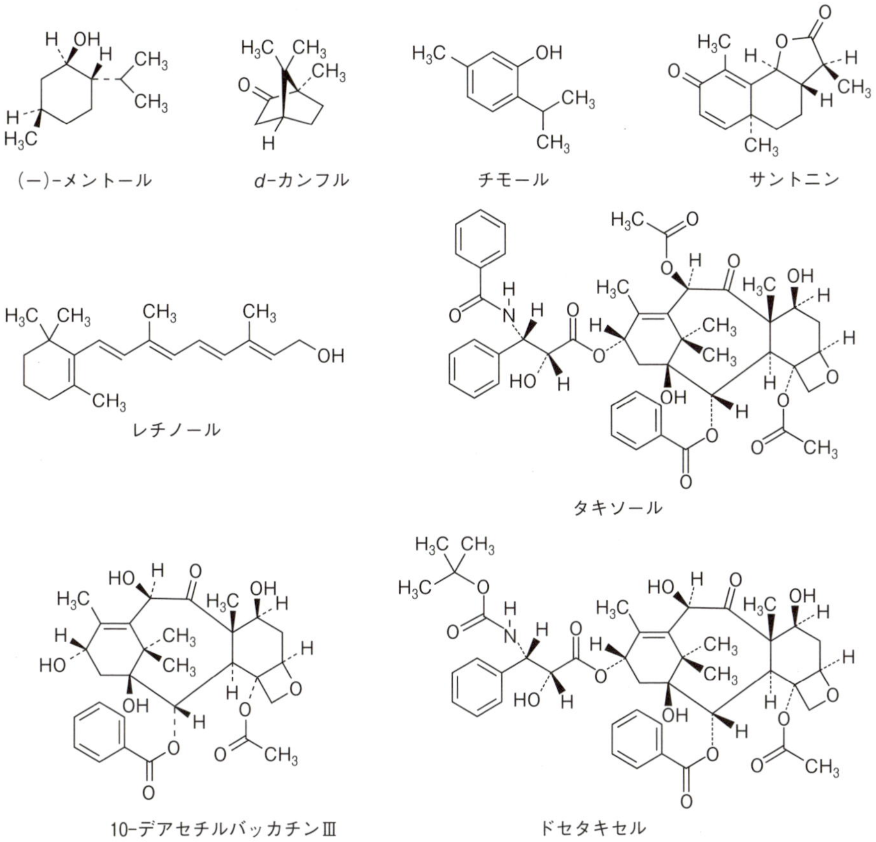

天然由来医薬品とリード化合物　6.1　　183

(−)-メントール　　　　d-カンフル　　　　チモール　　　　サントニン

レチノール

タキソール

10-デアセチルバッカチンⅢ　　　　ドセタキセル

図6.9　テルペノイド類の構造

ルファルネシル二リン酸（geranylfarnesyl pyrophosphate；GFPP）ができ，閉環や修飾を受け，さまざまなテルペノイド類として，**モノテルペン**（monoterpene）C_{10}，**セスキテルペン**（sesquiterpene）C_{15}，**ジテルペン**（diterpene）C_{20}，**セスタテルペン**（sesterterpene）C_{25} がつくられる．また，FPP が 2 分子尾-尾で結合すると**トリテルペン**（triterpene）C_{30} がつくられる（生薬成分の構造と生合成，図 3.2）．

❶ **(−)-メントール**〔(−)-menthol〕（モノテルペン）

基原植物　ハッカ *Mentha arvensis* var. *piperascens* の精油．

用　途　皮膚・粘膜への冷感作用，鎮静剤，制痒剤（痒み止め），化粧品原料．

備　考　合成メントールも同様に用いられる．分子中に，3 個の不斉炭素を含むため，計 8 個の立体異性体が存在する．

❷ **d-カンフル**〔(+)-camphor〕（モノテルペン）

基原植物　クスノキ *Cinnamomum camphora* の精油（樟脳油）．

用　途　局所刺激剤，局所消炎剤．

備考　合成カンフルも同様に用いられる．不斉炭素を2個含むが，架橋型ビシクロ構造であるため立体異性体は2種のエナンチオマーのみが存在する．(+)-ショウノウともいう．

❸ **チモール**(thymol)（モノテルペン）
　基原植物　タチジャコウソウ *Thymus vulgaris* などの精油．
　用途　歯科用の殺菌剤．

❹ **サントニン**(santonin)（セスキテルペン）
　基原植物　*Artemisia cina* の蕾．
　用途　駆虫薬．
　備考　サントニンとカイニン酸の混合物（5:1）が臨床で回虫の駆除に用いられている．

❺ **レチノール**(retinol，ビタミンA)
　由来　動物油，魚類の肝臓など．
　用途　ビタミンAは視覚作用，皮膚粘膜の形成，成長促進作用があり，その欠乏症の予防・治療に使用．
　備考　生体内では栄養素から摂取した β-カロテンなどのプロビタミンAから変換される（図3.13参照）．より安定性の高い酢酸あるいはパルミチン酸のエステル体が薬用化粧品として使用されている．

❻ **タキソール**(taxol，パクリタキセル）ジテルペンアルカロイド
　基原植物　タイヘイヨウイチイ *Taxus brevifolia* の樹皮．
　用途　抗悪性腫瘍薬．
　備考　ビンクリスチンと同じ微小管（チューブリン）を標的とする抗がん剤である．セイヨウイチイ（*T. baccata*）の葉より得られる **10-デアセチルバッカチンⅢ**（10-deacetylbaccatin Ⅲ）からの半合成が可能となっており，タキソールの誘導体である**ドセタキセル**（タキソテール）はさまざまながんの治療薬として用いられている．

6.1.4　ステロイド類

　ステロイドはトリテルペンと同様に，オキシドスクアレンから生合成され（図3.11参照），シクロペンタノペルヒドロフェナントレン骨格をもつ．ステロール類，胆汁酸，ステロイドホルモンや強心配糖体などが医薬品として用いられる．（図6.10）．

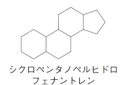
シクロペンタノペルヒドロ
フェナントレン

❶ **コレステロール**(cholesterol)
　由来　脊椎動物の代表的なステロイド（脳や脊髄に多く分布する）．
　用途　軟膏基剤，腸溶性被膜成分．
　備考　胆汁酸やステロイドホルモンの重要な生合成原料である．

❷ **アルファカルシドール**（α-calcidiol），**カルシトリオール**(calcitriol)

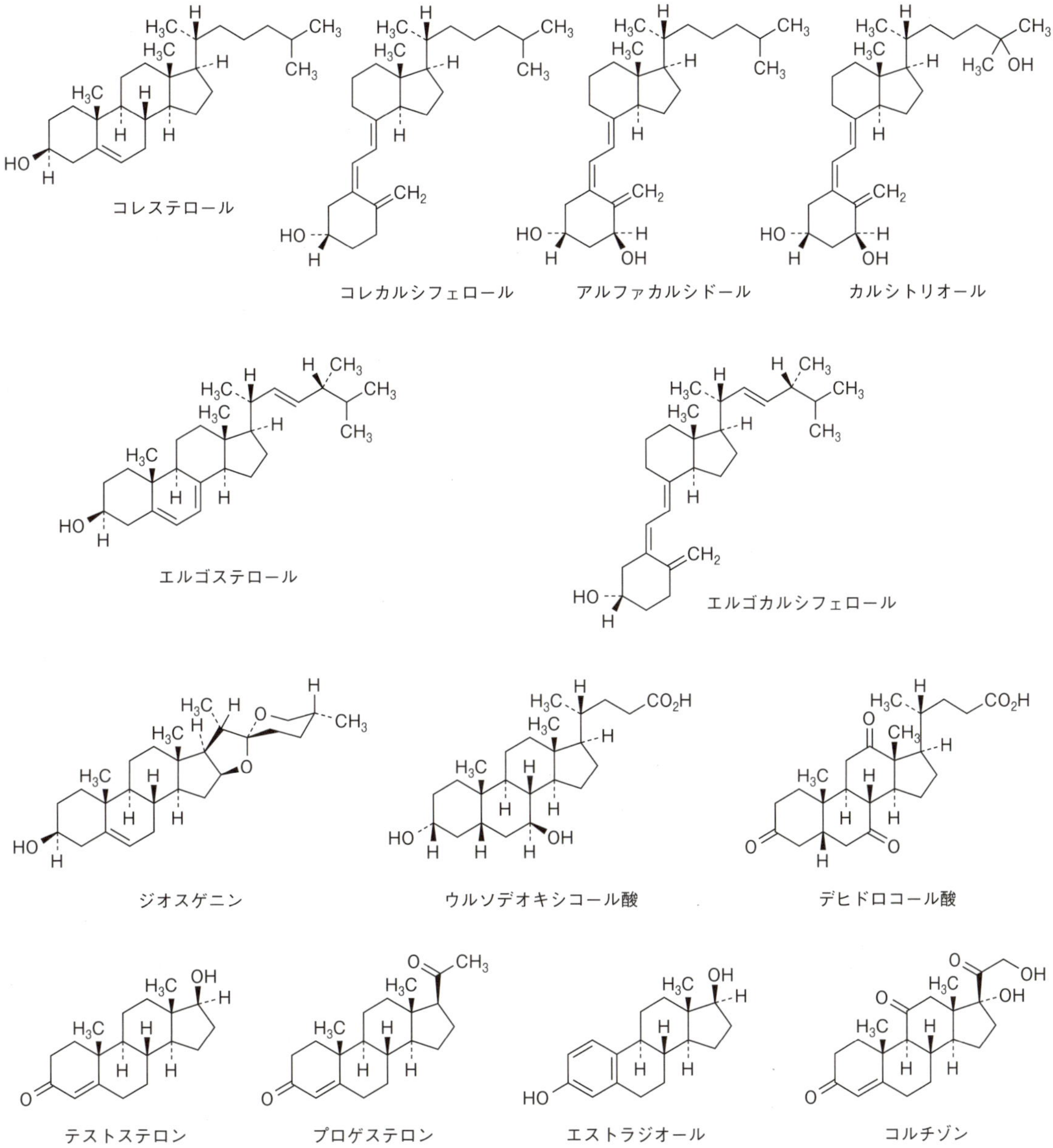

天然由来医薬品とリード化合物　6.1　185

コレステロール　コレカルシフェロール　アルファカルシドール　カルシトリオール

エルゴステロール　エルゴカルシフェロール

ジオスゲニン　ウルソデオキシコール酸　デヒドロコール酸

テストステロン　プロゲステロン　エストラジオール　コルチゾン

図 6.10　ステロイド類の構造

由　来　化学合成.

用　途　骨粗鬆症の治療薬, 活性型ビタミン D_3 製剤.

備　考　ビタミン D_3（**コレカルシフェロール**, cholecalsiferol）は, それ
自体は活性型ビタミンではなく, 生体内において肝臓で 25 位が, 腎臓で 1α
がヒドロキシ化を受け活性型ビタミン D_3（1α-hydroxycholecalciferol,
1α, 25-dihydroxycholecalciferol）となる.

❸ **エルゴステロール**(ergosterol)

由来　菌類の代表的なステロイド(ブクリョウやチョレイなどの生薬や酵母に含まれる).

備考　ポリエン系やアゾール系の抗真菌剤はエルゴステロールの生合成を阻害する.

❹ **エルゴカルシフェロール**(ergocalsiferol)

由来　紫外線の照射によってエルゴステロールから生成する.

用途　ビタミン D_2 とよばれ,くる病治療薬として使用される.

❺ **ウルソデオキシコール酸**(ursodeoxycholic acid)

由来　ユウタン(ヒグマなどの胆汁の乾燥品)から最初に同定された.

用途　胆汁分泌促進剤.

❻ **デヒドロコール酸**(dehydrocholic acid)

由来　ゴオウ(ウシの胆石)の成分.

用途　胆道系疾患および胆汁うっ滞を伴う疾患.

備考　コール酸(胆汁酸)などからデヒドロコール酸やウルソデオキシコール酸が製造される.

❼ **ジオスゲニン**(diosgenin)

基原植物　オニドコロ *Dioscorea tokoro* の根茎.

用途　ステロイドホルモンの合成原料.

備考　ジオスゲニンを原料にして**テストステロン**(testosterone),**プロゲステロン**(progesterone),**エストラジオール**(estradiol),**コルチゾン**(cortisone)などのステロイドホルモンが合成された(図3.9参照).

❽ **ジギトキシン**(digitoxin),**ジゴキシン**(digoxin),**ラナトシド C**(lanatoside C),**メチルジゴキシン**(methyldigoxin),**デスラノシド**(deslanoside)

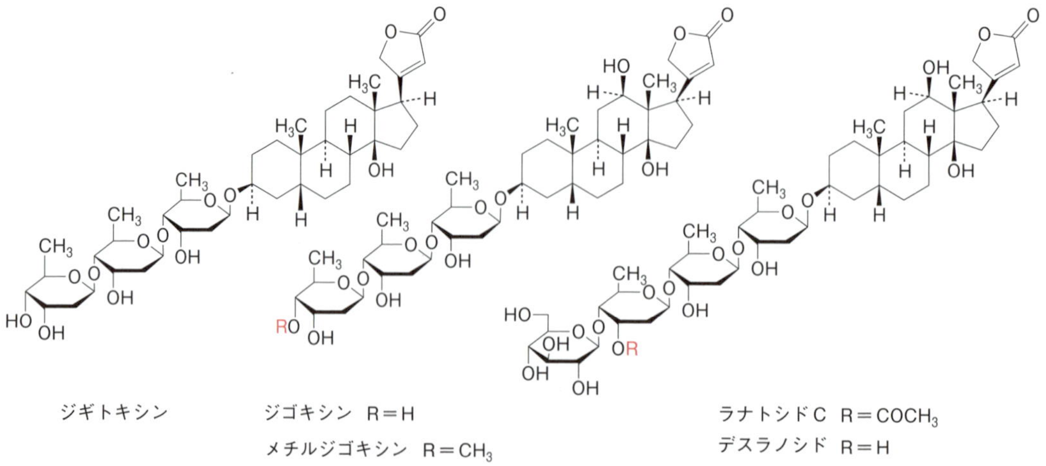

ジギトキシン

ジゴキシン　R＝H
メチルジゴキシン　R＝CH₃

ラナトシド C　R＝COCH₃
デスラノシド　R＝H

図6.11　強心配糖体の構造

天然由来医薬品とリード化合物　6.1　　*187*

基原植物　ジギトキシンの場合，ジギタリス *Digitalis purpurea* の葉，そのほかの場合，ケジギタリス *D. lanata* の葉.

用 途　うっ血性心不全治療薬.

備 考　強心配糖体であり，側鎖に α, β-不飽和五員環ラクトンをもち，A/B 環はシス(5β-H, 10β-CH$_3$)，C/D 環もシス(13β-CH$_3$, 14β-OH)配置をとる．また，主糖部は 2, 6-ジデオキシ糖の **D-ジギトキソース**(D-digitoxose)が 1-4 結合する(図 6.11).

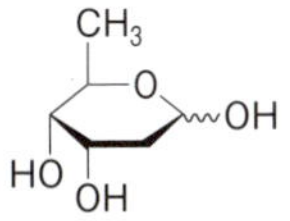

D-ジギトキソース

6.1.5　フェニルプロパノイド類

シキミ酸経路により生合成される炭素 6 個の芳香環と炭素 3 個の側鎖からなる**フェニルプロパン**(phenylpropane, C$_6$-C$_3$ 単位)を基本骨格とする化合物群の総称である(図 6.12)．フェニルプロパノイドの二量体をリグナンとよぶ.

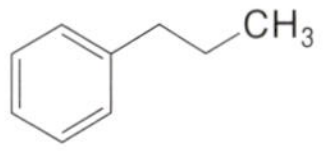

フェニルプロパン

❶ ナンジノシド(nandinoside)

基原植物　ナンテン *Nandina domestica* の葉.

用 途　抗アレルギー薬.

備 考　ナンジノシドをもとにドラッグデザインによる構造最適化が行われ**トラニラスト**(tranilast)が開発された.

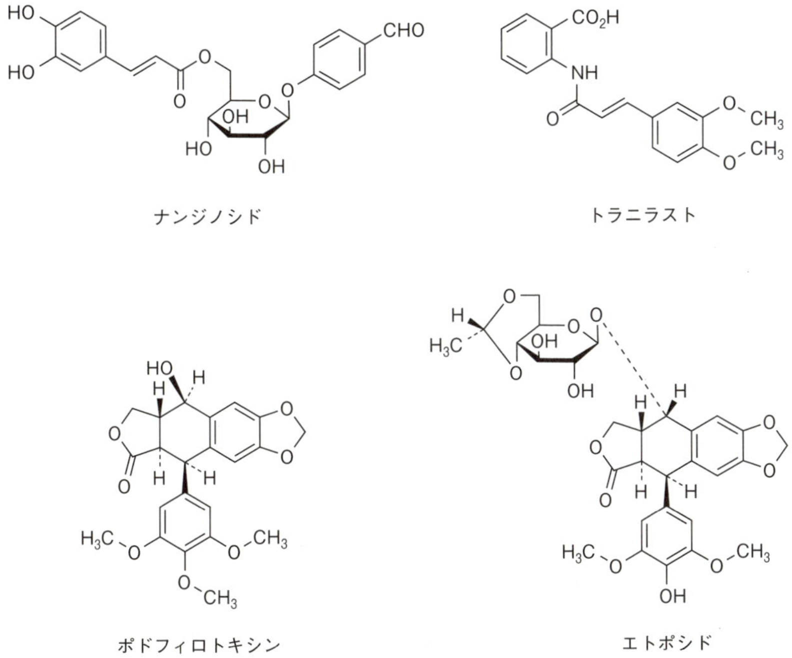

ナンジノシド

トラニラスト

ポドフィロトキシン

エトポシド

図 6.12　フェニルプロパノイド類の構造

❷ ポドフィロトキシン（podophyllotoxin）（リグナン）

基原植物　*Podophyllum peltatum* の根茎.

用　途　抗悪性腫瘍薬.

備　考　ポドフィロトキシンを原料として，抗がん剤の**エトポシド**（etoposide）が開発された.

6.1.6　クマリン類，クロモン類，クロマン類，フラボノイド類，カルコン類，キノン類

　クマリン（coumarin）類は，ケイヒ酸を前駆体として，2位のヒドロキシ化と二重結合の異性化，ラクトン環への閉環により形成される. また，クマリンにフラン環が縮環したフラノクマリンは**ソラレン**（psoralen）とよばれる. **クロモン**（chromone）類は 4*H*-1-benzopyran-4-one，**クロマン**（chromane）類は**ベンゾジヒドロピラン**（benzodihydropyran）を基本骨格とする. また，**フラボノイド**（flavonoid）はフェニルクロマン（C_6-C_3-C_6）骨格を基本構造にもち，酢酸-マロン酸経路とシキミ酸経路の複合経路によって生合成される. とくに，2-フェニルクロマンをイソフラボンとよぶ. キノン類はベンゾキノン，ナフトキノン，アントラキノンなど，酢酸-マロン酸経路，シキミ酸経路，メバロン酸経路やこれらの経路が組み合わされて生合成される（図6.13）.

　❶ キサントトキシン（xanthotoxin，フラノクマリン）

基原植物　*Ammi majus*.

用　途　尋常性白斑治療薬.

備　考　**メトキサレン**（methoxsalen）という名称で色素沈着改善薬として臨床応用されている.

　❷ ジクマロール（dicoumarol，クマリンの二量体）

基原植物　ムラサキウマゴヤシ *Medicago sativa* やセイヨウエビラハギ *Melilotus officinalis* などの腐敗物.

用　途　血栓塞栓症の治療や予防.

備　考　クマリンの二量体からなる化合物であり，これをもとに抗血栓薬として重要な**ワルファリンカリウム**（warfarin potassium）が開発された. さらに，こうした抗血栓薬が胆汁の流れをよくすることが明らかとなったため，利胆薬**ヒメクロモン**（hymecromone）が開発された.

　❸ ケリン（khellin，クロモン）

基原植物　アンミ *Ammi visnaga* の果実.

用　途　抗アレルギー性結膜炎治療薬.

備　考　ケリンをもとに芳香環と γ-ピロン環からなる二員環を二量化させた誘導体である**クロモグリク酸ナトリウム**（sodium cromoglicate）が開発された.

クマリン

ソラレン

クロモン

クロマン

ベンゾキノン

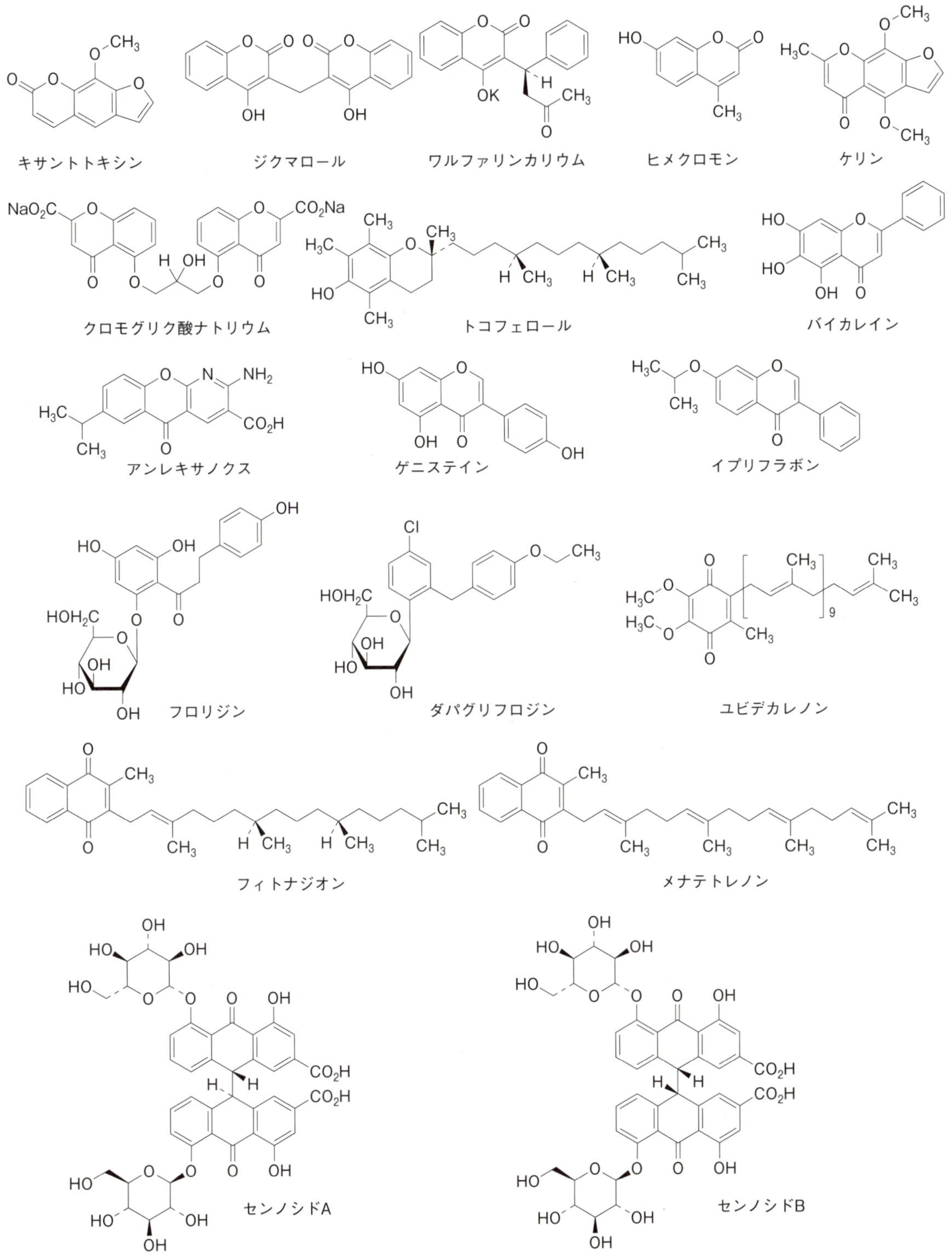

天然由来医薬品とリード化合物　6.1　189

キサントトキシン　　ジクマロール　　ワルファリンカリウム　　ヒメクロモン　　ケリン

クロモグリク酸ナトリウム　　トコフェロール　　バイカレイン

アンレキサノクス　　ゲニステイン　　イプリフラボン

フロリジン　　ダパグリフロジン　　ユビデカレノン

フィトナジオン　　メナテトレノン

センノシドA　　センノシドB

図6.13　クマリン類，クロモン類，クロマン類，フラボノイド類，キノン類の構造

❹ **α-トコフェロール**(α-tocopherol，ビタミン E)
由　来　タマゴ，ダイズなど動植物界に広く分布．
用　途　抗酸化作用．
備　考　脂溶性ビタミンの一種である．飽和イソプレノイド側鎖をもっており，ベンゼン環上のメチル基の置換様式により，α, β, γ, δ体の計 4 種がある．生理活性は α 体が最も強く，抗酸化作用は δ 体が最も強いとされる．

❺ **バイカレイン**(baicalein，フラボン)
基原植物　コガネバナ *Scutellaria baicalensis* の根．
用　途　気管支喘息，アレルギー性鼻炎．
備　考　この化合物をリードにして抗アレルギー薬**アンレキサノクス**(amlexanox)が開発された．アンレキサノクスはヒスタミンなどのメディエーター遊離抑制，ロイコトリエン生成抑制，ロイコトリエン拮抗作用などを示す．

❻ **ゲニステイン**(genistein，イソフラボン)
基原植物　ダイズ *Glycine max* の種子．
用　途　骨粗鬆症治療薬．
備　考　ゲニステインは，植物エストロゲンの一つであり，イソフラボンのなかには，エストロゲン作用を示すものが多い．この化合物をもとに骨粗鬆症治療薬**イプリフラボン**(ipriflavone)が開発された．

❼ **フロリジン**(phlorizin)，カルコン
基原植物　リンゴの樹皮．
備　考　フロリジンはジヒドロ**カルコン**であるフロレチンのグルコシド配糖体であり，この化合物の尿から糖を排出する作用を利用して SGLT2(sodium-glucose co-transpoter 2)を阻害する**ダパグリフロジン**(dapagliflozin)などの抗糖尿病薬が開発された．

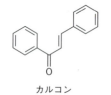
カルコン

❽ **ユビデカレノン**(ubidecarenon)（ベンゾキノン）
由　来　ミトコンドリアの電子伝達系におけるコハク酸脱水素酵素の補酵素(補酵素 Q_{10})．
用　途　代謝性強心剤．
備　考　コエンザイム Q_{10} ともよばれるユビキノンの一種であり，最近は抗酸化や**アンチエイジング**(anti aging)**成分**としてサプリメントにも利用されている．

アンチエイジング
加齢の予防を意味しており，その目的でおもにビタミン剤や抗酸化剤などが使われる．

❾ **フィトナジオン**(phytonadione，ビタミン K_1)，**メナテトレノン**(menatetrenone，ビタミン K_2)（ナフトキノン）
由　来　緑黄色野菜，海藻類，茶葉など(ビタミン K_1)，動物性食品や納豆菌など(ビタミン K_2)に多く含まれる．
用　途　血液凝固に必要な補酵素．

備　考　プレニル側鎖をもつナフトキノンであり，フィトナジオンはビタミンK欠乏症の予防や治療，メナテトレノンは骨粗鬆症の治療薬として用いられる．ビタミンK_1は抗凝固剤のワルファリンの作用を減弱する．

⑩ **センノシド**（sennoside）

　　由　来　ダイオウ(*Rheum palmatum*)の根茎，センナ(*Cassia augustifolia*)の小葉．

　　用　途　緩下剤．

　　備　考　センノシドは**アントロン**(anthrone) 2分子からなるビアントロン配糖体であり，センノシドA，CとセンノシドB，Dはそれぞれ，*threo* と *erythro* の関係にある．

アントロン

6.2　医薬シーズの探索

　新しい薬の開発をめざすための有効な手段の一つとして，生物活性を指標とするスクリーニングによるシーズ（種）の探索があげられる．図6.14には地球上に生息すると推定される生物種の分類と生息数を示している．約870万の生物種のうち，動物が777万種，植物が29万8000種，微生物が61万1000種と推定されている．また，650万が陸上種で220万が海洋種とされている．陸上種の86％，海洋種の91％が未知種である．動物種のうち，哺乳類，鳥類はほぼ既知種であり，魚類や植物種の被子植物も90％以上が既知の生

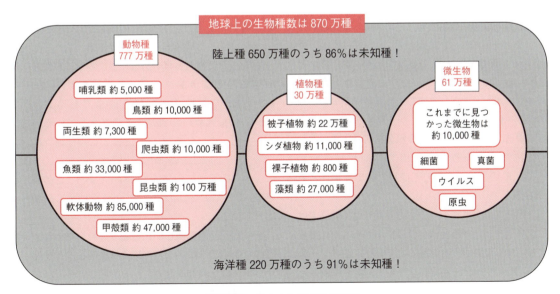

図6.14　推定される生物種の数
国連環境計画世界自然保全モニタリングセンターおよび国際自然保護連合調べ．

コンビナトリアルケミストリー
化学反応を組み合わせることにより，同時に効率よく多数の化合物群を合成する技術のこと．コンビケムとも略されることがある．

物種として知られている．しかし，真菌や細菌などの微生物については，これまでに見つかった生物種が約1万種にすぎず，地球上にはこの10〜100倍の微生物種が生息するといわれており，このことからこれら未知の微生物資源は医薬品シーズ探索に今後も重要な天然資源になると考えられる．その一方で天然物創薬は，コストパフォーマンスが悪く，天然資源の収集から，天然物の単離，構造決定に特別のノウハウや技術を要することから，世界中の製薬会社が天然物研究の撤退に踏み切り，多数の合成体を生みだす**コンビナトリアルケミストリー**（combinatorial chemistry）や効率的に多数の検体を評価するハイスループットスクリーニングシステムに創薬研究手法をシフトしたが，必ずしも期待された成果が得られたわけではない．合成化合物と比較して広いケミカルスペースをもつ天然有機化合物のポテンシャルは高く，まだ地球上にはさまざまな未利用な天然資源が眠っており，これらの天然資源に埋蔵された医薬品シーズとしての役割は依然高く，天然物の強みと弱みを理解した次世代の天然物創薬研究の確立が望まれる．

▮▮ COLUMN ▮▮　　天然物の名称について

天然物がもとになり医薬品となった場合，その開発途上ではさまざまな名称が用いられる．たとえば，抗がん剤として臨床で使用されているタキソールの場合，1971年の単離と構造決定に関する論文では化合物名として "Taxol" が使用されている．その後，商業開発により商標として "Taxol" が登録されたため，"Taxol" の一般名は "Paclitaxel"（パクリタキセル）に変更された．タキソールが上市されるまで，数多くの科学論文では，一般名である "Taxol" が使用されていたため，科学者の多くはこの商標登録の撤回を求めたが，名称変更に伴う臨床現場での混乱を危惧し "Taxol" の名称が今日でも商標として使用されている．

因みに，タキソールの添付文書では，商品名はタキソール，一般名はパクリタキセル，有効成分もパクリタキセルと記載されている．タキソール（パクリタキセル）と同じく植物由来の抗がん剤として使用されているビンクリスチンに関しては，商品名はオンコビン，一般名ビンクリスチン（硫酸塩）で記載されているので混乱することはない．しかし，ビンクリスチンの一般名についても，当初の論文では "Leurocristine"（ロイコクリスチン）とよばれていたが，アメリカ医師会が一般名をVincristineとして承認した経緯がある．

さて，天然物の名称であるが，タキソールの名称は基原となったタイヘイヨウイチイ（*Taxus brevifolia*）の属名（*Taxus*）に官能基であるアルコールの接尾辞（-ol）を加えて命名されている．一方，ビンクリスチン（Vincristine）の基原植物はニチニチソウ（*Catharanthus roseus*）だが，ニチニチソウの旧学名が *Vinca rosea* であり，この属名（*Vinca*）にアミンの接尾辞（-ne）を加えて命名されている．

天然物化学者は新しい化合物を発見したとき，その化合物の一般名を付与する特権をもつ．是非，新しい天然化合物を発掘し，その名づけ親になってみてはいかがだろうか．

6.2.1 植物資源の開拓

祖先たちによって伝承され，とくにある効能をもつ植物は，伝承医薬(生薬)と称され，経験的に疾病の予防や治療などさまざまな用途に用いられてきた．これらは，特有の生物活性を示すことがわかっているため，一つの有用な創薬シーズと考えられるようになり，実際にその有効成分を探索する試みがなされてきた．そのはじめての成功例がモルヒネと考えられている．アヘンは，痛みの軽減作用を示すことがその当時わかっていたが，ドイツの薬剤師 F. W. A. Serturner（ゼルチュルナー）によって，その作用の本体としてモルヒネがはじめて発見された．最古の新薬モルヒネは，この当時はもちろんのこと，今日においてもがんの疼痛を抑える鎮痛薬に用いられており，医薬品として現代の医療にいまも貢献している．モルヒネの例は，天然薬物の有用性を証明するよいきっかけとなり，その主要有効成分を植物中より取りだし，さらに医薬品として治療へと発展させるという手法の原点ともなっている．今日では，植物より見いだされた化合物の数は，20万種にものぼると推定されている．

6.2.2 微生物資源の開拓

微生物資源としては，とくに放線菌や真菌が創薬シーズとしての実績をあげてきた．これら資源から最初に発見された例にペニシリン系抗生物質がある．ペニシリン(penicillin)には何種類もの誘導体があり，1942年に単離されたベンジルペニシリン(benzylpenicillin)は，現在でも繁用されるβ-ラクタム系の抗生物質の原型ともなっている．さらに，1943年には放線菌の代表属であるストレプトマイセス属よりストレプトマイシン(streptomycin)が発見され，驚くべきことに60年以上も経った現在も抗結核薬として医療現場で使用されている．また最近では，コレステロール生合成の鍵酵素(HMG-CoA還元酵素)の阻害剤メバスタチン(mevastatin, ML-236B. 別名としてコンパクチンともよばれる)が真菌のペニシリウム属から単離された．後に，その誘導体プラバスタチンがコレステロール低下薬あるいは動脈硬化予防治療薬へと実用化され，現在の高脂血症による死亡率の低下にも大きく貢献した．さらに，2015年，"寄生虫による感染症に対する新しい治療法の開発"により，アベルメクチン(エバーメクチン：avermectin)の発見者である大村　智先生にノーベル生理学・医学賞が授与され，アベルメクチンのジヒドロ体であるイベルメクチンはアフリカでのオンコセルカ症の根絶に貢献した．

これまで，多くの研究者によって微生物資源からの有用物質を見つける試みがなされ，現在では微生物由来の物質はおよそ2万種以上になると考えられている．こうした物質の用途はさまざまであり，生化学試薬，農薬や医薬品としておもに利用されている(図6.15)．

オンコセルカ症

河川盲目症ともよばれ，回旋糸状虫(*Onchocerca volvulus*)という寄生虫によって引き起こされ，ブユに媒介されて人に感染する．皮膚の激しいかゆみなどを伴い，重症になると失明などの視覚障害を発症する．

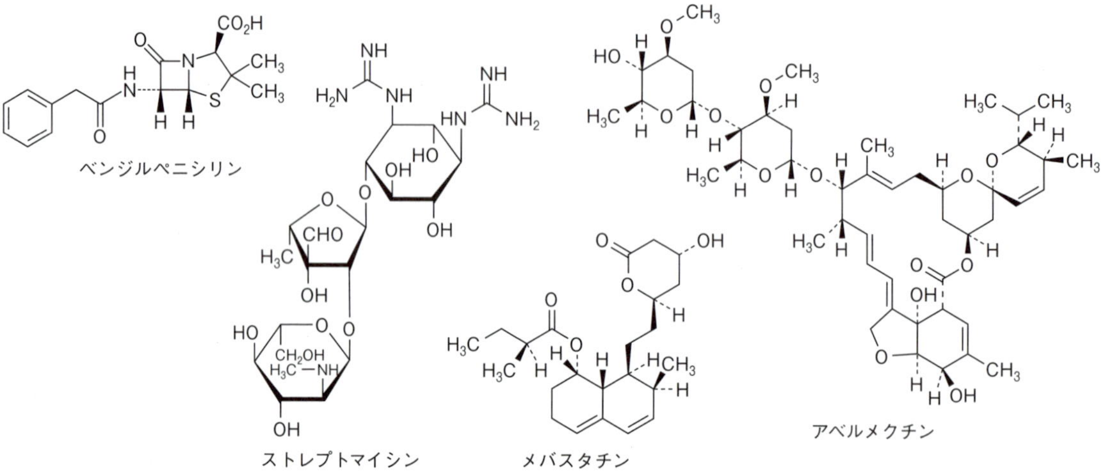

図6.15 代表的な微生物資源の構造

6.2.3 海洋生物資源の開拓

海人草は日本や中国で古くから駆虫薬として用いられ，1953年に有効成分の**カイニン酸**（kainic acid）が単離され，海洋生物由来のはじめての治療薬として利用されてきた．1950年以降はフランスの海洋学者 J.-Y. Cousteau のアクアラングの発明により，潮間帯より深部の潮下帯に生息する海洋生物の採集が可能となり，アメリカ，イタリア，日本を中心に海洋天然物化学が発展した．

その結果，約4万種に及ぶ海洋生物二次代謝産物の情報が蓄積されてきた．そのなかでも，カリブ海産の海綿より発見された"特異なヌクレオシド"である**スポンゴチミジン**（spongothimidine）や**スポンゴウリジン**（spongouridine）の構造をもとに抗ウイルス薬の **Ara-A**（ビタラビン）や抗悪性腫瘍薬の **Ara-C**（シタラビン）が開発された．そのほか，カリブ海産の群体ホヤから単離された**エクチナサイジン743**（ecteinascidin 743）が軟部組織肉腫の治療薬として認可された．さらに，日本産**クロイソカイメン**（*Halichondria okadai*）から単離されたハリコンドリンBの合成類縁化合物である**エリブリン**（eribulin）が乳がん治療薬として開発された（図6.16）．

このように，海洋生物資源には強力な薬理活性をもつ医薬シーズ，リード化合物が数多く発見されているが，海洋天然物の多くは化学構造が複雑であり，化学合成による原料の安定供給の困難さが医薬品開発の障壁になっている．しかし，近年，マクロライドやポリエーテル系海洋天然物の多くが，宿主生物である海綿などに共生する微生物が産生することが明らかとなっており，これらの共生微生物の単離・培養および原料供給体制の確立が望まれている．

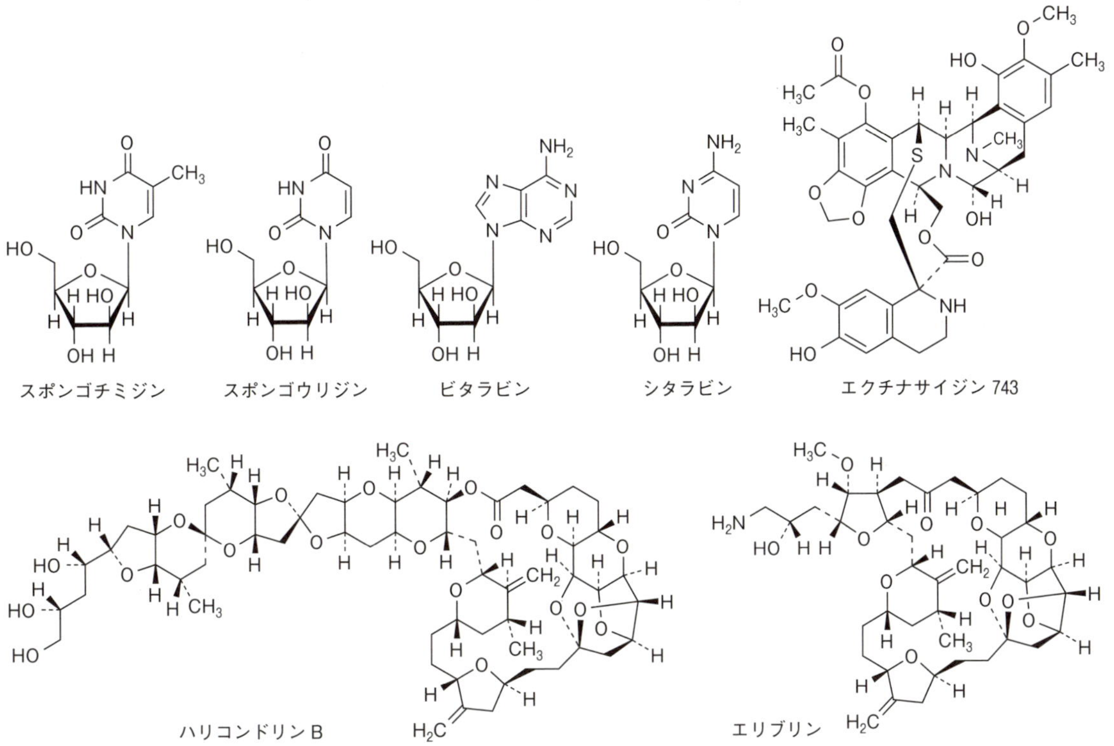

天然医薬品資源 6.3 195

スポンゴチミジン　スポンゴウリジン　ビタラビン　シタラビン　エクチナサイジン 743

ハリコンドリン B　エリブリン

図6.16 代表的な海洋生物資源の構造

6.3 天然医薬品資源

6.3.1 生物活性物質のスクリーニング方法

　天然医薬品およびシード，リード化合物の探索には目的の作用を示す化合物をシステマティックに探索する手法，いわゆるスクリーニングとよばれる操作が行われる．生薬や薬用植物の場合には，目的とする生物活性がすでにわかっており，この活性を指標に目的物質の単離を行うことも多い．それに対して，微生物資源や海洋生物資源の場合には，ある生物活性（疾病の治療に関与）を対象にして，その活性をもつ微生物や海洋生物を選別した後，最終的にその培養液や抽出エキスから目的物質を単離していくのが一般的である．また活性の測定には，酵素反応，微生物や動物細胞を利用した評価系がよく用いられる．それぞれ長短があり，前者はコスト面でも安く迅速で容易であるが生体内では効果を示さないこともある．一方，後者は，コスト，評価時間や手間の面で問題を生じる場合もあるが生体レベルで有効な物質が得られる可能性が高いと考えられている．

　スクリーニングの手段として，**ハイスループットスクリーニング**（high throughput screening；HTS）や**ハイコンテンツスクリーニング**（high contents screening; HCS)がよく利用される．HTS は，1 枚のプレート中に 96，384 あるいは 1584 の検体を入れる穴（ウェルとよぶ）のあいたものが用いられることが多く，それぞれのウェルの平均値をまとめて測定するものといえる．このような手法はロボットによるオートメーションが可能であり，短期間で多検体の処理ができるため，製薬企業などの研究所において数か月の期間に数十万の検体のスクリーニングが行われている．一方，HCS は，それぞれのウェル内の一つひとつの細胞を認識しその形態変化などを観察できるものであり，手間がかかるため多検体の処理には向かず，企業などではあまり実施されなくなってきている．

6.3.2 シーズのゲノム解析

　近年，遺伝子工学の急速な発展により，代表的なモデル生物のゲノム解析が達成されるようになった．植物研究の分野では，シロイヌナズナ *Arabidopsis thaliana* がモデル植物として広く使われ，2000 年に植物ではじめてその全ゲノムが解読された．ゲノム解析からシロイヌナズナでは，4 000 以上の遺伝子が化合物代謝にかかわると予想されているが，個々の遺伝子機能はほとんどがわかっていない．植物は，さまざまな有用物質を産生するとともに食糧の供給源としても非常に重要であるため，植物の代謝機能と制御機構の解明が求められている．現在では，モデル植物であるシロイヌナズナのポストゲノム研究が行われ，ある遺伝子の破壊株などに関してゲノム，トランスクリプトーム，プロテオームやメタボローム（metabolome）を対応させた網羅的な解析が行われている（図 6.17）．おもに，植物の主要元素（炭素，

メタボロミクス
生物により産生されるさまざまな代謝物（メタボローム）を網羅的に解析することを意味する．これに対応する用語として，遺伝子の場合にはゲノミクス（genomics），タンパク質の場合にはプロテオミクス（proteomics），脂質の場合にはリピドミクス（lipidomics），糖鎖の場合にはグライコミクス（glycomics）がある．

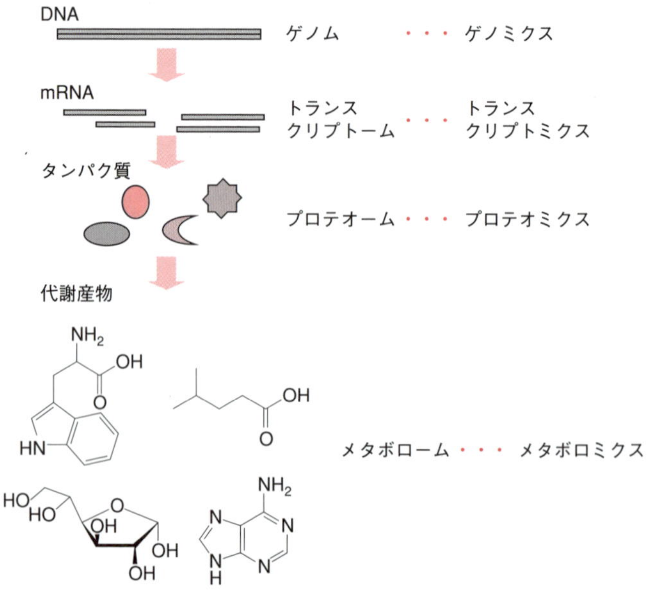

図 6.17　ポストゲノム研究に用いられるさまざまな解析手法

章末問題　197

窒素，硫黄，リンなど）の同化に焦点を当てた研究が進んでおり，その成果
は遺伝子組換えを利用した栄養源の高い植物の作製などへの応用が期待され，
将来的に植物の生産性や品質の向上に役立つものと考えられている．さらに
今後は，医薬品ソースとして重要な植物においてもこうした研究が行われ，
その生産・制御機構などの解明も進んでいくものと予想される．

章末問題

1．次に，代表的なアルカロイド系医薬品の構造式 a～d を示す．各化合物の名称，基原植物および用途につい
　　て説明せよ．

a　　　　　　　　　　　　　b　　　　　　　　　　　　　c　　　　　　　　　　　　　d

2．抗悪性腫瘍薬として使用されている天然医薬品に
　　ついて，具体例をあげて説明せよ．

3．強心配糖体に分類される生薬成分について，その
　　構造的特徴について説明せよ．

4．抗アレルギー薬へと応用されたリード化合物の例
　　をあげて簡単に説明せよ．

5．動物成分由来の天然医薬品を例にして説明せよ．

                                                    Part II   薬の宝庫としての天然物

7 天然有機化合物の研究法

> ❖ 本章の目標 ❖
> • 天然資源から抽出・分離精製により目的とした有機化合物の単離を行うための手法を学ぶ.
> • 天然有機化合物の構造解析の手順を学ぶ.

7.1   抽出と分離・精製

　近年，分離・精製の技術や構造決定法のめざましい進歩により，**天然資源**（natural resource）に含まれる主成分のみならず微量の有機化合物の取得も可能となった．**天然有機化合物**（天然物，天然化合物）の単離の目的として，次の三つがあげられる.

① 医薬品の**リード化合物**（lead compound）または**シード化合物**（seed compound）となりうるような生物活性物質の単離

② 生命現象や疾患の分子レベルでの作用機序解明のための**プローブ**（probe）となる生物活性物質の単離

③ 新規炭素骨格をもつ化合物の単離

　天然有機化合物研究者の多くは，単離した化合物が最終的に医薬品開発のリード化合物あるいは生体分子や生命システムを制御する生命研究ツールとして発展することを望んでいる．そのために，まず研究目的にあった天然資源を選択する必要性があり，ついで**抽出**（extraction），**分離**（separation），**精製**（purification），**単離**（isolation）の過程を経て目的とした天然有機化合物を純化していかなければならない．ここでは有機化合物を単離するまでの手法について解説する.

| 学修事項 | **C-2-6** |

（1）分離分析法の原理
（2）液体クロマトグラフィー，薄層クロマトグラフィー，ガスクロマトグラフィー

7.1.1　材料の収集

　天然資源には植物，生薬，微生物，海洋生物などがあり，精製の技術が進

歩したとはいえ，培養可能な微生物を除けば出発点となる材料はできるだけ多く入手する必要がある．さらに，材料とした天然資源に関しては，専門の分類学者による種の同定が必要である．植物・生薬や海洋生物の収集にあたっては，その種類，採集場所，採集時期などを明確にし，**人工的生成物**の生成を未然に防ぐためにその保存方法にも配慮しなければならない．また，目的化合物の安定性にもよるが，一般に植物は乾燥状態の材料を用い，花，実，葉，茎や根などのいずれの部位を使用するかによって得られる化合物も異なる．

　一方，微生物を用いる場合は，まず微生物を分離する必要がある．詳しくは8章で述べるが，対象となる微生物は多種多様であることから，その分離方法，培養条件・方法によって分離される微生物が大きく異なり，これらの検討も重要な要素となる．また，分離した微生物を用い二次代謝産物を産生させるには，三角フラスコやジャーファーメンターなどを用いた培養を行う．その際，目的とする化合物を効率よく生産させるために培地成分，培養形態，培養温度や培養期間などの培養条件を検討する必要がある．また，海洋生物を用いる場合は，微生物と同様に海洋生物の利用に関する伝承が少ないため，目的のシーズ化合物をスクリーニングするための**バイオアッセイ**法が必要である．

7.1.2　天然資源からの抽出

　抽出は天然資源から目的化合物を**溶媒**に移行させる操作であり，目的化合物の溶解性と濃縮可能な溶媒の選択が重要となる．"Like dissolves like." といわれるように，抽出溶媒には目的成分と近似した**極性**(polarity)のものを選ぶ．一般的に極性の高い化合物(水溶性化合物)は高極性溶媒系に溶けやすく，極性の低い化合物(脂溶性化合物)は低極性溶媒系に溶けやすい．水溶性化合物にはアミノ酸，糖や配糖体などが，脂溶性化合物にはテルペン，脂肪酸，ステロイドや芳香族化合物などがあげられるが，化合物のもつ**官能基**(functional group)の種類や数によって，その極性は著しく変化することがある．抽出に用いられる溶媒は極性の低い順に石油エーテル，ヘキサン，ベンゼン，クロロホルム，酢酸エチル，アセトン，ブタノール，イソプロパノール，エタノール，メタノールや水があげられるが，一般的に天然有機化合物の抽出には極性化合物から非極性化合物まで幅広く溶解できるメタノール，エタノールやアセトンなどを用いることが多い．また抽出法としては，振とう・撹拌抽出，還流抽出，冷浸抽出や**超音波抽出**，酸やアルカリを用いたアルカロイド抽出法などがある．このようにして天然資源から得られた**粗抽出物(液)**はさまざまな化合物の混合物であり，ここから目的化合物の分離・精製を行っていく．

バイオアッセイ
生物学的評価試験法ともよばれる．培養細胞や微生物などの生物を試験対象にし，化学物質がもつ毒性などを評価する手法．

超音波抽出
高周波を発生する超音波発生器装置により，槽中で抽出を行う手法．超音波により材料の細胞を破壊することで，含有成分の効率的な抽出が可能となる．

7.1.3 目的化合物の分離・精製

分離・精製は粗抽出物（液）より最終的に目的化合物を単離するまでの過程をいい，目的化合物が脂溶性と水溶性とでは操作方法が大きく異なる．脂溶性化合物の場合，一般的に水溶性化合物と比較して分離・精製は容易とされている．一方，水溶性化合物の場合，糖，アミノ酸やペプチドなどすでに確立された分離方法があるものを除いて，水を中心とした極性溶媒の除去に時間が取られることから分離・精製が難しい場合も多い．以下に，天然有機化合物の基本的な取り扱い方や分離・精製方法について説明する．

（a）天然有機化合物の分離・精製

（1）分　配

分配（partition）は脂溶性化合物を有機溶媒層に，水溶性化合物を水層に移行させる操作であり，互いに混じり合わない二層系となる溶媒を用いる．粗抽出物（液）から脂溶性化合物を分離するため最初に用いられる手法で，二層系溶媒の一方にはおもに水が，他方にはヘキサン，クロロホルム，酢酸エチル，ジエチルエーテル，ブタノールなどが用いられる．また，水層の液性（pH）を変えることで，酸性，中性，塩基性物質を分画することも可能なので，目的化合物の性質を知っておくことも重要である．したがって，あらかじめ目的化合物の溶媒移行性や安定性を知ることにより，抽出効率の高い溶媒やpHを選定しておくことが望ましい．

（2）クロマトグラフィー

分配により分画された脂溶性化合物群は，次に各種**クロマトグラフィー**（chromatography）による分離・精製を行う．クロマトグラフィーの原理は，試料による固定相と移動相に対する親和性の違いにより物質を分離するものであり，試料は移動相とともに移動しながら，固有の比率で固定相に保持され，二相間で平衡を保ちながら分離される．クロマトグラフィーは移動相と固定相の組合せによる分類と分離機構で分類される場合がある．

（3）移動相と固定相の組合せ

移動相に液体を用いる場合を**液体クロマトグラフィー**（liquid chromatography；LC）とよぶ．移動相の液体を送液ポンプにより高速高圧で金属製カラムの固定相に導入し，優れた分離性能をもつ**高速液体クロマトグラフィー**（high performance LC；HPLC）が繁用され，化合物の分析だけでなく，天然物の分取においても威力を発揮している．移動相にヘリウムや窒素などの気体（キャリヤーガス）を用いる場合を**ガスクロマトグラフィー**（gas chromatography；GC）とよぶ．GCの場合は分析できる天然物が気化できる試料に限られるため，精油成分などの気化可能な低沸点有機化合物に限定される．なお，LC，GCとも分離された試料の検出部に**質量分析計**（mass spectrometer；MS）を連結したLCMSやGCMSが天然有機化合物の迅速な分

表7.1　各種クロマトグラフィーの分離モード

分離モード	分離の原理	固定相と移動相	移動相
吸着クロマトグラフィー	溶質と固定相間の水素結合などの物理的吸着力	一般に極性が高く吸着能をもつシリカゲルやアルミナなどを固定相とし，極性の低い溶媒を移動相に用いる．	有機溶媒　ヘキサン，酢酸エチル，クロロホルムなど
分配クロマトグラフィー	逆相分配クロマトグラフィーの場合は溶質と固定相間の疎水性相互作用	一般に化学結合型シリカゲル（オクタデシルシリカゲル；ODS[a]）などの極性の低い固定相と比較的極性の高い移動相を用いる．	メタノール，アセトニトリルと水の混合溶媒など
イオン交換クロマトグラフィー	溶質のイオン電荷とイオン交換体との静電力に基づく吸着力	陽イオン交換樹脂（酸性交換体）または陰イオン交換樹脂（塩基性交換体）を固定相とし，酸や塩基，緩衝液を移動相に用いる．	移動相のpHや塩濃度が溶質の保持を決定する．保持された溶質を溶出するためにはイオン強度を増大させる．
サイズ排除クロマトグラフィー	分子をその大きさによって分離する分子ふるい効果	固定相として三次元網目構造をもつ多孔質ゲルを用い，移動相が有機溶媒の場合ゲル浸透クロマトグラフィー（GPC）[b]，移動相が水系の場合ゲルろ過クロマトグラフィー（GFC）[c] という．	移動相に水/有機溶媒が使用できる両用系のSephadex LHシリーズもある．

a) ODS：octadecylsilane, b) GPC：gel permeation chromatography, c) GFC：gel filtration chromatography.

離・分析，同定に活用されている．

一方，固定相の形式には，ろ紙を用いる**ろ紙クロマトグラフィー**（paper chromatography；PC），ガラス板やアルミシートを基剤にした**薄層クロマトグラフィー**（thin-layer chromatography），固定相をカラム管充填する**カラムクロマトグラフィー**（column chromatography）などがある．

クロマトグラフィーの分離機構には試料の固定相への平衡化の違いによって，表に示す，吸着，分配，イオン交換，サイズ排除クロマトグラフィーがあ

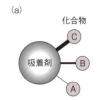
線の太さ＝吸着力（C＞B＞A）
溶出順：A＞B＞C

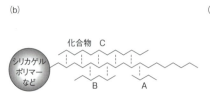
点線の数＝疎水性相互作用（C＞B＞A）
溶出順：A＞B＞C

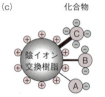
線の太さ＝吸着力（C＞B＞A）
溶出順：A＞B＞C

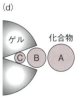
円の大きさ＝分子量（A＞B＞C）
溶出順：A＞B＞C

図7.1　各種クロマトグラフィーの原理模式図
（a）吸着クロマトグラフィー，（b）逆相分配クロマトグラフィー，
（c）陰イオン交換クロマトグラフィー，（d）サイズ排除クロマトグラフィー．

構造解析法　7.2　　203

> ### COLUMN　　　機器分析とノーベル賞
>
> 　天然有機化合物の構造解析に使用する各種分析機器の開発や実用化にノーベル賞の功績が大きくかかわっている．
>
> 　構造解析で最も多くの構造情報が得られる核磁気共鳴スペクトルについては，1991 年にスイスの Richard R. Ernst が"高分解能 NMR の開発への貢献"により化学賞を受賞している．なお，核磁気共鳴の発見に関しては，1952 年の Felix Bloch と Edward Mills Purcell の"核磁気の精密な測定における新しい方法の開発とそれについての発見"に対するノーベル物理学賞がある．
>
> 　質量分析装置に関しては，ESI イオン化法を開発した John B. Fenn と MALDI イオン化を開発した田中耕一が 2002 年に"生体高分子の同定および構造解析のための手法開発"で化学賞を同時受賞している．また，質量分析計の一種である"イオ
>
> ントラップ法の開発"に関しては 1989 年，Hans G. Dehmelt と Wolfgang Paul にノーベル物理学賞が授与されている．なお，2002 年にはスイスの Kurt Wüthrich も生体高分子の三次元構造の決定に関する核磁気共鳴分光法の開発で化学賞を受賞している．
>
> 　イギリスの Dorothy C. Hodgkin はペニシリンやビタミン B_{12} などの"Ｘ線回折法による生体物質の分子構造の決定"により，1964 年に化学賞を受賞している．なお，Ｘ線による結晶構造解析に関する研究では，1915 年に William Henry Bragg, William Lawrence Bragg 父子がノーベル物理学賞を受賞している．
>
> 　このように，われわれが天然物の構造解析に頻繁に利用している機器分析手法は先人たちの功績によるものであり，あらためて感謝の意を表したい．

る（表7.1）．また，各種クロマトグラフィーの原理模式図を図7.1に示した．

　天然資源から得られる抽出物は多種多様な化合物の混合物であり，一抽出物中には千を超える化合物が含まれるといわれている．このような天然抽出物から目的となる化合物を純粋に取りだす（単離）ためには，目的物の物理化学的諸性質が明らかな場合はそれに対応する分離機構を選択できるが，生物活性を指標とする分離・精製においては，目的物の化学的性質を分離過程で検討する必要があり，ある程度の経験が必要とされる．

7.2　構造解析法

　さまざまな天然資源から単離した**天然有機化合物**は，次にこれがどのような構造をしているのかを明らかにする必要がある．この**化学構造**（chemical structure）を明らかにしていく過程が**構造解析**（structure elucidation）であり，生薬・天然物化学の研究領域の醍醐味の一つである．構造解析はさまざまなスペクトルデータを利用し，最終的に矛盾のない化学構造を組み立てていく，いわばジグソーパズルのようなものである．まず一般的な構造解析法の手順を順序立てて説明する．これにより，複雑な天然物の構造解析へ応用できる基本的な考え方を身につけることとなる．なお，本節で取りあげる分光分析

学修事項　C-2-4
(2) 紫外可視吸光度測定法
(4) 赤外吸収スペクトル(IR スペクトル)測定法
(5) 代表的な電磁波を用いる分析法

学修事項　C-2-5
(1) 核磁気共鳴(NMR)スペクトル測定法，ゼーマン分裂
(2) 赤外吸収スペクトル(IR スペクトル)測定法
(3) 質量分析法，質量電荷比

COLUMN ／ **スケラメートって？**

スケラメート（scalemic mixture）は鏡像異性体の混合物でその比率が1：1以外のものを意味する．鏡像異性体の等量混合物はラセミ体（racemic mixture）であり，旋光性を互いに打ち消すため溶液での旋光度が0となり，光学的に不活性である．

たとえば，ある右旋性の化合物（＋）-ABC の比旋光度が＋100の場合，このエナンチオマー（−）-ABC は左旋性を示し，その比旋光度は−100を示す．両者の比率が仮に3：1の場合，これらの混合物（スケラメート）の比旋光度は＋50となり，光学的に活性とみなされる．

天然物のなかにはアルカロイドなどでスケラメートが報告されている．たとえば，ニコチンの場合，タバコ葉から得られるニコチンは（−）-ニコチンで左旋性を示す．しかし，タバコの根では（−）-ニコチンと（＋）-ニコチンの比率が約95：5のスケラメートとして存在する．しかし，ところ

が葉部に移送される過程で（＋）-ニコチンだけが酵素により特異的に脱メチル化を受けることで，葉のニコチンはほぼ光学的に純粋な（−）-ニコチンのみとなる．

これまで発見された光学的に純粋とされる片方の鏡像異性体天然化合物のなかにもスケラメートの存在が疑われるが，スケラメートを調べるためにはもう片方の光学的に純粋な鏡像異性体を入手するか，光学異性体分割カラムなどによる分析が必要である．この場合もラセミ体の入手が必須となり，天然物の構造決定（とくに絶対立体構造決定）に関しては頭の痛い問題である．

（−）-ニコチン　　　　（＋）-ニコチン

学修事項 **C-3-4**
(1) 核磁気共鳴(NMR)スペクトル
(2) 赤外吸収スペクトル(IRスペクトル)
(3) マススペクトル(MS)

法の原理・測定方法などの詳細については優れた成書が多く出版されているので，それらを参考にしてほしい．

7.2.1 天然有機化合物の構造解析

天然物の構造解析は次の二つに大きく分類され，そのいずれに属するかを迅速に判断する必要がある．

① 既知化合物と同定する場合

② 類縁化合物を含め新規化合物である可能性がある場合

天然物の構造解析では①に当てはまることのほうが多く，これまでの膨大なデータが蓄積されている化合物データベースを利用して検索すれば，その化学構造が決まってしまうことがよくある．しかし，②の場合は単離した試料をさまざまな**分光分析**(spectrometric analysis または spectroscopic analysis)**法**を用いて解析し，化学構造を組み立てていかなければならない．したがって，測定に用いる試料は精製の節で述べた方法を用い，可能なかぎり単一(純粋)とした化合物であることが望ましい．

7.2.2 既知化合物の同定方法

現在では数百万種の有機化合物がデータベース化され，市販の CD-ROM やインターネット上で容易に検索が行える環境が整ってきている．これにより構造解析を効率よく進めることが可能で，とくに既知化合物の同定には大きな力を発揮する．実際に多くの研究者は CD-ROM データベースを使用し，分子量，UV スペクトル，^{1}H NMR スペクトルなどの基本的なデータをもとに検索してヒットした構造から，化合物の新規性を早期判定している．また，インターネット環境では化学物質情報が世界で最も多いとされるデータベース SciFinder Scholar が汎用されている．これは大学向けの情報検索サービスで，1900 年以降の**学術雑誌**(academic journal または scholarly journal)や**特許**(patent)情報をほぼ網羅している．化学物質の収録件数は 2 億 9 千万以上であり，化合物の新規性だけでなく，類縁化合物の情報を効率よく得ることができる．

7.2.3 未知化合物の構造解析

まったくの未知の天然有機化合物である場合，その化学構造が複雑で困難を伴うことが多い．しかし，分子量数百程度の化合物であれば構造解析法はほぼ確立されている．図 7.2 に示した手順で行うことが一般的であることから，これを参考に天然有機化合物の構造解析を試みてほしい．簡単に解説すると，まずマススペクトルにより分子量および分子式を決定し，その分子式

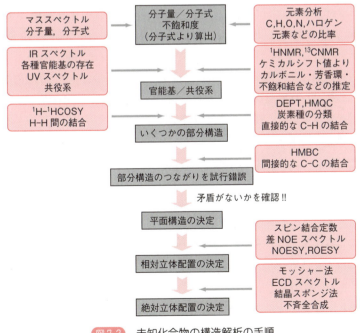

図 7.2 未知化合物の構造解析の手順

から**不飽和度**(degree of unsaturation, 多重結合と環の数)を求める. 次に, 一次元 NMR(^{1}H NMR と ^{13}C NMR)スペクトルの測定を行う. 多くの場合, その一次元 NMR スペクトルとマススペクトルから得られたデータをもとにこれまで報告されてきた化合物に関する膨大な情報が蓄積されている化合物データベースを検索することにより, その化学構造が同定される. しかし同定されない場合, 本格的な構造決定に入ることになる.

まず, そのような化合物の IR スペクトルからは各種**官能基**の存在が, また UV スペクトルからは**共役系**(conjugated system)の存在が明らかになる. 次に DEPT スペクトルの解析から, 構造中に存在する炭素の分類(メチル, メチレン, メチンあるいは第四級炭素)が可能となり, さらに HMQC スペクトルの解析から, ^{13}C に直接結合した ^{1}H が明らかとなる. また ^{1}H-^{1}H COSY スペクトルから ^{1}H の配列の順序が明らかとなり, ある程度の部分構造がわかってくる. これらの HMBC スペクトルを解析し, 矛盾のないような化学構造を組み立てていく. 以下に, それぞれの手順について, 少し詳しく説明する.

（a）分子量と分子式の決定

構造解析を行うにあたって, まず未知化合物の**分子量**(molecular weight)と**分子式**(molecular formula)を決定する必要がある.

（1）質量スペクトル

化合物の分子量を決定する分析法が**質量(マス)スペクトル法**(mass spectrometry)である. 近年ではイオン化にエレクトロスプレーイオン化(electrospray ionization；ESI), マトリックス支援レーザー脱離イオン化(matrix assisted laser desorption ionization；MALDI), 分析計に四重極型(quadrupole；Q)や飛行時間型(time of flight；TOF), またそれらを組み合わせた四重極飛行時間型(quadrupole-time of flight；Q-TOF)が一般的になっている. また, Q-TOF 分析計では質量分解能は 1 万を超え, 分子量を小数点以下 5 桁まで測定できる**高分解能質量分析**による分子式の決定が可能となる. さらに質量分離装置を連結したマスマス(MS/MS)スペクトルを用いれば, 化合物のフラグメントイオンピークがわかるため, 部分構造の推定にも役立てることができる.

（2）元素分析

化学構造を構成する元素の種類と構成比率を明らかにする分析法が**元素分析**(elemental analysis)である. 試料を酸素と高温に加熱し, 発生した CO_2, NO_x, SO_x, H_2O を定量し, 炭素, 窒素, 硫黄, 水素の元素比を間接的に算出する. また, 燃焼して気化しない元素は灰分として残る. 元素分析の結果を理論値と比較することで, 化合物の純度が確認できる. しかし元素分析の問題点として, 数 mg の試料を必要とすることが問題点としてあげられる.

（b）官能基・共役系の推定

（1）赤外吸収スペクトル

波長 2.5～25 μm の近赤外～中赤外領域（波数 4 000～400 cm^{-1}）の吸収を測定し，おもに構造中に存在するさまざまな官能基に関する情報を入手できる分析法が**赤外(IR)吸収スペクトル**(infrared absorptioin spectrum)である．構造中の官能基はこれらに起因する特有の振動をもつことから，特定の吸収帯にスペクトル（特性吸収帯 4 000～1 500 cm^{-1}）として現れる．たとえば，ヒドロキシ基(O−H)の吸収は，一般に 3 600～3 200 cm^{-1} に幅広い吸収帯として現れる．また，カルボニル基(C=O)の吸収は，一般に 1 700 cm^{-1} 付近に現れる．また，**指紋領域**(finger-print region)とよばれる波数 1 500 cm^{-1} 以下の領域に観測される吸収スペクトルは，分子固有の複雑なスペクトルが現れることから化合物の同定に利用される．

（2）紫外可視(UV-Vis)吸収スペクトル

紫外（200～400 nm）および可視（400～800 nm）領域の吸収を測定し，ジエン（共役二重結合），エノン（α, β-不飽和カルボニル），芳香環など共役不飽和結合系の存在が確認できる．共役系とは二重結合と単結合が交互に並んでいる状態を指し，表7.2に示したように共役系が長くなると極大吸収波長も長くなり，その波長から共役系の数も推定できる．また，不飽和結合の基底状態から励起状態への電子遷移エネルギーより紫外可視吸収スペクトルの吸収極大波長を推測することも可能である．

（3）不飽和度

得られた分子式からは式(7.1)に示した計算式より**不飽和度**を算出することができる．不飽和度とは化学構造中の二重結合と環状構造の数を表すもので，たとえばシクロヘキサンの不飽和度は1，ベンゼン環は4，キノンは5となり，構造を推定するうえでの手掛りとなる．とくに，環状構造の数はスペクトルデータから直接決定できないため，不飽和度の算出は新規化合物の構造解析に重要である．

$$不飽和度 = 炭素原子数 + 1 - \frac{〔水素原子数 - 窒素(リン)原子数〕}{2}$$

（7.1）

表7.2 共役系の長さと極大吸収波長の関係

$$H-(CH=CH)_n-H$$

n	$\lambda_{max}/\mathrm{nm}$
2	217
3	268
4	304
5	334
6	364
7	390
8	410
10	422

（c）核磁気共鳴スペクトルから得られる情報

現在の構造決定法では**核磁気共鳴**(nuclear magnetic resonance；NMR)スペクトルのデータ解析が最も利用され，多くの構造情報が得られる．図7.3には ^{13}C および ^{1}H NMR スペクトルの典型的な**化学シフト**(chemical shift)値を示した．

（1）^{1}H 核磁気共鳴スペクトル

プロトン周辺の磁気的環境の影響に関する構造情報を与えてくれるのが

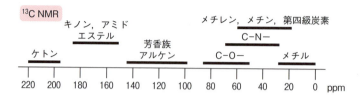

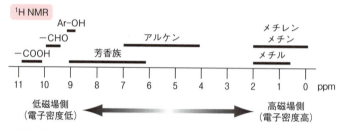

図 7.3　^{13}C および ^{1}H NMR スペクトルの典型的な化学シフト値

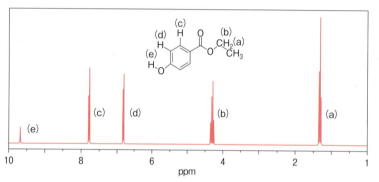

図 7.4　パラオキシ安息香酸エチルの ^{1}H NMR スペクトル
＊ ChemDraw を用いた予測スペクトル．

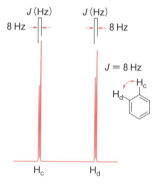

図 7.5　スピン-スピン結合
シグナルの分裂の間隔をスピン-スピン結合定数 J という．

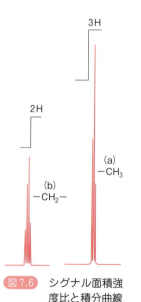

図 7.6　シグナル面積強度比と積分曲線

^{1}H NMR（^{1}H nuclear magnetic resonance）スペクトルである．横軸は**化学シフト**（δ）値を示し，磁場の強度を表している．図 7.4 にパラオキシ安息香酸エチルの ^{1}H NMR スペクトルを示した．通常，化学シフトは 0～12 ppm の範囲に観測され，右側が高磁場，左側が低磁場を示す．電子密度が高い環境に存在するプロトンほど高磁場シフトする．この化学シフト値からはそのプロトンがどのような環境下の炭素（飽和炭素，不飽和炭素，芳香環など）に結合しているかを推測できる．また，シグナルの多重度は**スピン結合定数**（spin coupling constant，J 値，図 7.5）を解析することで隣の炭素に結合したプロトンがわかり，ある程度の部分構造を予測することができる．さらにシグナルの面積強度比は等価なプロトンの数に比例し，シグナル面積は積分曲線の高さで表されることから化合物中のプロトンの相対数が推定できる（図 7.6）．

（2）^{13}C 核磁気共鳴スペクトル

　炭素骨格に関する直接的な構造情報を与えてくれるスペクトルが

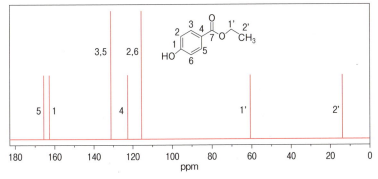

図7.7 パラオキシ安息香酸エチルの ^{13}C NMR スペクトル
＊ChemDraw を用いた予測スペクトル．

表7.3 パラオキシ安息香酸エチルの NMR スペクトルの帰属

炭素の番号	^{13}C の化学シフト値(ppm)	炭素の種類	水素の記号	^{1}H の化学シフト値(ppm)	水素の数	分裂
1	163	=C	—	—	—	—
2と6	116	=C-H	d	6.8	2H	二重線
3と5	131	=C-H	c	7.8	2H	二重線
4	123	=C	—	—	—	—
7	166	C=O	—	—	—	—
1'	62	-CH$_2$-	a	1.3	2H	四重線
2'	14	-CH$_3$	b	4.3	3H	三重線
—	—	—	e	9.7(注)	1H	一重線

注）アルコールやフェノールのプロトン（-O-H）は一定の化学シフトを示さず，濃度や温度に依存する．飽和炭化水素の OH は 1.5〜3 ppm，フェノールの OH は 5〜6 ppm にシフトするが，分子内水素結合により 6 ppm 以上にシフトすることもある．

^{13}C NMR（^{13}C nuclear magnetic resonance）スペクトルである．0〜220 ppm の範囲に観測され，^{1}H NMR と同様に化学シフト値からどのような種類の炭素であるかを推定できる（図7.3）．しかし，^{1}H NMR とは異なり積分値から炭素の数を推定することはできない．また，観測されたそれぞれの炭素が第一級から第四級までのいずれの炭素に分類されるかを明らかにできる測定方法が **DEPT**（distortionless enhancement by polarization transfer）スペクトルである．^{13}C NMR は重要な構造情報を与えてくれるスペクトルであるが，^{13}C の炭素は天然存在比が 1％ と少ないため，試料の量が少ない場合は測定に時間を要するという難点がある（図7.7，表7.3）．

（d）分子骨格をつなげる二次元 NMR スペクトル

ここまでの手順に従えば天然物の化学構造に関する情報が得られたはずである．ジグソーパズルでいえば，さまざまなピースを似た色ごとに分類した状態である．次にこれらを組み合わせ，化学構造を完成させていかなければならない．そのためには ^{1}H-^{1}H あるいは ^{1}H-^{13}C 間のつながりが解析可能な

二次元 NMR スペクトルを測定し解析する必要がある．ここでは最終的に化学構造を組み立てていくために用いられる ^{1}H–^{1}H COSY，HMQC，HMBC スペクトルの解析方法を解説する．

（1）^{1}H–^{1}H COSY スペクトル

^{1}H–^{1}H 間のつながりを明らかにする測定方法で，隣り合う炭素原子に結合した水素原子どうしのスピン系のつながりがわかる．図 7.8（a）にエタノールの ^{1}H–^{1}H COSY スペクトル（correlation spectroscopy）を示した．縦と横の両軸に ^{1}H NMR スペクトルを置き，それぞれのシグナルの交点が ^{1}H–^{1}H クロスピーク（相関ピーク）となって観測される〔図 7.8（b）〕．^{1}H NMR スペクトルの結合定数からも ^{1}H–^{1}H 間のつながりは確認できるが，^{1}H–^{1}H COSY スペクトルのほうが視覚的に判断しやすく，また連続するスピン系が存在すれば，エタノールのように炭素鎖として部分構造が確認できる．

（2）HMQC スペクトル

HMQC スペクトル（^{1}H-detected multiple quantum coherence spectrum）は ^{1}H–^{13}C 間のつながりを明らかにする測定方法の一つで，炭素原子に直接結合した水素原子を明らかにする．すでに DEPT スペクトルから炭素原子の種類は分類されているが，具体的にどのような水素原子が結合しているのかを特定できるため，DEPT スペクトルと一緒に考えたほうがよい．スペクトルの見方は ^{1}H–^{1}H COSY スペクトルの縦軸が ^{13}C NMR スペクトルとなり，図 7.8（c）に示したように ^{1}H–^{13}C 間の直接的なつながりがクロスピークとなって観測される．

（3）HMBC スペクトル

HMQC スペクトルと同様，**HMBC スペクトル**（^{1}H-detected multiple-bond

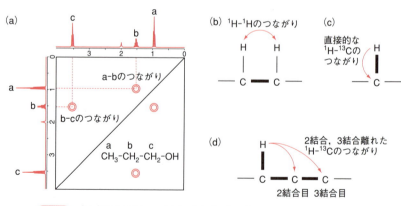

図 7.8　^{1}H–^{1}H COSY スペクトルと各種二次元 NMR スペクトルから帰属される結合

（a）エタノールの ^{1}H–^{1}H COSY スペクトル，（b）^{1}H–^{1}H COSY スペクトルからわかるつながり，（c）HMQC スペクトルからわかるつながり，（d）HMBC スペクトルからわかるつながり．

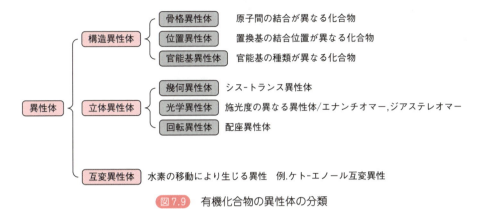

図 7.9 有機化合物の異性体の分類

heteronuclear multiple quantum coherence spectrum)は ^{1}H-^{13}C 間のスピン結合が観測される測定方法であるが，図 7.8(d)に示したように ^{1}H-^{13}C 間の 2 結合目(H-X-C)，と 3 結合目(H-X-X-C)の遠隔カップリングがクロスピークとなって観測される．したがって，NMR 測定法のなかで最も多量な情報が得られるスペクトルであり，間接的に炭素鎖のつながりが明らかとなる．

(e) 立体構造の解析

天然有機化合物の構造解析において，最終的に問題となるのが**異性体**(isomer)である．異性体とは分子式は同じであるが，分子構造が違うために性質が異なる化合物のことをいう．図 7.9 に異性体の分類を示した．これらを明らかにする方法として，幾何異性体や**相対立体配置**(relative configuration)は ^{1}H NMR のスピン結合定数や**核オーバーハウザー効果**(nuclear Overhauser effect; NOE)，**NOESY スペクトル**(nuclear Overhauser enhancement and exchange spectroscopy)，**ROESY スペクトル**(rotating Overhauser enhancement and exchange spectroscopy)，**X 線結晶解析**(X-ray crystallography)などを解析することにより明らかにすることができる．また，**絶対立体配置**(absolute configuration)の決定には，**モッシャー法**(Mosher's method)，**紫外・可視円二色性**(electronic circular dichroism)**スペクトル**の**密度汎関数理論**(density functional theory; DFT)**計算**による予測や**結晶スポンジ法**を用いることで明らかにすることが可能となる．

モッシャー法
第二級ヒドロキシ基をもつ化合物に(+)-あるいは(−)-MTPA〔α-methoxy-α-(trifluoromethyl)phenyl acetic acid〕を反応させ 2 種類のジアステレオマーへと誘導する．それぞれのモッシャーエステル誘導体の ^{1}H NMR を測定し，その化学シフト値の差の分布パターンから絶対立体配置を決定する方法．

結晶スポンジ法
構造を解析したい化合物の溶液に，無数に開いた細孔性錯体結晶(結晶スポンジ)を浸すと，取り込まれた化合物が内部の空間に吸収され，一定の配置に並ぶ．これを X 線結晶解析すれば，目的化合物の構造が解明できる．通常の X 線結晶解析では化合物を三次元的に規則正しく結晶化させる必要があるが，結晶スポンジ法ではこの作業が不要となる．

章末問題

1. 液体クロマトグラフィーの分離モードを四つあげ，それぞれに用いられる固定相の種類を述べよ．
2. 天然有機化合物の構造解析を行う手順として，次の[a]から[h]に適当な語句を入れよ．
    まず，既知化合物の場合，[a]から分子量および分子式を決定し，[b]および[c]NMR スペクト

ルとともに，化合物データベースで検索を行えば
同定へと導くことができる．次に未知化合物の場
合，これらの情報とともに IR スペクトルおよび
UV スペクトルからそれぞれ[d]および[e]の存
在が推定される．さらに[e]，[f]および[g]ス
ペクトルなどの二次元 NMR スペクトルを解析し，
矛盾のない化学構造を組み立てていく．

3. 構造解析において重要な構造情報が得られる二次
元 NMR スペクトルの測定方法 3 種類をあげ，そ
れぞれから求められる ^1H と ^{13}C の関係について
簡単に述べよ．

4. 構造解析で最終的に問題となるのが異性体である．
立体異性体の種類を三つあげ，またその分析方法
をあげよ．

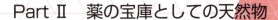

8 微生物由来の医薬品

Part II　薬の宝庫としての天然物

❖ 本章の目標 ❖
- 抗生物質とは何かを説明し，それらの構造的特徴および作用点について学ぶ．
- 微生物からの抗生物質の製造方法について学ぶ．
- 微生物が産生する抗生物質以外の有用物質の利用法について学ぶ．

8.1　微生物が生みだす医薬品（抗生物質）

8.1.1　抗生物質とは（定義と歴史）

抗生物質（antibiotics）とは，「微生物によって生産されるもので，微生物の発育を阻止する物質」であるとS. A. Waksman によって1942年に提唱された．しかし現在は，活性として抗菌作用以外にも，抗ウイルス，抗腫瘍や酵素阻害などの作用を有する物質も含め，また，微生物によって産生されるもののみならず半合成や合成化合物についても当てはめる場合などもあり，幅広い意味で用いられるようになった．1928年のA. Fleming による最初の抗生物質であるペニシリンの青カビからの発見，その10年後にH. Florey らによるペニシリンの再発見が続き，抗菌剤としてはじめて実用化に至った．このペニシリンやそれに続くストレプトマイシンの実用化がきっかけとなり，抗生物質の探索研究は盛んに行われ，これまでに数多くの有用な抗生物質が見いだされている．

現在までに微生物によって産生される抗生物質は2万種類以上発見されており，そのうち100種類以上が臨床で用いられている．本節では，これら抗生物質を化学構造で分類し，主として医薬品として応用されている抗生物質で重要なものを取りあげて解説する．

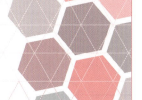

学修事項　C-5-2
(1) 天然有機化合物の生合成経路別分類
(2) 天然有機化合物を基に開発された医薬品

8.1.2 抗生物質の化学（構造による分類）
（a）β-ラクタム系抗生物質

β-ラクタム系抗生物質(β-lactam antibiotics)とは，**β-ラクタム環**(β-lactam ring)構造をもつ一連の抗生物質の総称である（図8.1）．これら抗生物質は，いずれも細菌の細胞壁を構成する**ペプチドグリカン**(peptideglycan)の生合成を阻害する．**ペプチドグリカン**は，細菌の宿主であるヒトには存在しないため，これら抗生物質は選択毒性に優れている．そのため，最初の抗生物質である**ベンジルペニシリン**(benzylpenicillin, **ペニシリンG**)に加え，**セファロスポリンC**(cephalosporin C)の基本骨格を修飾することで，安定性や抗菌スペクトルを変化させた多数の半合成抗生物質が開発され，抗感染症薬としてよく利用されている．

β-ラクタム系抗生物質は，その母核の基本構造によって**ペナム系**(penam)，**セフェム系**(cephem)，**オキサセフェム系**(oxacephem)，**カルバペネム系**(carbapenem)，**ペネム系**(penem)および**モノバクタム系**(monobactam)などに分類される．これらの骨格の多くは真菌が産生するが，カルバペネム骨格は放線菌によっても産生される．また，モノバクタム系抗生物質は細菌によって産生される．これら抗生物質は，グラム陽性菌からグラム陰性菌にわたり広い抗菌スペクトルをもつことから臨床で広く用いられている．また，現在実用化されているβ-ラクタム系抗生物質は半合成によりつくられている．

> **選択毒性**
> 特定の種類の生物に対してのみ，毒として働く性質のこと．抗生物質における選択毒性とは，病原微生物（細菌や真菌）や標的細胞（がん細胞）に対しては毒性を示すが，ヒト（またはヒトの正常細胞）には毒性を示さないことを指す．選択毒性は，生物間でタンパク質合成などの代謝のしくみが異なることで現れる．

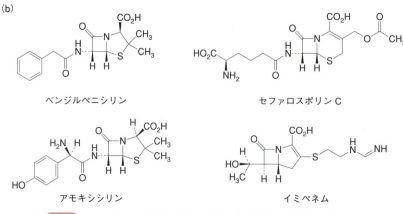

図8.1　(a) β-ラクタム系抗生物質の基本骨格，(b) 代表的な薬剤

微生物が生みだす医薬品（抗生物質）　8.1　　215

アモキシシリン（amoxicillin）は，クラリスロマイシン（マクロライド系抗
生物質）およびランソプラゾール（プロトンポンプ阻害薬）と併用して
Helicobacter pylori の除菌にも使用される．セフカペンピボキシルは，セ
フェム系のなかでも黄色ブドウ球菌に対する抗菌力を増強したもので，**メチ
シリン耐性黄色ブドウ球菌**（methicillin resistant *Staphylococcus aureus*；
MRSA）対策としても重要な抗菌剤である．**イミペネム**（imipenem）は，緑膿
菌や嫌気性菌にも有効であるというさらに幅広い抗菌力を発揮するため，*β*-
ラクタム系抗生物質のなかでも非常に重要な薬剤である．臨床では，イミペ
ネムの代謝不活性化を妨げる目的で，シラスタチンという薬剤との合剤で使
用される．

（b）アミノグリコシド系抗生物質

アミノグリコシド系抗生物質（aminoglycoside antibiotics）は**アミノシクリ
トール**（aminocyclitol）に1〜3分子のアミノ糖または中性糖が結合した，水
溶性かつ塩基性の抗生物質の総称である〔図8.2（a）〕．

Waksman によって放線菌 *Streptomyces griseus* の生産物として発見され
た**ストレプトマイシン**（streptomycin）を筆頭に**カナマイシン**（kanamycin），
ゲンタマイシン（gentamicin）などのアミノグリコシド系抗生物質が次つぎと
発見され，現在までに100種類以上が報告されている．その作用機序として

**メチシリン耐性黄色
ブドウ球菌**
メチシリンを含む多くの抗生
物質に対して耐性化した黄色
ブドウ球菌．院内感染症のお
もな原因菌．

(a)

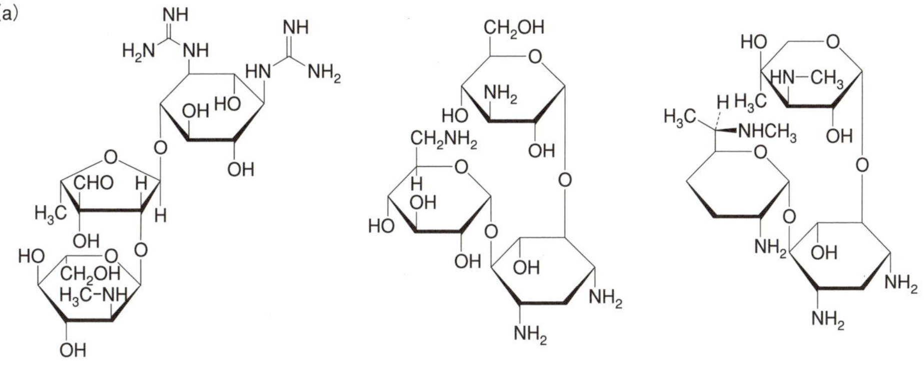

ストレプトマイシン　　　　カナマイシン　　　　ゲンタマイシン C₁

(b)

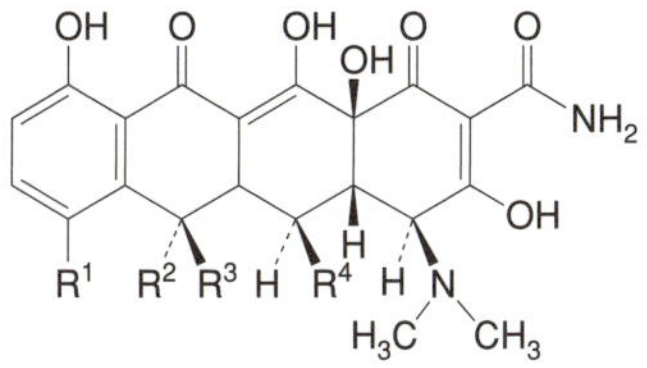

	R¹	R²	R³	R⁴
オキシテトラサイクリン	H	OH	CH₃	OH
テトラサイクリン	H	OH	CH₃	H
デメチルクロルテトラサイクリン	Cl	OH	H	H
ドキシサイクリン	H	H	CH₃	OH
ミノサイクリン	N(CH₃)₂	H	H	H

図8.2　（a）アミノグリコシド系抗生物質，（b）テトラサイクリン系抗生物質

70S リボソーム

原核生物においてタンパク質合成（翻訳）を担う．原核生物と真核生物のリボソームには粒子サイズ，構成タンパク質およびリボソーム RNA の分子量，数において違いがあるため抗生物質に選択毒性が生じる．

細菌の **70S リボソーム**に結合してタンパク質の生合成を阻害し，グラム陽性菌およびグラム陰性菌に殺菌作用を示す．

（c）テトラサイクリン系抗生物質

テトラサイクリン系抗生物質（tetracycline antibiotics）は六員環が四つ縮環した特徴的な母核を有する抗生物質の総称で，R. B. Woodward により命名された．放線菌により生産される天然型の**オキシテトラサイクリン**（oxytetracycline），**テトラサイクリン**（tetracycline），および**デメチルクロルテトラサイクリン**（demethylchlortetracycline）と半合成型の**ドキシサイクリン**（doxycycline）および**ミノサイクリン**（minocycline）が臨床に用いられている．テトラサイクリン系抗生物質は，広範囲抗生物質であるが，とくにミノサイクリンは**エンテロバクター**や**セラチア**にも有効である．その作用機序としていずれも細菌の 70S リボソームに結合してタンパク質の生合成を抑制することで静菌作用を示す〔図 8.2（b）〕．

（d）マクロライド系抗生物質

マクロライド系抗生物質（macrolide antibiotics）は 1957 年に Woodward によりアグリコン（aglycon）である大環状ラクトンに糖が結合した構造を有する抗菌性抗生物質として提唱され，その後，大環状ラクトンを有する天然由来の化合物を総称してマクロライドとよぶようになった．アグリコンの大きさとして八員環から 62 員環ラクトンまで存在し，その数は 2 000 種以上知られている．

臨床ではおもに 14 員環および 16 員環マクロライドが抗菌剤として用いられている．なかでも放線菌によって生産されるエリスロマイシンとその誘導体であるクラリスロマイシンやロキシスロマイシンとスピラマイシンのアセチル誘導体（アセチルスピラマイシン）が多く使用されている〔図 8.3（a）〕．

また大環状ラクトン内に 4 ～ 7 個の共役二重結合を有するものを**ポリエンマクロライド系抗生物質**（polyene macrolide antibiotics）と総称し，その生物活性として抗真菌活性を示すことが大きな特色である．おもに放線菌により生産され，現在までに 100 種以上が報告されている．臨床で深在性真菌症の治療に点滴静注で用いられている**アムホテリシン B**（amphotericin B）はアミノ糖が結合した 38 員環マクロライドである〔図 8.3（b）〕．

（e）ペプチド系抗生物質

ペプチド系抗生物質（peptide antibiotics）はアミノ酸がペプチド結合を介して重合した基本構造を有しており，臨床上重要なものとして，**ポリミキシン**（polymixin），**コリスチン**（colistin）がある〔図 8.4（a）〕．ポリミキシン類およびコリスチン類は鎖環状デプシペプチドであり，緑膿菌などのグラム陰性菌に対して細胞質膜リン脂質の分解を活性化することで殺菌的に作用する．

また 7 分子のアミノ酸からなる母核に 2 ～ 7 分子の糖がグリコシド結合し

微生物が生みだす医薬品（抗生物質） 8.1 217

(a)

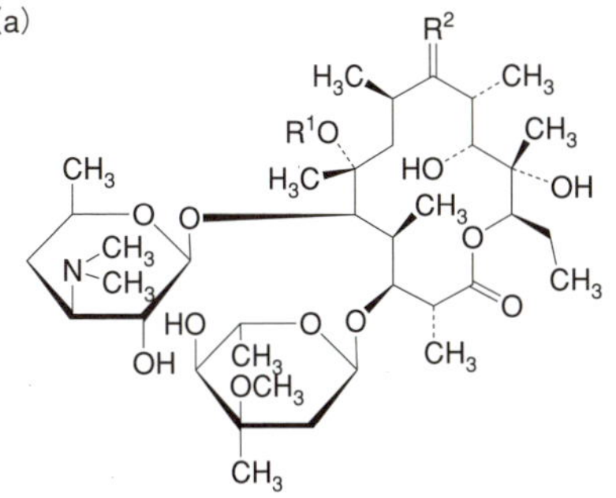

	R^1	R^2
エリスロマイシン	H	O
クラリスロマイシン	CH$_3$	O
ロキシスロマイシン	H	N—O—O—O—CH$_3$

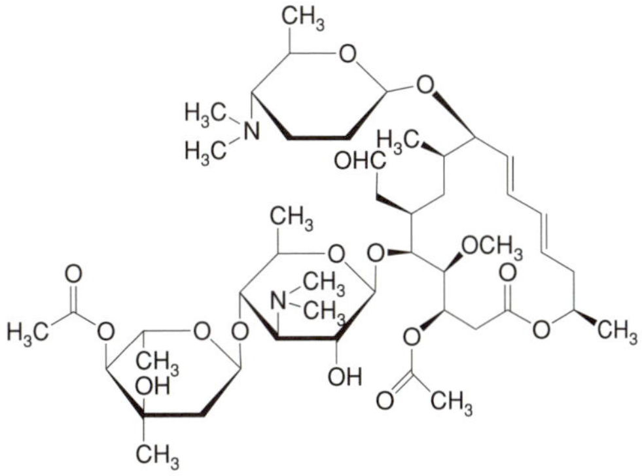

アセチルスピラマイシン

(b)

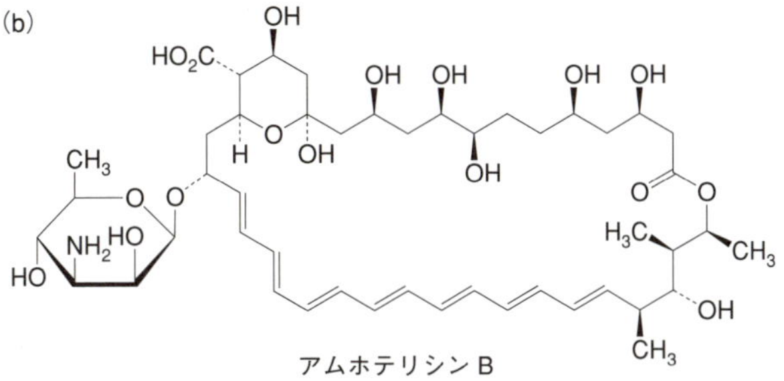

アムホテリシン B

図8.3 （a）マクロライド系抗生物質，（b）ポリエンマクロライド系抗生物質

た一群は**グリコペプチド系抗生物質**（glycopeptide antibiotics）とよばれ，放線菌の生産する**バンコマイシン**（vancomycin）および**テイコプラニン**（teicoplanin）が医薬品として用いられている〔図8.4（b）〕．これらの抗生物質は細菌細胞壁ペプチドグリカンの生合成を阻害することで**メチシリン耐性黄色ブドウ球菌**（MRSA）を含むグラム陽性菌に殺菌的に作用する．

　多くのペプチド系抗生物質はタンパク質ではみられない D-アミノ酸や異常アミノ酸を構成成分として含んでおり，リボソームによるタンパク質合成系ではなく複合酵素系の働きによって生合成される．

（f）そのほかの抗生物質

　（a）〜（e）の化合物群には分類されないが，臨床上重要な抗生物質について紹介する．

（1）抗細菌抗生物質

　放線菌由来の**クロラムフェニコール**（chloramphenicol）および**リンコマイシン**（lincomycin）は細菌リボソームに結合してタンパク質の生合成を阻害する．**サイクロセリン**（cycloserine）および**ホスホマイシン**（fosfomycin）は放線

異常アミノ酸

タンパク質に含まれないアミノ酸のうち，とくに変わった構造を有するアミノ酸の総称．例として筋肉中に多く存在する β-アラニンやクレアチン，神経伝達物質の一種である γ-アミノ酪酸，などがある．

(a)

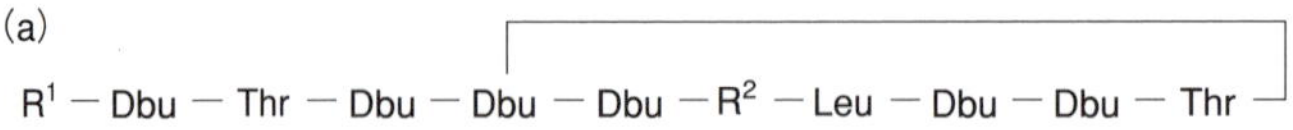

R¹ — Dbu — Thr — Dbu — Dbu — Dbu — R² — Leu — Dbu — Dbu — Thr

Dbu：L-α, γ-ジアミノ酪酸

	R¹	R²
ポリミキシン B₁	6-メチルオクタン酸	D-Phe
ポリミキシン B₂	6-メチルヘプタン酸	D-Phe
コリスチン A	6-メチルオクタン酸	D-Leu
コリスチン B	6-メチルヘプタン酸	D-Leu

(b)

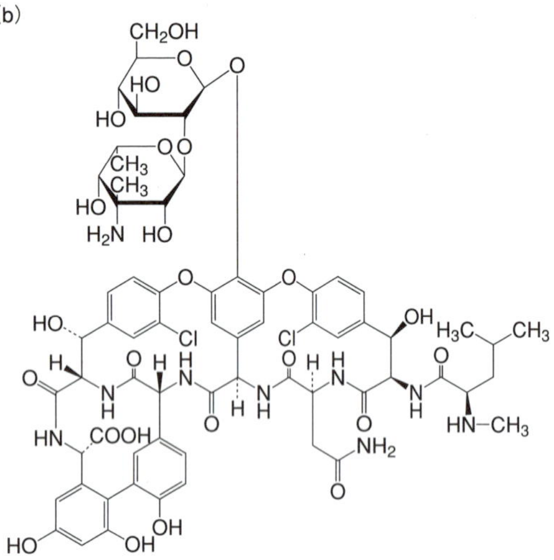

バンコマイシン

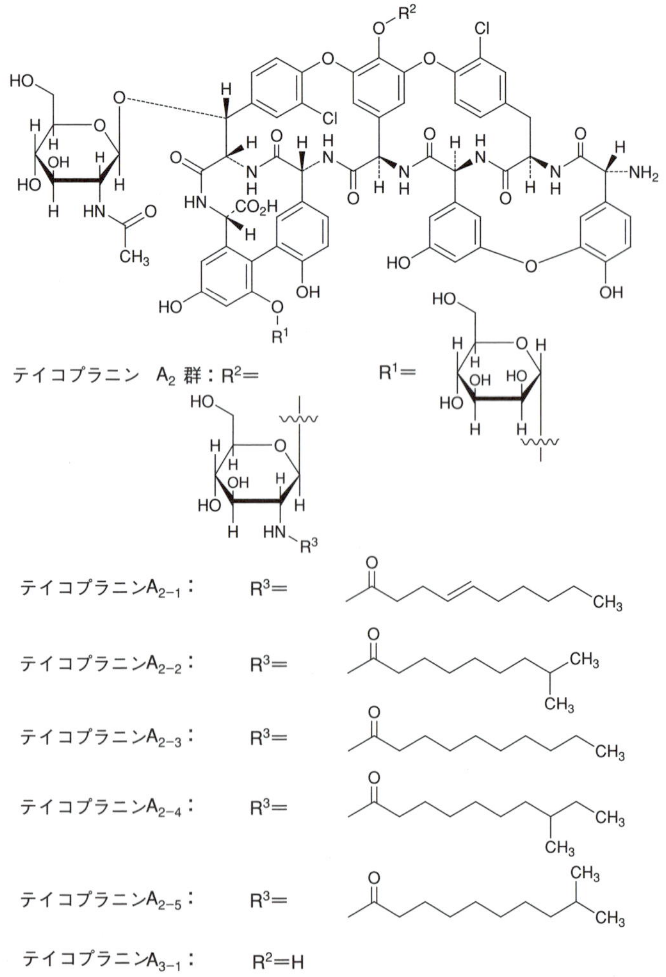

テイコプラニン A₂ 群：R²=　　　　　　　R¹=

テイコプラニンA₂₋₁：　　R³=

テイコプラニンA₂₋₂：　　R³=

テイコプラニンA₂₋₃：　　R³=

テイコプラニンA₂₋₄：　　R³=

テイコプラニンA₂₋₅：　　R³=

テイコプラニンA₃₋₁：　　R²=H

図8.4　（a）ペプチド系抗生物質，（b）グリコペプチド系抗生物質

菌由来で細菌細胞壁の生合成阻害により広い抗菌スペクトルを示す．重要な抗結核薬である**リファンピシン**（rifampicin）は細菌 RNA 合成を阻害することで作用する〔図 8.5（a）〕．

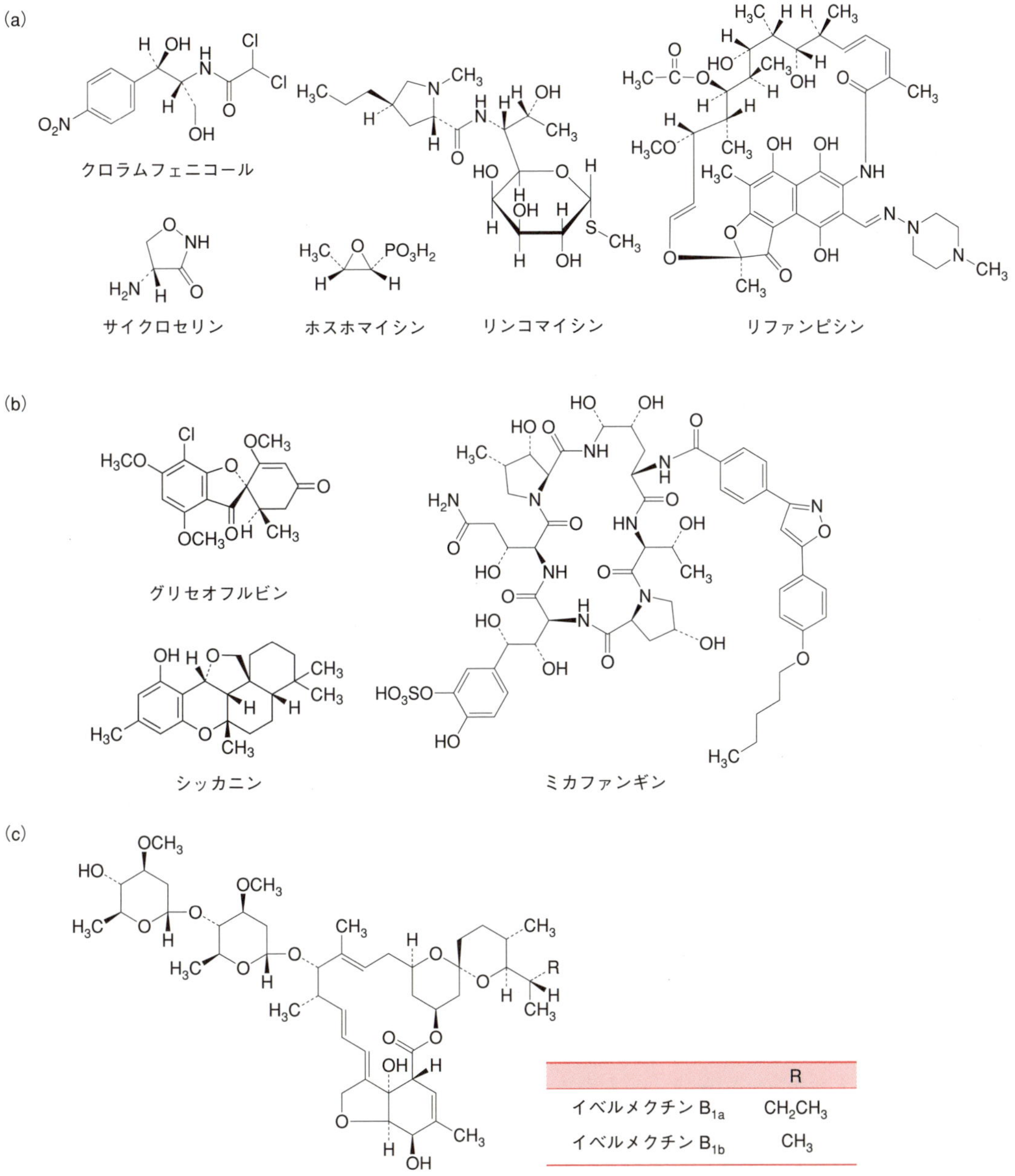

(a)

クロラムフェニコール

サイクロセリン　　ホスホマイシン　　リンコマイシン　　リファンピシン

(b)

グリセオフルビン

シッカニン　　　　　　　　　ミカファンギン

(c)

	R
イベルメクチン B_{1a}	CH_2CH_3
イベルメクチン B_{1b}	CH_3

図 8.5　（a）抗細菌抗生物質，（b）抗真菌抗生物質，（c）抗寄生虫抗生物質

過分極

細胞膜は一定の膜電位（細胞の内外に存在する電位の差）で定常状態を保っている（分極している）。この状態からプラス方向に膜電位が変化することを脱分極，逆にマイナス方向に変化することを過分極と表現する。神経細胞が機能するには脱分極を引き起こす興奮性伝達（活動電位の発生を促す），過分極を引き起こす抑制性伝達（活動電位の発生を抑える）が正常に働く必要がある。

オンコセルカ症

線虫類の一種である糸状虫オンコセルカによって発症する寄生虫疾患。ブヨによって媒介され，熱帯アフリカ地域，中南米地域に分布している。皮下腫瘤をつくったり，失明を招いたりするため，著しくQOL（生活の質）を低下させる。

（2）抗真菌抗生物質

糸状菌の生産する**ミカファンギン**（micafungin）は半合成のリポペプチド系抗生物質で，真菌の細胞壁**グルカン**（glucan）の生合成を阻害することで活性を示す〔図8.5（b）〕。

（3）抗寄生虫抗生物質

アベルメクチン（avermectin）は放線菌 *Streptomyces avermitilis* の産生するマクロライド系抗生物質である。細菌や真菌などには活性を示さないが線虫類や節足動物類には神経筋細胞の**過分極**を引き起こすことで強い殺作用を示す。その誘導体**イベルメクチン**（ivermectin）は腸管糞線虫症の治療薬として用いられているほか，アフリカではWHOの主導でオンコセルカ症の根絶に用いられている〔図8.5（c）〕。

（4）抗腫瘍抗生物質

1940年代より微生物から抗腫瘍抗生物質の探索が始まり，現在までに多くの重要な抗腫瘍薬が開発されている。最初の抗腫瘍抗生物質である**アクチノマイシンD**（actinomycin D）は複素環母核に二つの環状ペプチドが結合した構造をもちRNA合成を阻害する。**マイトマイシンC**（mitomycin C）は分子中にベンゾキノン，ウレタン，アジリジン構造を有し，DNA合成を阻害する。**ブレオマイシン**（bleomycin）は多くの異常アミノ酸を含むペプチド系抗生物質で，DNA鎖切断によりDNA合成を阻害する。**ドキソルビシン**（doxorubicin）はアントラサイクリン系抗生物質に属し，DNA合成を阻害する。ここに示した抗腫瘍薬はいずれも放線菌によって生産される〔図8.6（a）〕。

■ COLUMN ■ 天然物の神秘

哺乳類よりはるかに下等な（とされる）微生物であるが，抗生物質に代表される微生物がつくる物質に，私たちは多くの恩恵を受けている。微生物がなぜ抗生物質を産生するのかは，容易に理解できる。それは，自身が増殖するのを妨げる他の微生物の増殖を抑制して，自身の増殖を有利にするためである。しかし天然物には産生している生物がなぜその物質を必要としているのかわからない（少なくとも私たちには理解できない）物質も数多く，さらにそのような物質が医薬品として利用されている例も数多く存在する。

たとえば，現代の臓器移植に必須の免疫抑制剤タクロリムス（p. 221）は，炭素を中心に，水素，酸素，窒素が計百数十個，非常に複雑な形に結びついた物質である。その化学構造を，化学者が一から考えて創りあげることなど不可能に近い。さらに，ヒトの体に作用させることなどまったく想定されていない物質が，医薬品としての非常に優れた生理作用を示す。これらのこと考えると，何か"セレンディピティー（偶然）"では済まされない神秘的なものさえ感じられる。間違っても，微生物は人のために免疫抑制剤をつくろうとは思っていないのだから。

微生物が生みだす医薬品（抗生物質）　8.1　221

(a)

MeGly : N-メチルグリシン

MeVal : N-メチルバリン

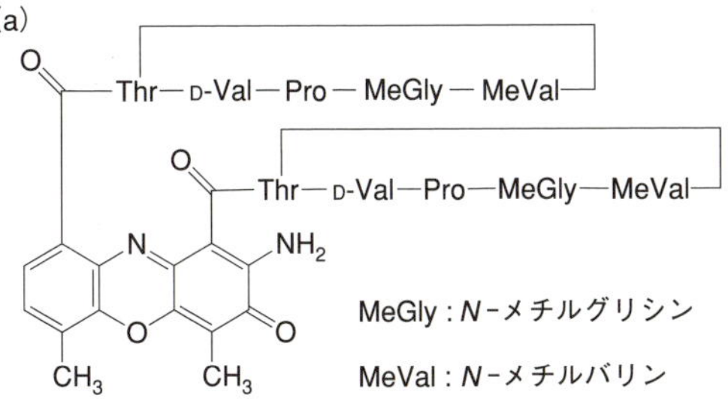

アクチノマイシン D 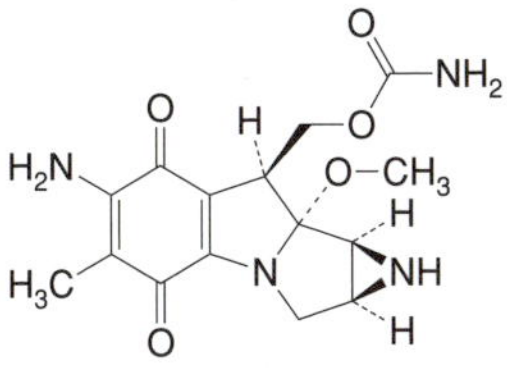　　　　　　マイトマイシン C 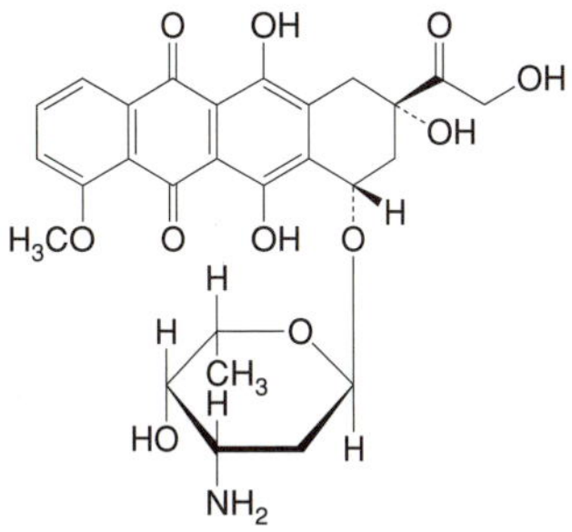　　　　　　ドキソルビシン

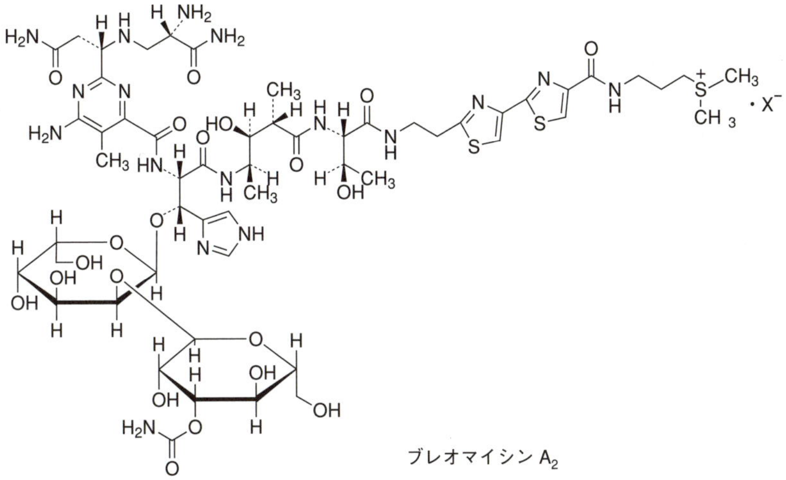

ブレオマイシン A_2

(b)

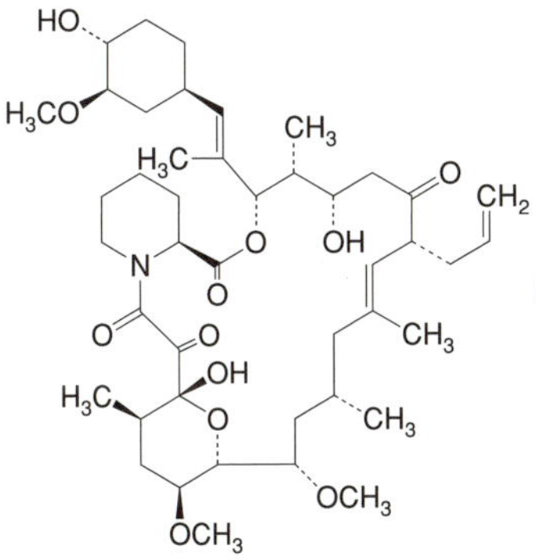

タクロリムス 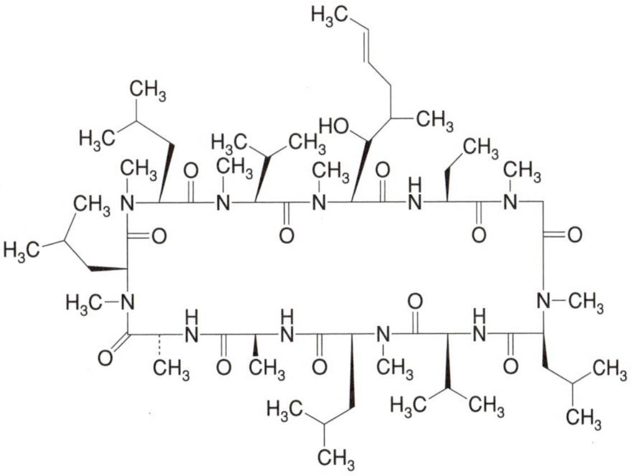　　　　　　　　　シクロスポリン

図 8.6　（a）抗腫瘍抗生物質，（b）免疫抑制剤

8章　微生物由来の医薬品

（5）免疫抑制剤

　免疫応答を制御する抗生物質の発見により臓器移植の成功率は画期的に高まった．**シクロスポリン**（ciclosporin）は真菌の生産する 11 分子のアミノ酸からなる環状ペプチド，**タクロリムス**（tacrolimus）は放線菌の生産する 23 員環マクロライドでいずれもシグナル伝達経路の一部を阻害することで T 細胞の増殖，分化を抑制し免疫抑制作用を示す．またタクロリムスは外用薬としてアトピー性皮膚炎にも用いられる〔図 8.6（ b ）〕．

（6）酵素阻害剤

　メタロプロテアーゼ阻害剤である**ウベニメクス**（ubenimex）は放線菌によって生産され，非リンパ性白血病の治療薬として用いられている．α-グルコシダーゼ阻害剤である**アカルボース**（acarbose）は放線菌によって生産され，糖の吸収を遅延させ食直後の高血糖を抑制することから糖尿病薬または経口血糖降下薬として用いられている．コレステロール代謝酵素阻害剤である**プラバスタチン**（pravastatin）は真菌の生産するメバスタチン（コンパクチン）をアルカリ処理後，微生物変換によってヒドロキシ基を導入した化合物であり，高脂血症や動脈硬化症の予防治療薬として用いられている．このような各種酵素を特異的に阻害する抗生物質は医薬品としてだけでなく，多くの生命現象を解明するツールとしても重要である（図 8.7）．

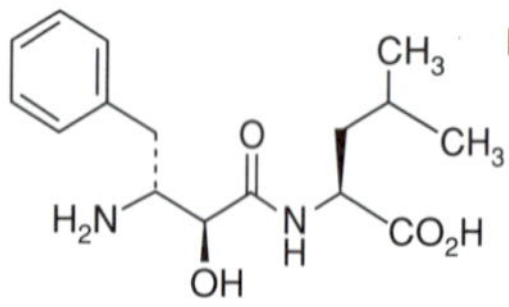

> **メタロプロテアーゼ**
> 活性中心に金属イオンをもつ酵素群．

ウベニメクス 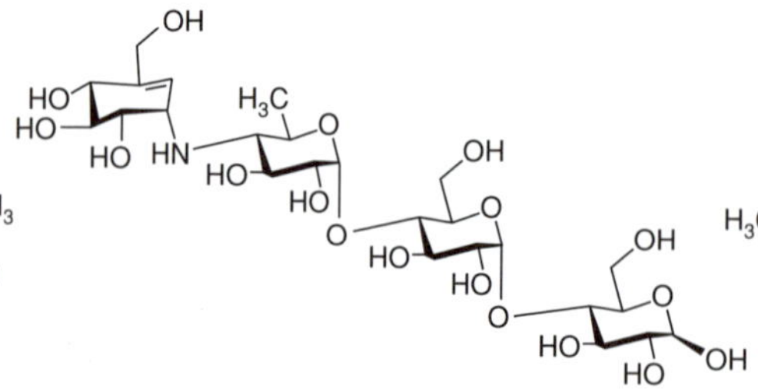　　　　　アカルボース 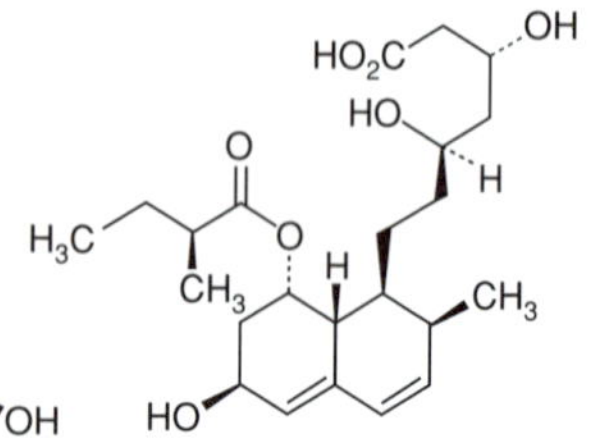　　　　　プラバスタチン

図 8.7　酵素阻害剤

8.2　抗生物質の生産

　現在，臨床で用いられている抗生物質は 100 種以上にのぼる．その大半は微生物の培養〔**発酵法**（fermentation）〕により生産されている．また，そのままの構造ではなく誘導化する場合〔**半合成**（semisynthesis）**的**〕や人工的に安価に生産される場合〔**全合成**（total synthesis）**的**〕もある．

> **学修事項　C-5-2**
> (1) 天然有機化合物の生合成経路別分類
> (2) 天然有機化合物を基に開発された医薬品

8.2.1　培養による生産（発酵法）

　発酵による抗生物質の生産は図 8.8 に示した流れで行われる．まず目的と

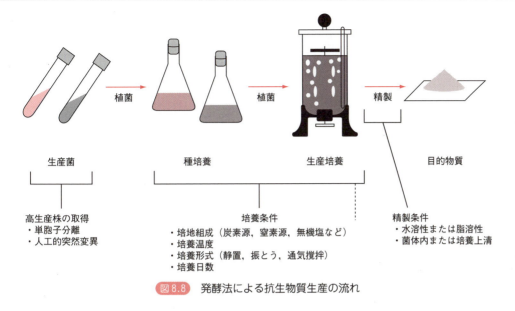

図8.8 発酵法による抗生物質生産の流れ

する物質の生産菌（放線菌や糸状菌）を**保存培地**（preservation medium）から**種培地**（seed medium）に植菌し，**種培養**（seed culture）を行う．菌が増殖したら**生産培地**（production medium）に植菌し，**生産培養**（production culture）を行う．生産培養により菌が生産した目的物質を**精製**（purification）する．

目的とする抗生物質を効率よく生産するために，各段階でさまざまな工夫がなされる．生産菌では高生産株を取得するために菌株改良（**単胞子分離，人工的突然変異**）が試みられる．培養では培地組成（炭素源，窒素源，無機塩など），培養温度，培養形式（静置，振とう，通気撹拌），培養日数の最適化が行われる．精製過程では化合物が水溶性か脂溶性か，菌体に存在するか培養上清に存在するか，によって適した方法がとられる．

8.2.2 半合成抗生物質

微生物の生産する抗生物質の多くはそのままで実用化されている．しかし合成化学的手法により誘導体にすることで，力価，安定性，安全性，薬物動態などが向上し，実用化された抗生物質も多くみられる．このような抗生物質は半合成抗生物質とよばれる．

すでに8.1節で紹介した抗生物質のなかにも半合成のものが多く含まれている．たとえば8.1.2（d）で紹介した**エリスロマイシン**（erythromycin）は酸に対して不安定であるという弱点があったが，分解機構の研究から6位ヒドロキシ基のメチル化体〔**クラリスロマイシン**（clarithromycin）〕は安定性が向上し，高い血中濃度が得られるようになった．

また耐性菌に有効になるように誘導化を行う場合もある．8.1.2（b）で紹

単胞子分離
放線菌および糸状菌（通常細胞どうしが連なっている）に形成させた胞子を分散させた後，そのなかから生産性の優れたものを選択する方法．この場合，自然に起こっている突然変異に頼っている．

人工的突然変異
目的微生物に対して紫外線，X線，化学変異剤を作用させることにより人工的に突然変異を起こさせること．

介したアミノグリコシド系抗生物質はヒドロキシ基やアミノ基が菌によってアセチル化，リン酸化もしくはアデニル化されることによって抗菌活性を消失する．そこでこれらの官能基を除去もしくは変換することで耐性克服が行われてきた．たとえば，**ベカナマイシン**（bekanamycin）の 3′ 位と 4′ 位のヒドロキシ基を除去した**ジベカシン**（dibekacin）は耐性菌に有効であり，さらに 1 位アミノ基に 4-アミノ-2-ヒドロキシブチリル基を導入した**アルベカシン**（arbekacin）は MRSA にも有効である（図 8.9）．

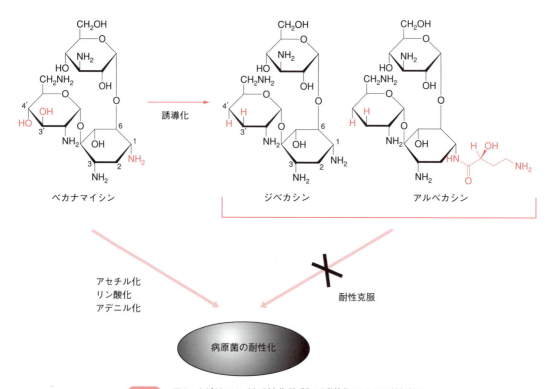

図 8.9　アミノグリコシド系抗生物質の誘導化による耐性克服

8.2.3　全合成で生産される抗生物質

　微生物の生産する抗生物質のなかには構造が比較的単純で合成したほうがより安価に得られるため，化学的に全合成によって製造されているものもある．8.1.2（f）（1）で紹介したクロラムフェニコールはシンナミルアルコールを原料として合成され，途中段階で D-（＋）-トレオ体だけを光学分割することで生産される．同様にホスホマイシン，**ピロールニトリン**（pyrrolnitrin）も合成的に製造されている．

8.3 微生物の利用

微生物は抗生物質以外にも有用物質を産生する．この発酵の恩恵を人類ははるか昔から生活に利用してきた．身近な例ではアルコールなどの飲料，醬油，酢などの調味料，パン，漬け物，ヨーグルト，チーズ，鰹節などの食品があげられる．

微生物を用いた有用物質の生産法は発酵法と**酵素法**(enzymatic method)の二つに分類される(図 8.10)．発酵法は培地成分を原料に微生物に物質生産させる方法，酵素法はある物質 A を微生物によって物質 B に変換させる方法〔**バイオリアクター**(bioreactor)を含む〕である．ここでは微生物によって産生される物質で抗生物質以外の医薬品として利用されているものを紹介する．

学修事項 C-5-2
(2) 天然有機化合物を基に開発された医薬品

バイオリアクター
生体触媒を用いて生化学反応を工業的に行う装置の総称．生体触媒として酵素を用いるもの，微生物や動物細胞をそのまま用いるものなどさまざまである．基本的には，酵素反応を利用するため，温和な条件下で，高い収率が見込める場合が多いのが特徴である．

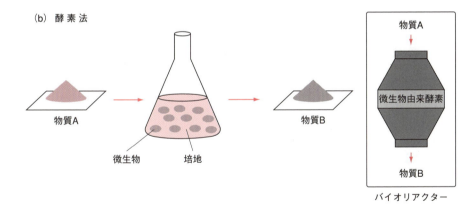

図 8.10 発酵法と酵素法

8.3.1 有機酸

❶ **酢　酸**(acetic acid)，発酵法で生産

　基　原　*Acetobacter* 属あるいは *Gluconobacter* 属の酢酸菌(酢酸産生菌)を用いて，エタノールから酸化的に生産する．

　用　途　医薬品あるいはその製剤原料．

❷ **クエン酸**(citric acid)，発酵法で生産

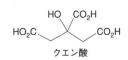

COLUMN 「遺伝子」という新たな天然物

　天然物研究において，動植物のなかでどのように化合物が産生されるのかを解明する，いわゆる生合成研究が活発に行われてきた歴史があり，さまざまな生合成にかかわる酵素とそれをコードする遺伝子が明らかにされている．さらにポストゲノムの時代を迎え，それら酵素を遺伝子配列のなかで簡単に同定することも可能になっている．一方，天然物には優れた医薬品となる物質も数多く存在するが，その複雑な化学構造が災いして，化学合成による大量供給が難しい場合も多い．しかし現在，目覚ましい発展を遂げている「生合成リデザイン」の研究が，この問題を解決しつつある．すなわち，有用な化合物の産生にかかわる遺伝子をすべて明らかにするとともに，遺伝子工学の技術によって培養が容易な微生物中にその遺伝子を組み込み，有用物質をつくらせることが可能になりつつあるのである．たとえば，植物成分のモルヒネを遺伝子工学的に処理した微生物につくらせることができている．「天然物」は化合物そのものから，化合物産生にかかわる酵素の「遺伝子」へと発展しつつある．

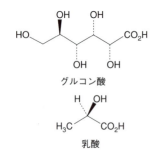

グルコン酸

乳酸

デキストラン

検査用灌流薬
透析などを行う際に用いる輸液．

ヒアルロン酸

　基原　クロカビ *Aspergillus niger* を用いて，糖やデンプンを原料にして生産する．

　用途　食品添加物，製剤原料，輸血用血液の凝固阻止剤．

❸ **グルコン酸**(gluconic acid)，発酵法で生産

　基原　クロカビを用いて，デンプングルコースを原料にして生産する．

　用途　カルシウム塩がカルシウム補給薬として用いられている．

❹ **乳　酸**(lactic acid)，発酵法で生産

　基原　乳酸菌やクモノスカビ *Rhizopus* 属を用いて，ショ糖，グルコース，デンプンを原料にして生産する．

　用途　カルシウム塩がカルシウム補給薬として用いられている．

8.3.2 糖　類

❶ **デキストラン**(dextran)，発酵法で生産

　基原　乳酸菌 *Leuconostoc* 属を用いて，ショ糖を原料にして生産する．

　用途　加水分解物であるデキストラン 40 は血漿増量薬として，デキストラン 70 は**検査用灌流薬**として用いられている．また，デキストラン硫酸は抗高脂血症薬として用いられている．

❷ **ヒアルロン酸**(hyaluronic acid)，発酵法で生産

　基原　連鎖球菌 *Streptococcus* 属を用いて，グルコースを原料にして生産する．

　用途　変形性膝関節症の治療薬，眼科手術補助剤．

8.3.3 アミノ酸

アミノ酸の製造はL-ロイシンおよびL-チロシンが植物より，L-システインが動物より抽出で，L-メチオニンおよびグリシンが化学合成されているが，それ以外は微生物により産生されている．

❶ **レボドパ**(levodopa)，酵素法で生産

 基　原 　*Erwinia* 属細菌を用いて，ピロカテコール，ピルビン酸およびアンモニアから生産する．

 用　途 　パーキンソン病治療薬．

❷ **グルタチオン**(glutathione)，発酵法で生産

 基　原 　*Candida* 属や *Saccharomyces* 属酵母を用いて生産する．

 用　途 　薬物中毒や白内障治療．

レボドパ

グルタチオン

8.3.4 核　酸

天然 RNA からの酵素分解以外に発酵法や酵素法で行われている．

❶ **イノシン**(inosine)，発酵法で生産

 基　原 　枯草菌 *Bacillus* 属や *Corinebacterium* 属を用いて生産する．

 用　途 　白血球減少症治療薬．

❷ **アデノシン三リン酸**(adenosine triphosphate；ATP)，発酵法で生産

 基　原 　*Corinebacterium* 属を用いて，アデニンやグルコースを原料にして生産する．

 用　途 　心不全治療薬．

イノシン

アデノシン三リン酸

8.3.5 ビタミン・補酵素

❶ **リボフラビン**(riboflavin)，発酵法で生産

 基　原 　*Ashbya* 属のカビを用いて生産する．

 用　途 　ビタミン B_2 欠乏症治療薬．

❷ **シアノコバラミン**(cyanocobalamin)，発酵法で生産

 基　原 　プロピオン酸菌 *Propionibacterium* 属や *Pseudomonas* 属を用いて生産する．

 用　途 　ビタミン B_{12} 欠乏症治療薬．

❸ **ビタミン K**(vitamine K)，発酵法で生産

 基　原 　*Flavobacterium* 属細菌の変異株を用いて生産する．

 用　途 　低プロトロンビン血症や骨粗鬆症における骨量，疼痛の改善．

リボフラビン

228   8章　微生物由来の医薬品

8.3.6　ステロイドホルモン

❶ ヒドロコルチゾン（hydrocortisone），酵素法で生産

基原　*Curuvlaria* 属カビの産生する酵素を用いて 17α, 21-ジヒドロキシプレグナ-4-エン-3, 20-ジオンの 11 位をヒドロキシ化することで生産する．

用途　抗炎症剤．

8.3.7　酵　素

❶ ジアスターゼ（diastase），発酵法で生産

基原　コウジカビを用いて生産する．

用途　消化薬．

❷ β-ガラクトシダーゼ（β-galactosidase），発酵法で生産

基原　*Aspergillus* 属のカビを用いて生産する．

用途　乳糖不耐症．

8.3.8　組換えタンパク質

❶ メカセルミン（mecasermin）

基原　遺伝子組換え大腸菌で生産する．

用途　成長ホルモン抵抗性小人症治療薬．

❷ インターフェロン α（interferon α）

基原　遺伝子組換え大腸菌で生産する．

用途　骨髄性白血病や C 型肝炎の治療薬．

章末問題

1．以下の抗生物質 a〜g を正しいグループ A〜E に分類せよ．

a．イミペネム
b．カナマイシン
c．バンコマイシン
d．エリスロマイシン
e．ドキシサイクリン
f．セファロスポリン
g．アムホテリシン B

A．アミノグリコシド系
B．マクロライド系
C．β-ラクタム系
D．グリコペプチド系
E．テトラサイクリン系

2．以下の微生物産生物質 a〜j を正しい活性 A〜F と組み合わせよ．

a．タクロリムス
b．ミカファンギン
c．マイトマイシン C
d．アカルボース
e．イベルメクチン
f．リファンピシン
g．ドキソルビシン
h．シクロスポリン
i．クロラムフェニコール
j．プラバスタチン

A．抗真菌活性
B．酵素阻害活性
C．抗寄生虫活性
D．免疫抑制活性
E．抗腫瘍活性
F．抗細菌活性

3．以下の抗生物質 a〜c について正しい供給法 A〜C と組み合わせよ．

a．クラリスロマイシン

A．発酵法

b. クロラムフェニコール　　B. 半合成
c. アンホテリシンB　　　　C. 全合成

4. 微生物により製造されている有機酸, 糖類, アミノ酸, 核酸, ビタミン類, 酵素を一例ずつあげよ.

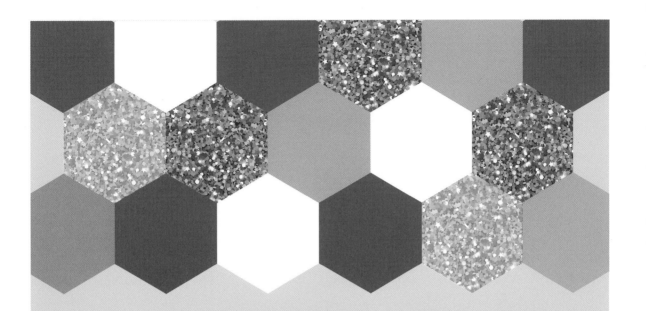

PART 3

現代医療のなかの生薬・漢方薬

9 章　漢方医薬学
10章　漢方処方の応用

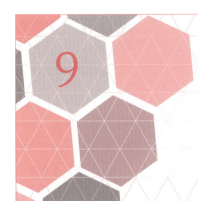

Part III 現代医療のなかの生薬・漢方薬

9 漢方医薬学

❖ 本章の目標 ❖
- 漢方医薬学の歴史をふまえて特徴を学ぶ.
- 漢方薬と民間薬や代替・相補医療で用いられる伝承薬物との相違点を学ぶ.
- 漢方薬を用いた治療法を西洋医学と比較して学ぶ.
- 漢方処方と証による診断について学ぶ.
- 代表的な漢方処方の適用および配合生薬を学ぶ.

9.1 漢方医薬学の特徴

9.1.1 漢方医薬学の歴史

中国で発達した医薬学が5〜6世紀頃から朝鮮半島を経由して日本に渡ってきており，7世紀以降は遣隋使や遣唐使によって直接中国から医薬学が伝来した．平安時代には，日本最初の公定薬局方といわれる『大同類聚方』（808年）などのいろいろな医薬学書が編纂されたが，当時の日本の医薬学は中国の模倣の域をでないものであった．984年に**丹波康頼**は，膨大な中国の医書から取捨選択して日本最古の医学書『**医心方**』を編纂した．この時代までの医薬学は王侯貴族のためにあったといっても過言ではない．室町時代になると医薬学の恩恵が一般民衆にも及ぶようになり，室町中期には中国の金・元時代の李東垣と朱丹渓らによる医学（**李朱医学**）が田代三喜によって伝えられた．その教えを受けた曲直瀬道三は医学校「**啓廸院**」を開き，『**啓廸集**』や『**薬性能毒**』を著して李朱医学の普及に努めた．道三の門下から多くの名医が輩出され，江戸時代前期までの日本の医学の主流となった．この医学派は後に**古方派**と区別するために**後世方派**とよばれた．後世方医学は，陰陽五行論に基づく思弁的な医説でかつ観念的な理論であるといわれ，現実の医療にそぐわない場合もあった．そのため，親試実験的な立場から『傷寒論』や『金匱

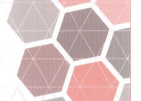

学修事項 D-2-19
(1) 漢方薬の適応となる証, 症状, 疾患

要略』を高く評価した古方派が現れ，江戸時代中期ごろから多数を占めるようになった．古方派には後藤艮山，山脇東洋，吉益東洞などの名医が知られている．

一方，安土桃山時代からポルトガル医薬学が伝えられ，鎖国後はオランダ医薬学（蘭方）が発展した．1744年に前野良沢と杉田玄白によってオランダ語原著から和訳された『解体新書』が出版され，蘭学が高い評価を得るようになった．中国起源の古方派や後世方派およびその折衷派の医学は，蘭方に対して漢方とよばれた．漢方の医師のなかにも蘭方を取り入れた蘭漢折衷派とよばれる人たちが現れ，その一人である**華岡青洲**は麻酔薬「通仙散」を用いて全身麻酔下での世界初の乳がん手術に成功した．

明治時代になるとイギリス医薬学，ついで国策的に必要であった集団での予防，防疫，治療といった画一的な軍陣医療と優れた外科技術のあるドイツ医薬学が導入された．1871年にはドイツ軍医が大学東校（後の東京医学校，東京大学医学部）の教師に招かれ，1874年にそのなかに製薬学科が設置された．一方，1875年に医師国家試験に西洋医学制度での課目が採用され，漢方医学は1895年に廃止された．和田啓十郎は『医界之鉄椎』を著し，漢方医薬学の優秀さ，必要性を唱えた．漢方医療の重要性を訴えたこの著書は多くの医師や薬剤師に支持され，漢方医薬学は民間で受け継がれてゆくことになった．

第二次世界大戦後の1950年に大塚敬節，矢数道明らによって日本東洋医学会が設立されるとともに，また，合成医薬品による薬害問題などの社会的背景もあって天然由来の生薬を用いる漢方治療に一般の関心と需要が高まった．1967年には漢方エキス製剤が薬価基準に収載され，医療保険による漢方治療が受けられるようになった．

今日では医師の約85％が治療に漢方薬を使用した経験をもつようになるなど，疾病治療における漢方薬の役割が大きくなっている．2000年から日本生薬学会と日本薬剤師研修センターが共同して，漢方薬・生薬認定薬剤師制度を発足させるなど薬剤師教育に漢方医薬学が取り入れられた．2001年から医学部に，ついで薬学部のコアカリキュラムに漢方医薬学が収載され，医薬学の教育に漢方講義が必須の課目となっている．また，日本東洋医学会をはじめ，和漢医薬学会，日本生薬学会などの学会が開催され，漢方薬や構成生薬の臨床応用や基礎研究が進められている．

9.1.2　漢方医薬学の特徴

漢方という名称は，9.1.1項で述べたように江戸時代にオランダ医薬学を蘭方とよんだことに対して，中国から伝来した医薬学を漢方と称したことに由来する．すなわち，漢方とは中国で発達し，日本に伝えられた医薬学が日

学修事項　D-2-19
(1) 漢方薬の適応となる証，症状，疾患

漢方薬と民間薬　9.2　235

本流につくり変えられたものといえる．その特徴の一つに，心と体は一体であるとする〝**心身一如**〟という哲学的な考え方が存在している．これは精神的な面も含めた個人の体質，特性をもとに個別的に身体全体の調和，恒常性の維持を目指す**全人的治療**であることを意味している．そのために，漢方医療では個人の体質や病態などを考慮して，漢方薬をこれまでの使用経験をもとに用いることにより，体全体への薬効に基づく**総合的な治療**が行われる．治療には主として複数の生薬の組合せによって構成される漢方薬（漢方処方薬）が用いられる．一種類の生薬にも多数の成分（化合物）が含有されていることから，漢方薬にはさらに多種多様な化合物が含有されている．

　一方，西洋医薬学では，各種検査による分析結果に基づいて疾患部位を特定して病名が決定されるなど，画一的な診断が行われる．そして，作用点や作用機作が確認された単一化合物が疾患臓器それぞれに普遍的に用いられて治療される．そのため，西洋医薬学では，病名が同じ場合は行われる治療も画一的になるが，漢方医薬学では個人の体質や病態などによって治療方法が異なるなどテーラーメード医療（**個の医療**）が行われるところに特徴がある．

　また，漢方医薬学では本格的な病気になっていない病気の前段階の状態を**未病**という症状でとらえ，発病する前に早めに治療するといった予防医学的な治療を重視している．そこには，**薬食同源**といわれるように，食物的な要素の強い生薬を日々の食生活のなかに取り入れて病気を予防する考え方も含まれている．

9.2　漢方薬と民間薬

9.2.1　日本民間薬

　日本にも『古事記』や『日本書紀』をはじめ，『風土記』や『延喜式』などの記載から固有の薬物や加持，祈とうも含めた独自の医療システムが存在していたと考えられる．たとえば，『古事記』の出雲神話〝因幡の白兎〟の伝説から，当時ガマの蒲が止血，傷薬として使用されていたことがうかがえる．しかし，これらの日本固有の医療システムは，中国をはじめとする外来の医薬学に占められ，民間療法として細々と生きながらえてきた．今日の日本において民間療法で用いられる生薬を日本民間薬とよんでいる．代表的な日本民間薬を表9.1に示した．日本民間薬には，理論的で体系的に組み立てられた医学的背景はなく，経験的な薬効をもとに使用されている．一般に民間薬は1種類の生薬（**単味**）が使用され，処方を構成しない．しかし，チクセツニンジン（竹節人参）やハマボウフウ（浜防風）などは，漢薬の人参や防風の代用品として見いだされたもので処方に配剤されている．また，オウヒ（桜皮）やセンコツ（川骨）などのように，日本で創製された漢方処方の構成生薬となっている

学修事項　D-2-19
(1) 漢方薬の適応となる証，症状，疾患

表9.1	代表的な日本民間薬	
生薬名	基原	用途など
アマチャ(甘茶)	アマチャの発酵葉	江戸時代中期にヤマアジサイの甘味変種として発見, 甘味料, 矯味料.
エンメイソウ(延命草)	ヒキオコシの全草	江戸時代. 苦味健胃薬として竜胆（リュウタン）やセンブリの代用品.
オウヒ(桜皮)	ヤマザクラの樹皮	江戸時代. 鎮咳, 去痰, 解毒剤. 十味敗毒湯（じゅうみはいどくとう）, 治打撲一方（じだぼくいっぽう）に配剤.
オトギリソウ(弟切草)	オトギリソウの全草	中国名を小連翹（ショウレンギョウ）. 止血, 収れん, 含嗽薬（がんそう）(うがい薬)
キササゲ	キササゲの果実	利尿薬.
ゲンノショウコ(現の証拠)	ゲンノショウコの全草	江戸時代初期. 収れん, 止瀉（ししゃ）, 健胃整腸薬.
ジュウヤク(十薬)	ドクダミの花期地上部	中国名を魚腥草（ギョセイソウ）. 利尿, 緩下, 解毒薬.
センコツ(川骨)	コウホネの根茎	平安時代. 解熱, 鎮痛, 消炎薬. 治打撲一方, 実母散に配剤.
チクセツニンジン(竹節人参)	トチバニンジンの根茎	江戸時代初期. 鎮咳, 解熱, 去痰薬. 人参の代用品として小柴胡湯, 半夏瀉心湯（はんげしゃしんとう）などに配剤.
センブリ(千振, 当薬)	センブリの花期全草	室町時代末期. 苦味健胃薬. 漢薬「胡黄連（こおうれん）」の代用品.
ナンテンジツ(南天実)	ナンテンの成熟果実	風邪薬, 鎮咳, 去痰薬.
ハマボウフウ(浜防風)	ハマボウフウの根と根茎	平安時代. 発汗, 解熱, 鎮痛薬として感冒治療, 防風の代用品として十味敗毒湯（じゅうみはいどくとう）, 荊芥連翹湯（けいがいれんぎょうとう）, 清上防風湯（せいじょうぼうふうとう）, 防風通聖散（ぼうふうつうしょうさん）などに配剤.

ものもある.

9.2.2 代替・相補医療

欧州などからの移住によって新しく建国されたアメリカにおいては，伝統医薬学が未発達であったために，西洋医薬学が唯一の医療システムとして認

漢方薬と民間薬　9.2　　237

められていた．一方で，アメリカ先住民の伝承薬物治療をはじめ，各国の伝統医療を**代替・相補医療**（Complementary and Alternative Medicine；CAM）として認知する動きもある．たとえば，1990年代にアメリカ国立衛生研究所（National Institutes of Health；NIH）に代替・相補医療の国立研究センターが設置され，アメリカ各地の大学，研究機関と共同で伝承薬物の有効性などについて研究が行われている．また，アメリカ国立がん研究所（National Cancer Institute；NCI）ではデザイナーフードプロジェクト（Designer Food Project）として発がん予防食品の開発研究が進められた．そして，そのような考え方を西洋医薬学のなかに組み入れた形の医療を統合医療（Integrated Medicine）と称している．アメリカでは，漢方医薬学が民間薬的な代替・相補医療の一つに分類されており，漢方医薬学が確立した医療理論や高度な治療手法，薬剤（処方薬）が十分に理解されているとはいえない．

　一方，ドイツなどの欧州では，いろいろな生薬（西洋ハーブ）の抽出エキスを，含有成分の薬理作用などの基礎研究と二重盲検による臨床データなどに基づいて医薬品として使用している．ドイツでは Comission E とよばれる公定委員会の定めた厳密な規格があり，有効性や使用量，副作用などについて報告されている．日本においても生薬製剤や漢方エキス製剤は，一般用や医療用医薬品であり，また，原料となる生薬の多くが『日本薬局方』などで規格基準が定められた医薬品である．現在，医薬学教育において，コアカリキュラムに漢方医薬学が導入されており，日本の医療システムの一翼を担っているといっても過言ではない．

　近年，アメリカにおける代替・相補医療で用いられるハーブ療法が日本へも導入され，西洋ハーブを含む世界各地の伝承薬物が，いわゆる健康食品として大量消費されている．これには，漢方医薬学における「薬食同源」の考え方との混同も関与していると考えられる．漢方薬（漢方処方薬）を構成する生薬のなかでも，食薬区分において食品としての使用が認められている生薬はいわゆる健康食品としても利用されている．しかし，同じ生薬であってもいわゆる健康食品として利用される場合と，生薬製剤や漢方処方に組み入れられた医薬品として使用される場合とは目的や用法が大きく異なる．代替・相補医療と漢方医療は，治療理論や手法において根本的に異なるものといっても過言ではない．

9.2.3　生薬の四気と五味

　漢方薬（漢方処方）を理解するためには，それを構成する生薬の薬能（薬効）と生薬を組み合わせることによる薬効の変化を解析する必要がある．また，生薬は，表9.2と表9.3に示すように薬能と関係の深い**薬性**（五性または四気）と**薬味**（五味）をもっており，生薬の薬能による分類の基本となっている．

二重盲検法

二重盲検法とは，ある薬の効果を調べるために治験薬あるいは治験薬と外観や手触りなどまったく本物と同じに構成された偽薬（プラセボ）を準備し，これらを目隠しや見えないように隠すなどの方法で，被験者に無作為に割りつけて，被験者および医師にいずれかの薬物が用いられているか知らせずに行う薬効検定のための臨床試験をいう．

表9.2	四気（五性）の薬効と代表的な生薬	
四気	主作用	代表的生薬
寒	消炎，解熱，鎮静	黄芩，黄連，大黄，芒硝，山梔子
涼	同上	薄荷，粳米，木通，菊花，赤芍
温	体を温め新陳代謝を亢進	桂皮，当帰，人参，半夏，麻黄
熱	同上	附子，呉茱萸，乾姜
平	寒涼温熱いずれにも属さない	甘草，茯苓，大棗，山薬，葛根，猪苓

表9.3	五味の作用と代表的生薬	
五味	主作用	代表的生薬
酸	収れん，固渋，収縮	訶子，呉茱萸，五味子，山茱萸
苦	燥湿，瀉下，清熱	黄芩，黄連，黄柏，大黄，蒼朮，山梔子，茜草根
甘	補養，緩和，和中	人参，甘草，麦門冬，黄耆，熟地黄，山薬，釣藤鉤
辛	発散，行気，解表	生姜，陳皮，蘇葉，縮砂，荊芥，半夏
鹹	柔堅，潤下，散結	芒硝

薬性には，4種類の性質（**寒，涼，温，熱**）があり，これを**四気**（四性）とよぶ．寒薬は清熱作用と称される熱を冷やす性質をもち，消炎，解熱，鎮静的に作用する．涼薬は寒薬ほど強くないが同様の清熱作用をもつ．逆に，温，熱薬は，冷えを温める性質があると考えられている．また，寒涼温熱いずれにも属さない穏やかな性質の生薬は**平薬**とよばれ，これを加えて**五性**という場合もある．薬味には5種類の味（五味：**酸，苦，甘，辛，鹹**）がある．後述の五行論からは，酸味は収れん作用などがあり，肝，胆，目，筋の機能を補い，苦味は清熱作用などがあり，心，小腸の機能を補い，甘味は補養作用などがあり，胃，脾臓の機能を補い，辛味は発散作用などがあり，肺，大腸，鼻，皮膚の機能を補い，鹹味は塩辛い味のことで柔軟作用などがあり，腎，膀胱，耳，骨髄の機能を補うといわれている．

9.2.4 漢方処方における君，臣，佐，使薬

漢方処方では，表9.4に示すように構成生薬を古代中国の君主政治制度になぞらえて君薬，臣薬，佐薬，使薬とよんで，それぞれの相互の役割を説明している．たとえば，麻黄湯〔麻黄（4g），桂皮（3g），杏仁（4g），甘草（1.5g）〕の場合，麻黄が君薬で肝の機能を調え鎮咳作用がある．桂皮は臣薬で麻黄の発汗作用を増強する．杏仁は佐薬で肺の機能を増強し，甘草は使薬で各薬を緩和，調和すると考えられている．一般に，一つの処方には一つの

君薬があるが，構成生薬の多い場合には複数の君薬が存在する場合もある．また，構成生薬の少ない処方では，君薬と佐薬や使薬だけで構成されている場合もあり，すべての処方に君臣佐使の生薬が存在するわけではない．また，多くの生薬から構成される処方では，君臣佐使の分担が不明確な場合がある．

表9.4　君，臣，佐，使薬の役割

君薬	方剤の主証を治療し，主たる薬効を示す中心的な生薬
臣薬	主薬を助けて治療効果を高める君薬についで重要な生薬
佐薬	主薬を助けて随伴症状や合併症状を治療したり，主薬の毒性や強い性味を抑制したりする．
使薬	君，臣，佐薬の薬物作用を疾患部位まで導くことや，作用を調和したりする．

　漢方処方では，構成生薬の組成や存在比を一部変化させることによって，含有成分間の相乗作用や拮抗作用などの相互作用が変化し薬効が大きく変化することがある．たとえば，桂枝湯は，桂皮，芍薬，甘草，大棗，生姜から構成され，消化機能が弱く虚弱な人で発汗している場合の風邪の治療に用いられる．一方，桂枝湯に発汗，解熱作用の強い麻黄と葛根を加えた葛根湯は，無汗の人の感冒の初期症状(悪寒，発熱，頭痛，肩のこわばりなど)の治療に用いられる．桂枝湯の芍薬の量を倍にすると桂枝加芍薬湯とよばれる処方となり，腹部が膨満し腹痛や胃腸虚弱な人の急性大腸炎，過敏性大腸症候群，常習性便秘などに適用されている．また，桂枝湯に附子と朮を加えた桂枝加朮附湯では冷え症者の神経痛，関節痛の治療に用いられる．このように漢方処方は，構成生薬を変化させると異なる適用をもつ処方に変化する．

9.3　漢方治療の特徴

9.3.1　漢方薬と西洋薬の用法上の違い

　漢方治療においては，患者の体質や病態などを四診(望診，聞診，問診，切診)とよばれる診断法(表9.5)を用いて考察し個々の患者の証を明らかにする．このことは同時に治療手段である処方(漢方薬)が決定されることを意味し，これを随証治療とよぶ．漢方治療では，西洋医学的には同じ病気と診断された場合においても，患者によって異なる処方が適用される場合や(同病異治)，症状の変化によって処方も変化する場合がある．一方，西洋医学ではいろいろな検査結果の解析と症状から病名が決定され，それに対応した医薬品が普遍的に投与される．西洋医学的な診断において異なる疾患と判断された場合(病名が異なる)にも，漢方的診断によって同じ処方が適用される場合がある(異病同治)．風邪には葛根湯，肝臓病には小柴胡湯などのように，普遍的に漢方薬を適用するなど，最近，西洋医学的な視点からの漢

学修事項　D-2-19
(1) 漢方薬の適応となる証，症状，疾患

	表9.5 四診による診察
望診	元気の有無や表情，体型，動作や姿勢などの全体的観察．顔，皮膚，眼，爪，口唇の色と豊色を視覚で判断する．漢方では舌診という独特の診断法がある．
聞診	聴診といい，患者の音色，声の大きさ，咳，胃内の振水音などを耳で聞いて判断する． また，体臭，口臭，尿臭，便臭などを嗅覚で判断する．
問診	病歴，主訴，家族病歴などのほか寒熱，汗，口渇，食欲，便通，疼痛の有無について問い合わせる．
切診 （触診）	脈診：脈拍，不整脈のほか，脈の深さ，強さ，速さなどで病態を判断する． 腹診：胸脇苦満，心下痞硬[a]，胃内停水などを判断する．

a) 心下部がつかえて，触ると硬くなっている腹証．

方薬の適応疾患名に基づいた治療も行われているが，治療経験をつむことによって随証治療が行えるようになる必要がある．

9.3.2 漢方処方と証

学修事項 D-2-19
(1) 漢方薬の適応となる証，症状，疾患

現代の医療現場では，漢方薬を用いた治療においても病名（診断名）を指標にして特定の漢方薬を用いる西洋医学的ともいえる方法で診断，治療されることがしばしば認められる．たとえば，風邪には葛根湯，鼻炎には小青竜湯，肝臓病には小柴胡湯などのように漢方薬が用いられているが，このような治療法は適切でない場合がある．すなわち，古来から漢方薬は証に基づいて用いることが最も好ましい治療効果が得られることが立証されているからである．証は，四診によって患者の気質や行動パターンなどの個性（**虚実**），病状の特徴（**陰陽**）と経過（**三陰三陽**），病態（**寒熱**），病気の部位（**表裏**）および**気血水**の機能や量などの考察に基づく治療の指針のことで，証の診断過程を弁証という．陰陽，虚実，表裏，寒熱の8種の概念を**八綱**といい，**八綱弁証**とはこれらの概念を統合して証を決定することを意味している．

（a）陰　陽

古代中国においては，世界には天と地，陸と海，昼と夜など二つの相対する物事があり，それらがバランスよく調和して存在していると考えられた．この二つの物事を表9.6に示すように陰と陽に分類しており，陰陽二元論といわれている．人体においても同様に陰と陽があり，それらの調和が保たれている状態が健康と考えられている．漢方医薬学においては，生体の示す熱性，活動性，発陽性のものを陽証，寒性，非活動性，沈降性のものを陰証に分類している（表9.7）．陽証は，気血が十分にあり，病気に対して積極的な反応を示すといった時期で体力の充実した人が病気になった際にしばしば現れる症状といえる．治療には発汗，瀉下，清熱が基本となる．陰証は，気血が不足気味で病気に対する反応が沈滞傾向になっている時期で，体力を補い

漢方治療の特徴 9.3 241

表9.6 陰 と 陽

陰	月	地	海	夜	日かげ	寒	女	子	下降	内向	静	収れん	死	下半身	腹	血	寒	虚
陽	太陽	天	陸	昼	日なた	暑	男	親	上昇	外向	動	拡大	生	上半身	背	気	熱	実

表9.7 陽証と陰証

陽証	熱感，口渇など冷やせば軽快する症状で，治療には寒薬(清熱薬)を選ぶ．炎症的，機能過亢進的症状． 　顔面：脂ぎり艶やかで紅潮(のぼせ) 　口腔：口苦感，ねばる，口渇，冷たいものを好む，黄色舌苔(ぜったい) 　喀痰(かくたん)，鼻汁：粘稠性(着色) 　大小便：便秘傾向(着色尿)
陰証	悪寒(おかん)，水様性の分泌物があるなど温めれば軽快する症状で，治療には温薬(祛寒(きょかん)[a]，散寒薬)を選ぶ． 消耗的，機能衰退的症状． 　顔面：乾燥傾向で蒼白 　口腔：温かいものを好む，浸潤傾向の舌 　喀痰，鼻汁：泡沫水様性(白色) 　大小便：下痢軟便，頻尿傾向 　生理：経血少なく遅れ気味

a) 寒邪を去ること.

身体を温めて基礎代謝を高める治療が行われる.

（b）虚　実

　病気にかかった際に，個人の免疫力の違いによって発現する症状が異なるが，漢方では人の基本的な体力，体格と病気に対する反応といった体質を虚証と実証に分けて取り扱う．**実証**は，強壮な体質と病気に対する活発な反応などを指しており，**虚証**は，虚弱な体質と病気に対して弱い反応を意味している(表9.8)．また，虚と実の中間的な体力，体格や病気への反応を中間証とよんでいる．虚証に対する治療は補剤を用いて補うことであり，実証へは瀉剤(しゃざい)で瀉す(くだ)ことが原則と考えられている．

（c）表　裏

　漢方医薬学では，皮膚，筋肉，関節，神経などの体表部分を**表**とよび，身体の深部といえる消化管付近を**裏**という．その中間部分である肺や肝，横隔膜周囲を**半表半裏**(はんぴょうはんり)と定めている．すなわち，表裏とは生体内の位置を示すものといえる．表証は病邪が体表部に侵入して引き起こされる症状を指し，感染症での発熱，悪寒，頭痛，身体痛といった初期症状である．腹満，便秘，下痢などの消化器症状などの病気が進行して病邪が身体深く進入した病態を裏証とよび，咳嗽(せき)などの気管支症状や胸満感，胸痛，季肋部(きろくぶ)[*1]の不快感(胸脇苦満)(きょうきょうくまん)などの胸部内症状，口の苦みや嘔気などの症状を半表半裏証という．表証では，表に病邪があるので発汗剤を用いて汗とともに病(びょう)

*1 側胸の第11・12肋軟骨部(肋骨(ろっこつ)の一番下の部分)．季は末の意味．

表9.8 虚証と実証の特徴

	実 証	虚 証
行動	活発, 積極的	おとなしい, 消極的
外観	筋肉質, 逞しい	筋骨虚弱, やせ型または水太り
顔	赤ら顔, 肌につやがある	青白い, 肌につやがない
目	いきいきしている	元気がない
声	大きい	小さい
疲労	すぐ回復する	なかなか取れない
腹	弾力がある	弾力がなく柔らかい
脈	力強い	力がなく弱い
胃腸	便秘になりやすい	すぐ下痢をする

邪*2 をだすような治療が行われる. 半表半裏証では清熱剤で治療し, 裏証では大便として病邪をだすため瀉剤が用いられる.

> *2 邪あるいは邪気と同意語. 疾病の原因で体外病因素の統称で外因, 内因, 不内外因の3種に分けられる. 外因：六淫(風, 寒, 暑, 湿, 燥, 火)の邪が外部から人体肌表部に侵入し疾病を発生する場合, 内因：七情(喜, 怒, 憂, 思, 悲, 恐, 驚)の過多, 過少によって病が発生する場合, 不内外因：房室不節, 飲食不節などによる場合がある.

(d) 寒 熱

寒熱は, 局所の体温を意味するものであったが, 表裏の概念と合わさり表熱証や裏寒証などと表現される局所的な病態認識に用いられる. また, 『傷寒論』に「陰証は寒が主であり, 陽証は熱が主である」と記載されるように, 陰証と陽証は病気の時期とともに全身的な寒熱を指している. 表9.9に寒熱の症状, 症候を示した. 寒は温め, 熱は冷ますことが治療原則となっている.

表9.9 寒証と熱証における症状・症候

	自覚症状	顔色	舌苔	口渇感	尿の色	便臭
寒証	寒気(冷える)	蒼白	湿潤	少ない	淡い	弱い
熱証	熱感(ほてる)	赤色	乾燥	多い	濃黄色	強い

(e) 三陰三陽(六病位)

病気は時間とともに変化する流動的なものと考え, 病状の経過(病位)を陽病期と陰病期に分けている. 陽病期は, さらに**太陽病, 少陽病, 陽明病**の3種の病期に分かれ, 陰病期の病態も**太陰病, 少陰病, 厥陰病**の各病期に分けられる. これらの6種の病期(**六病位**)をまとめて**三陰三陽**と称している. 六病位の主要症候と治療に用いられる漢方薬を表9.10に示した. 六病位は『傷寒論』における急性疾患を想定して確立された理論で, 陽病期は病状が熱性で積極的であるため, その治療には発汗, 瀉下, 清熱薬が用いられる. 陰陽期は寒性が積極的な病態を示し, 温薬*3 や補薬*4 が用いられる. また, 陽病期の病邪の位置は, 太陽病では表, 少陽病では半表半裏, 陽明病では裏に位置する. 陰病期の三病位ではいずれにおいても病邪は主として裏に位置す

> *3 薬はその性質により寒, 熱, 温, 涼, 平の5種に分類される. 温薬はその一つで温める作用のある薬で, 桂枝, 生姜, 乾姜, 当帰などがある.

> *4 補とは不足するところを補うことで, 補薬や一般的に陽を補う補陽などを指す. 陽事を壮健にし, 精髄を補い, 筋骨を強める作用があり, 鹿茸, 肉蓯蓉, 杜仲, 淫羊藿などがある.

漢方治療の特徴 9.3 243

表9.10 三陰三陽

(a) 陽病期

太陽病	発熱し，頭が痛み，うなじが強ばり，悪寒する状態．浮脈(皮下に浅く血管があるようで，指を軽く当てるだけではっきりとわかる脈．病が表にあることを示す．感冒とか急性熱病の初期にみられる．) 病邪が頭部の項背部にあり，熱が身体の表にある．発熱するとよい． •桂枝湯，葛根湯，麻黄湯，小青竜湯
少陽病	口が苦く，喉が渇き，目まいがあり，脇の下がかたく張り痛みあり(胸脇苦満)，吐き気があって食欲がなく，一日のなかで熱感が生じたり，寒気が生じたりする．弦脈(緊張した琴の弦の上を押さえるようにこわばった感じのあるもので，高血圧や肝胆系の病気などにみられる．) 病邪が胸部と胃部にあり，利尿し，和解するとよい． •小柴胡湯，大柴胡湯，瀉心湯類
陽明病	腹満(腹部膨満感)，便秘が起こる． 身病があり，汗が自らでるが悪寒せず，高熱を発す．沈脈(指を軽く当てただけではわからず，強く深く圧迫して触れる脈．)病邪が胃から下にあって，下痢させたり腹部の熱を去るとよい． •白虎湯，承気湯

(b) 陰病期

太陰病	腹満して吐き，食物が胸に滞り(食欲不振，消化不良)，下痢してときどき腹が痛む．弱脈． •人参湯，桂枝加芍薬湯
少陰病	吐こうとするがものがでず，胸に煩(わずらわしく感じること，不安な状態にあること)があり，元気もなく動きたがらず眠たがる．多尿で下痢がひどい．微細脈． •真武湯，麻黄附子細辛湯
厥陰病	下痢がますますひどく，全身が冷え，意識状態も悪い．脈も消え入りそうに弱い． •四逆湯類

る．病気の進行は，必ずしも六病位の順番(太陽病→少陽病→陽明病→太陰病→少陰病→厥陰)で進むとはかぎらない．太陽病から陽明病に移行したり，少陽病から直接陰病に進行する場合などや陰病から発病する場合もある．

(f) 気血水

漢方医薬学においては，生体を調整する生理的因子として**気**と**血**と**水**を定義し，これらの因子がそれぞれ過不足なく，かつバランスよく体内を循環することが健康維持に必要と考えている(気血水論)．気，血，水の機能低下や不足によって虚証(**気虚**，**血虚**)および機能の停滞や過亢進による実証(**気滞**，**気逆**，**気うつ**，**瘀血**，**水滞**)が生じると考えている(表9.11)．

① 気：形はなく目には見えない，生命の根源となるエネルギーの一種で，自然治癒力やバイタリティーともいえる．気の異常によって生じる病態には気逆，気虚，気うつなどがある．気逆は気が上昇するいわゆるのぼせ症状であるが，緊張などによって生じる運動型と赤ら顔のいつ

ものぼせているような状態の2種のタイプがある．気うつは気が上昇して停滞した状態で胸満や腹満といった閉塞症状が現れる．気虚は気が不足して元気のない状態を意味する．

② 血と水：血液やリンパ液，細胞間液，唾液，消化液といった体液を指す．血は身体に必要な栄養分をもたらし，身体を維持する役割がある．血の異常によって生じる病態には，血の量が不足した血虚と，循環に障害をもたらした瘀血がある．水の異状によって生じる病態には，偏在によって生じる水滞がある．

表9.11 気血水の過不足，機能停止や亢進による症状

気逆	のぼせ，奔豚(腹部，胸，咽喉にものが突き上げてくるような症状)
気うつ	咽喉の閉塞感，胸満，腹満感
気虚	バイタリティーの不足状態，疲労倦怠感，食欲不振，易感染性
血虚	貧血傾向，冷え症，低血圧傾向，顔面蒼白，不眠(浅い眠り)，かすみ目，めまい，動悸，息切れなど
気滞	イライラ，多怒，不眠，胸苦しさ，嘔気
瘀血	微少循環不全，目のくま，歯肉，唇，舌下のうっ血，高粘度血症で血栓症準備状態，高脂肪血症，尋常性乾癬など
水滞	目まい感，頭痛，動悸，浮脈

ここに『第十八改正日本薬局方』に掲載されているおもな生薬の薬効分類表(表9.12)を示す．

(g) 五 臓

古代中国では，宇宙に存在する一切のもの(森羅万象)は五元素(木火土金水)で構成され，それぞれが一定の法則性をもち，互いに正の関係と負の関係でもって作用し合っていると考えた．図9.1に示すように正の関係は，相手の機能を高める促進関係であり，これを**相生**といい，負の関係は相手の機能を低下させる抑制関係であり，**相剋**という．このような古代中国で発達した哲学を五行論とよぶ．人体においても，**五臓六腑**といわれる臓器や器官，組織などの人体のすべてが五元素のいずれかに属し，相互に関連していると考えており，これらを五臓論という．五臓には肝，心，脾，肺，腎があり，陽気という一種のエネルギーと，陰液という血(水)の働きによって正常に機能しているとした．

肝は，精神活動を安定化し，新陳代謝を行い，血を貯蔵して全身に栄養を供給し，骨格筋の緊張を維持する機能をもつ．失調の症候には，神経過敏，易怒性(怒りやすい性質)，いらいら，蕁麻疹，黄疸，月経異常，貧血，頭痛，肩こり，目まいなどが生じる．

9.3 漢方治療の特徴

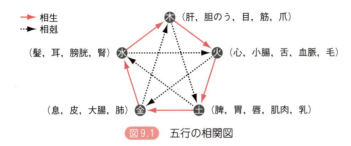

図9.1 五行の相関図

表9.12 生薬の性味薬能一覧

生薬名	性	味	おもな薬効による分類	生薬名	性	味	おもな薬効による分類
黄耆(オオギ)	微温	甘	補益強壮薬(補気薬)	川芎(センキュウ)	温	辛	活血駆瘀血(くおけつ)薬(駆瘀血薬)
黄芩(オウゴン)	寒	苦	清熱薬	蒼朮(ソウジュツ)	温	辛・苦	利水・去湿薬
黄柏(オウバク)	寒	苦	清熱薬	蘇葉(ソヨウ)	温	辛	気薬(降気精神安定薬)
黄連(オウレン)	寒	苦	清熱薬	大黄(ダイオウ)	寒	苦	瀉下(しゃげ)薬
葛根(カッコン)	平あるいは涼	甘・辛	発汗解表(かいひょうまたはげひょう)薬	大棗(タイソウ)	温	甘	気薬(補気精神安定薬)
滑石(カッセキ)	寒	甘・淡	利水・去湿薬	沢瀉(タクシャ)	寒	甘	利水・去湿薬
乾姜(カンキョウ)	熱	辛	温補薬	知母(チモ)	寒	苦	清熱薬
甘草(カンゾウ)	平	甘	気薬(降気精神安定薬)	猪苓(チョレイ)	平	甘・淡	利水・去湿薬
菊花(キクカ)	涼	甘・苦	発汗解表薬	陳皮(橘皮)〔チンピ/キッピ〕	温	辛・苦	気薬(行気薬)
桔梗(キキョウ)	平	苦・辛	鎮咳去痰薬	冬瓜子(トウガシ)	涼	甘	排膿薬
枳実(キジツ)	涼	苦・酸	気薬(行気薬)	当帰(トウキ)	温	甘・辛	補血薬
杏仁(キョウニン)	温	苦	鎮咳去痰薬	桃仁(トウニン)	平	苦・甘	活血駆瘀血薬(駆瘀血薬)
桂皮(桂枝)〔ケイヒ/ケイシ〕	温	辛・甘	発汗解表薬	独活(ドクカツ/ドッカツ)	温	辛・苦	発汗解表薬
膠飴(コウイ)	微温	甘	補益強壮薬(補気薬)	人参(ニンジン)	温/平	甘・微苦	補益強壮薬(補気薬)
粳米(コウベイ)	平	甘	補津(ほしん)薬(潤燥薬)	麦門冬(バクモンドウ)	寒	甘・微苦	補津薬(※潤燥薬)
厚朴(コウボク)	温	苦・辛	気薬(行気薬)	半夏(ハンゲ)	温	辛	鎮咳去痰薬
呉茱萸(ゴシュユ)	熱	辛・苦	温補薬	百合(ビャクゴウ)	涼/平	甘・苦	補津薬(潤燥薬)
五味子(ゴミシ)	温	酸	鎮咳去痰薬	白朮(ビャクジュツ)	温	苦・甘	利水・去湿薬
柴胡(サイコ)	涼	苦	清熱薬	茯苓(ブクリョウ)	平	甘・淡	利水・去湿薬
細辛(サイシン)	温	辛	温補薬	附子(ブシ)	大熱	辛・甘	温補薬
山梔子(サンシシ)	寒	苦	清熱薬(清熱除煩薬)	防已(ボウイ)	寒	苦・辛	利水・去湿薬
山茱萸(サンシュユ)	微温	酸	補益強壮薬(補気薬)	芒硝(ボウショウ)	寒	鹹(かん)・苦	瀉下薬
山椒(サンショウ)	熱	辛	温補薬	防風(ボウフウ)	微温	辛・甘	発汗解表薬
山薬(サンヤク)	平	甘	補益強壮薬(補気薬)	牡丹皮(ボタンピ)	涼	苦・辛	活血駆瘀血薬(駆瘀血薬)
生地黄・乾地黄(セイジオウ・カンジオウ)	涼	甘・苦	補血薬	牡蛎(ボレイ)	涼	鹹・渋	気薬(降気精神安定薬)
熟地黄(ジュクジオウ)	微温	甘	補血薬	麻黄(マオウ)	温	辛・苦	発汗解表薬
芍薬(シャクヤク)	涼	苦・酸	補血薬	麻子仁・火麻仁(マシニン・カマニン)	平	甘	瀉下薬
生姜(ショウキョウ)	温	辛	発汗解表薬	木通(ボクツウ)	寒	苦	気薬(行気薬)
升麻(ショウマ)	涼	甘・辛	発汗解表薬	竜骨(リュウコツ)	平	甘・渋	気薬(降気精神安定薬)
石膏(ヒッコウ)	寒	甘・辛	清熱薬				

心は，意識的活動を統括し，覚醒・睡眠リズムを調節し，血を循環させ，汗を分泌して体温を調節するなどの機能をもつ．失調によって焦燥感，興奮，不眠，動悸，息切れ，胸内苦悶などが生じる．

脾は食物を消化・吸収し，血の流通をなめらかに，筋肉の形成と維持を行う．失調によって食欲の低下，消化不良，悪心，嘔吐，胃もたれ，腹部膨満感，腹痛，下痢，皮下出血，脱力感，抑うつなどが生じる．

肺は，宗気*5を生成し，全身の気の流れを統括し，皮膚の機能を制御し防衛力を保持する．失調によって咳嗽，喀痰，鼻汁，呼吸困難，息切れのほか，風邪を引きやすくなる．

腎は，成長，発育，生殖能を司り，骨，歯牙の形成，維持し，泌尿器能，水分代謝，思考力，判断力，集中力を維持する．失調によって性欲低下，不妊，骨や歯の異常，腰痛，健忘，白内障，耳鳴りなどが生じる．

*5 呼吸により摂取した自然界の清気と水穀(すいこく＝飲食物など)から得られた精気の結合によって生成される気で，胸中に蓄えられ，全身の気の巡りの原点となる．

9.4　漢方処方の解析

9.4.1　漢方処方名の由来

漢方処方の名称は，一見，漢字を羅列した煩雑で難解なものに見えるが，一定の規約に従って命名されている．以下にそのいくつかを説明する．

① 構成生薬に由来：生薬の数が多くなると生薬を一文字で表す．
　構成生薬が1種類(一味)：甘草湯，独参湯
　　　　　　　　　二味：芍薬甘草湯，大黄甘草湯
　　　　　　　　　四味：麻杏甘石湯(麻黄，杏仁，甘草，石膏)
　　　　　　　　　七味：苓甘姜味辛夏仁湯(茯苓，甘草，乾姜，五味子，細辛，半夏，杏仁)

② 主薬(または君薬)に由来：処方を構成する生薬のなかで主薬の名前のみで表す．
　主薬が1種類：葛根湯，人参湯，麦門冬湯
　　　　　2種類：桂枝茯苓丸，当帰芍薬散

③ 効能に由来：中は腹部を指し，風は病気の原因の一つで，感染症による発熱，悪寒などを意味する．
　一つの主治：安中散，消風散，平胃散
　二つの主治：補中益気湯，清暑益気湯

④ 生薬と効能
　生薬ついで効能：黄連解毒湯，人参養栄湯
　効能ついで生薬：清上防風湯，清心蓮子飲

⑤ 構成生薬の数に由来
　3種類の生薬から構成：三黄瀉心湯(大黄，黄芩，黄連)

漢方処方の解析　9.4　247

その他，四物湯，五苓散，八味地黄丸，十全大補湯など.

⑥ 加減方に由来
柴胡加竜骨牡蛎湯，桂枝加葛根湯，大柴胡湯去大黄など

⑦ 合方に由来
柴苓湯(小柴胡湯，五苓散)，猪苓湯合四物湯など

9.4.2　代表的な漢方処方

『第十八改正日本薬局方』に収載されている 40 種の処方のほかに，漢方治療で用いられる処方には一般用漢方製剤だけで 294 処方あり，さらに文献上には多数の処方が記載されている．これらの処方をすべてを紹介することは困難であることから，ここでは薬局方収載の 40 処方と，桂皮，麻黄，柴胡，人参を主剤とする処方について紹介する.

（a）日本薬局方にエキス剤として収載されている処方

❶ **温清飲**(うんせいいん，原典：万病回春[*6])

配合生薬　当帰，地黄(各4g)，芍薬，川芎，黄芩(各3g)，山梔子(2g)，黄連，黄柏(各1.5g)**．かっこ内は 1 日量を示すが，出典によって数値は異なる(以下＊＊で標示).

適用　皮膚の色つやが悪く，のぼせるものの月経不順，月経困難，血の道症，更年期障害，神経症.

副作用　発疹，発赤，食欲不振，胃部不快感，悪心，嘔吐，下痢.

❷ **黄連解毒湯**(おうれんげどくとう，原典：外台秘要方[*7])

配合生薬　黄連，黄柏(各1.5g)，黄芩(3g)，山梔子(2g)**．

適用　比較的体力があり，のぼせ気味で顔色赤く，いらいらする傾向のある人の精神不安，不眠症，胃炎，心悸亢進，高血圧症，鼻出血，皮膚瘙痒感.

慎重投与・副作用　著しく体力の衰えている患者．間質性肺炎，肝機能障害，黄疸．その他：食欲不振，胃部不快感，悪心，嘔吐，腹痛，下痢などの消化器症状，発疹，蕁麻疹などの過敏症.

❸ **乙字湯**(おつじとう，原典：叢桂亭医事小言[*8])

配合生薬　当帰(6g)，柴胡(5g)，黄芩(3g)，甘草(2g)，升麻(1.5g)，大黄(1g).

適用　病状がそれほど激しくなく，体力が中位で衰弱していない人のキレ痔，イボ痔.

慎重投与・副作用　下痢・軟便がある人，偽アルドステロン症，ミオパシー(甘草の副作用による，以下甘草)，発疹，発赤，かゆみ，食欲不振，胃部不快感，悪心，腹痛，下痢.

❹ **葛根湯**(かっこんとう，原典：傷寒論)

学修事項　D-2-19
(2) 配合生薬の組み合わせによる漢方薬の系統的な分類

*6 中国明時代(1587年)，龔廷賢撰，内経(黄帝内経)，難経(黄帝八十一難経)から金元四大家(劉完素，張従正，李東垣，朱丹渓)までの医学書を編纂したもの．8巻あって，上巻には総論，下巻には各論が記載され，病証の種類も多く，弁証も詳細で処方の選択も多い.

*7 中国唐時代(752年)，王燾編，唐以前の医書を編纂，分類し，さらに経験と知見を加えたもの．40巻あり，1104門に分けて神秘湯など6000余方を収載.

*8 江戸時代の医師，原南陽(1753〜1820年)が，黄帝内経や傷寒論の内容を参考に平易な文章に仕立て直して編纂した医学書.

偽アルドステロン症
偽アルドステロン症とは，尿細管において，Na^+ の再吸入と入れ代わりに K^+ の尿中への排出を促進させる働きをするアルドステロン(副腎ホルモン)が過剰分泌していないにもかかわらず，あたかも過剰分泌しているかのような症状を示すことをいう．たとえば，甘草の主要成分であるグリチルリチンは，アルドステロンの不活性化酵素を阻害することで，偽アルドステロン症を引き起こすことが知られている．症状としては，低カリウム血症，高血圧症などをきたす.

ミオパシー

ミオパシーとは，筋肉自体が侵されて生じる疾患の総称のことであり，筋障害，筋疾患，筋病あるいは筋症とよばれることもある．ミオパシーの初期症状としては，脱力感，手足の痙攣などがあげられる．とくに，遺伝性に発症し，進行性に筋線維の変性がみられ，筋肉細胞が序々に壊れていく進行性筋ジストロフィーがミオパシーの代表である．

*9 処方の創案者は不明であるが，中国伝来の処方を加減したり合方するなどして日本で独自に創製された処方．

*10 1500年代の中国の医師・薛氏によって編纂された医学書で，脾胃理論を尊重し，脾胃に基づいて疾患を治療し，脾胃を温め栄養を与えるために扶中益気煎じ薬などの処方をよく行った．

*11 太平恵民和剤局方ともいう．中国宋時代，太医局編（1078～1085年）．宋時代の薬局方といえる書で，現存するものは10巻で諸風，傷寒など14門，788方が収載されている．

配合生薬　葛根（8g），麻黄，大棗（各4g），桂皮，芍薬（各3g），甘草（2g），生姜（1g）**.

適用　自然発汗がなく頭痛，発熱，悪寒，肩こりなどを伴う比較的体力のある人の感冒の初期，鼻かぜ，鼻炎，頭痛，肩こり，筋肉痛，手や腰の痛み，神経痛．

慎重投与・副作用　体力の衰えている場合，胃腸の虚弱な人，食欲不振，嘔吐，悪心のある人．偽アルドステロン症，ミオパシー（甘草），発疹，瘙痒などの過敏症（桂皮），不眠，発汗過多，頻脈（数脈），動悸，全身脱力感，精神興奮などの自律神経興奮作用（麻黄），食欲不振，胃部不快感，悪心，嘔吐などの消化器症状，排尿障害（麻黄）．

❺ 葛根湯加川芎辛夷（かっこんとうかせんきゅうしんい，原典：本朝経験方*9）

配合生薬　葛根，麻黄（各4g），大棗（3g），桂皮，芍薬，甘草（各2g），生姜（1g），川芎，辛夷（各3g）**.

適用　鼻づまり，蓄膿症，慢性鼻炎．

慎重投与・副作用　狭心症・心筋梗塞などの心臓に障害がある，またはその既往がある人，甲状腺機能亢進症がある人，重症高血圧症がある人，偽アルドステロン症，ミオパシー（甘草），発疹，発赤，かゆみ，不眠，発汗過多，頻脈，どうき，体がだるい，興奮する，食欲不振，胃部不快感，悪心，嘔吐，下痢，排尿障害．

❻ 加味帰脾湯（かみきひとう，原典：内科摘要*10）

配合生薬　人参，白朮または蒼朮，茯苓，酸棗仁，竜眼肉（各3g），黄耆，当帰（各2g），遠志（1.5g），柴胡（3g），山梔子（2g），甘草，木香（各1g），大棗（1.5g），生姜（0.5g）．

適用　体力中等度以下で，心身が疲れ，血色が悪く，ときに熱感を伴うものの次の諸症：貧血，不眠症，精神不安，神経症．

慎重投与・副作用　高血圧，心臓病，腎臓病の人．偽アルドステロン症，ミオパシー（甘草），発疹，蕁麻疹，食欲不振，胃部不快感，悪心，腹痛，下痢．

❼ 加味逍遥散（かみしょうようさん，原典：和剤局方*11）

配合生薬　当帰，芍薬，茯苓，白朮（または蒼朮），柴胡（各3g），山梔子，牡丹皮（各2g），甘草（1.5g），薄荷，生姜（各1g）**.

適用　虚弱で疲労しやすく，血のめぐりが悪く，精神不安やいらだちなどの精神神経症状を訴える人の生理不順，生理痛，更年期障害，倦怠感，不眠，冷え性．

慎重投与・副作用　著しい胃腸虚弱者，食欲不振，悪心，嘔吐のある人．偽アルドステロン症，ミオパシー（甘草），食欲不振，胃部不快感，悪心，嘔

吐など消化器症状(当帰，山梔子).

❽ **桂枝茯苓丸**(けいしぶくりょうがん，原典：金匱要略)

配合生薬 桂皮，茯苓，牡丹皮，桃仁，芍薬(各4 g)**.

適用 比較的体力があり，赤ら顔が多く，下腹部に圧痛がある人の生理不順，生理痛，血の道症，帯下(こしけ)，更年期障害の随伴症状(頭痛，めまい，のぼせ，肩こり)，冷え性，しもやけ，打撲傷，痔疾，子宮内膜炎，腹膜炎，睾丸炎.

慎重投与・副作用 著しく体力の衰えている患者．肝機能障害，黄疸．その他：発疹，発赤，瘙痒などの過敏症．食欲不振，胃部不快感，悪心，下痢などの消化器症状.

❾ **牛車腎気丸**(ごしゃじんきがん，原典：済生方*12)

配合生薬 地黄(5 g)，山茱萸(サンシュユ)，山薬，沢瀉(タクシャ)，茯苓，牡丹皮(各3 g)，桂皮，附子末(ブシマツ)(各1 g)，牛膝(ゴシツ)，車前子(シャゼンシ)(各3 g)**．八味地黄丸に牛膝と車前子を加えた処方.

適用 体力が中程度以下で，疲労倦怠感が著しく，尿量減少し，浮腫があり，下腹部に力がなく，時に口渇する人の下肢痛，腰痛，しびれ，高齢者のかすみ目(白内障，緑内障)．かゆみ，排尿困難，頻尿，前立腺肥大症，陰萎.

慎重投与・副作用 体力が充実している人，暑がりで，のぼせが強く，赤ら顔の人，胃腸が弱く下痢傾向のある人，胃内停水が顕著な人，服用により食欲減退する人，間質性肺炎，肝機能障害，黄疸，その他：食欲不振，胃部不快感，悪心，嘔吐，腹部膨満感，腹痛，下痢，便秘などの消化器症状(地黄)，発疹，発赤，瘙痒などの過敏症(桂皮)，心悸亢進，のぼせ，舌のしびれ(附子)，妊婦または妊娠している可能性のある婦人には投与しないことが望ましい(牛膝，牡丹皮，附子).

❿ **呉茱萸湯**(ごしゅゆとう，原典：傷寒論，金匱要略)

配合生薬 呉茱萸(ゴジュユ)(3 g)，生姜(1 g)，人参(2 g)，大棗(タイソウ)(4 g)**.

適用 手足の冷えやすい中等度以下の体力の人の頭痛，嘔吐.

副作用 発疹，蕁麻疹，だるさ.

⓫ **五苓散**(ごれいさん，原典：傷寒論，金匱要略)

配合生薬 沢瀉(5 g)，猪苓(チョレイ)，茯苓，蒼朮または白朮(各3 g)，桂皮(2 g)**.

適用 のどが渇いて尿量がすくなく，めまい，はきけ，嘔吐，腹痛，頭痛，むくみなどのいずれかを伴う人の次の諸症：水様性下痢，急性胃腸炎(しぶり腹のものには使用しないこと)，暑気あたり，頭痛，むくみ，二日酔.

副作用 発疹，蕁麻疹，だるさ.

⓬ **柴胡桂枝湯**(さいこけいしとう，原典：傷寒論，金匱要略)

配合生薬 柴胡(5 g)，半夏(4 g)，黄芩，芍薬，大棗，人参(各2 g)，桂

*12 厳氏済生方(げんしさいせいほう)ともいう．中国南宋時代(1253年)，厳用和著，内，外，婦人科など79篇からなり，まず病候を述べ後に方剤を記している．実際に用いて有効であった450余方が選録されている.

皮(2.5 g)，甘草(1.5 g)，生姜(0.5 g)**．小柴胡湯に桂皮と芍薬を加えた処方．

適用　体力が中程度からやや虚弱気味で，多くは腹痛を伴い，発汗，微熱，寒気，頭痛，はきけなどのある人の感冒，慢性胃腸障害，肝機能障害，肺炎，気管支炎，胃潰瘍，十二指腸潰瘍，胆のう炎，胆石症，膵臓炎．

慎重投与・副作用　間質性肺炎(黄芩の関与が疑われる)，偽アルドステロン症，ミオパシー(甘草)，肝機能障害，黄疸．その他：過敏症，消化器症状，膀胱炎様症状．併用注意：甘草含有製剤やグリチルリチン酸類を含有する製剤．小柴胡湯と同様，インターフェロン製剤との併用で間質性肺炎の発症が多く報告されている．

⓭ **柴胡桂枝乾姜湯**(さいこけいしかんきょうとう，原典：傷寒論，金匱要略)

配合生薬　柴胡(6 g)，桂皮(3 g)，黄芩，牡蛎，栝楼根(各3 g)，乾姜(2 g)，甘草(2 g)．

適用　体力が弱く，冷え症，貧血気味で，動悸，息切れがあり，神経過敏な人の更年期障害，神経症，不眠症．

慎重投与・副作用　間質性肺炎(黄芩の関与が疑われる)，偽アルドステロン症，ミオパシー(甘草)，肝機能障害，黄疸．併用注意：甘草含有製剤やグリチルリチン酸類を含有する製剤．

⓮ **柴朴湯**(さいぼくとう，原典：本朝経験方)

配合生薬　柴胡(7 g)，半夏(6 g)，茯苓(5 g)，黄芩，厚朴，大棗，人参(各3 g)，甘草(2 g)，蘇葉(2.0 g)，生姜(1 g)**．小柴胡湯と半夏厚朴湯の合方である．

適用　体力が中程度で，気分がふさいで，咽喉，食道部に異物感があり，動悸，めまい，悪心などを伴う人の咳嗽，不安精神症，小児喘息，気管支喘息．

慎重投与・副作用　著しく体力の衰えている患者．間質性肺炎(黄芩の関与が疑われている)，偽アルドステロン症，ミオパシー(甘草)，肝機能障害，黄疸．その他：過敏症(人参)，消化器症状，膀胱炎様症状．併用注意：甘草含有製剤やグリチルリチン酸類を含有する製剤．小柴胡湯と同様にインターフェロン製剤との併用で間質性肺炎の発症が多く報告されている．

⓯ **柴苓湯**(さいれいとう，原典：本朝経験方)

配合生薬　柴胡，沢瀉，(各5 g)，半夏(4 g)，白朮(または蒼朮)，猪苓，茯苓，黄芩(各3 g)，大棗，人参，桂皮(各2.5 g)，甘草(2 g)，生姜(1 g)**．

適用　体力が中程度で，悪心，口渇，食欲不振などがあり，尿量が少ない人の急性胃腸炎，水溶性下痢，むくみ，大腸炎，暑気あたり．

慎重投与・副作用　著しく体力の衰えている人，間質性肺炎(黄芩の関与が疑われる)，偽アルドステロン症，ミオパシー(甘草)，発疹などの過敏症

(人参，桂皮)

⑯ 芍薬甘草湯(しゃくやくかんぞうとう，原典：傷寒論)

配合生薬　芍薬，甘草(各6g)**.

適用　急激に起こる筋肉の痙攣を伴う痛みのある場合の胃痛，腹痛，腰痛，こむらがえり，筋肉痛.

慎重投与・副作用　禁忌：アルドステロン症，低カリウム血症およびミオパシーのある患者．偽アルドステロン症，ミオパシー，うっ血性心不全，心室細動，心室頻拍(甘草)，肝機能障害，黄疸．その他：過敏症，悪心など消化器症状．併用注意：甘草含有製剤やグリチルリチン酸製剤，ループ系およびチアジド系利尿薬.

⑰ 十全大補湯(じゅうぜんだいほとう，原典：和剤局方)

配合生薬　地黄，当帰，川芎，芍薬，人参，茯苓，白朮(または蒼朮)，黄耆(オウギ)，桂皮(各3g)，甘草(1.5g)**．四物湯(地黄，当帰，川芎，芍薬)に原典の四君子湯(人参，茯苓，蒼朮，甘草)を合方し，黄耆と桂皮を加えた処方.

適用　体力虚弱な人の病後，術後の体力低下，疲労倦怠，食欲不振，寝汗，手足の冷え，貧血.

慎重投与・副作用　著しく胃腸の虚弱な患者．食欲不振，悪心，嘔吐のある患者．肝機能障害，黄疸．その他：胃部不快感などの消化器症状(地黄，当帰，川芎)，発疹などの過敏症(人参，桂皮)．併用注意：甘草含有製剤やグリチルリチン酸類含有製剤.

⑱ 小柴胡湯(しょうさいことう，原典：傷寒論，金匱要略)

配合生薬　柴胡(7g)，半夏(5g)，黄芩，大棗，人参(各3g)，甘草(2g)，生姜(1g)**.

適用　体力が中程度で，上腹部(脇腹からみぞおちあたり)が張って苦しく，舌苔(ぜったい)を生じ，口中不快，食欲不振，微熱，悪心のある人の感冒，胃腸障害，疲労感，肝機能障害.

慎重投与・副作用　禁忌：インターフェロン製剤を投与中の患者，肝硬変や肝がんの患者，慢性肝炎で血小板数が10万/mm^{3}以下の肝硬変が疑われる患者．慎重投与：著しく体力の衰えている患者，慢性肝炎で血小板数が15万/mm^{3}以下の患者．重大な副作用：間質性肺炎(黄芩の関与が疑われる)，偽アルドステロン症，ミオパシー(甘草)，肝機能障害，黄疸．その他：発疹などの過敏症，食欲不振などの消化器症状，血尿などの膀胱炎様症状．併用禁忌：インターフェロン製剤(インターフェロン-α，β)．併用注意：甘草含有製剤やグリチルリチン酸類含有製剤，ループ系およびチアジド系利尿薬．なお，本剤の使用による間質性肺炎が起こった場合〔発熱，咳嗽，呼吸困難，肺音の異常，胸部X線異常など〕には本剤の投与を中止するなどの警告がある.

⑲ 小青竜湯(しょうせいりゅうとう，原典：傷寒論，金匱要略)

配合生薬　麻黄，芍薬，乾姜(または生姜)，甘草，桂皮，細辛，五味子(各3g)，半夏(6g)**.

適用　体力が中程度以下で，水様の痰や鼻汁，くしゃみ，咳嗽のある人の気管支炎，気管支喘息，鼻炎，アレルギー性鼻炎，感冒，花粉症.

慎重投与・副作用　禁忌：アルドステロン症の患者，ミオパシー(甘草)のある患者，低カリウム血症の患者. 慎重投与：病後の衰弱期や著しく体力の衰えている患者，著しく胃腸の虚弱な患者，食欲不振，悪心，嘔吐のある患者，発汗傾向の著しい患者，狭心症や心筋梗塞などの循環器系の障害のある患者と既往病歴者，重症高血圧症，高度の腎障害，排尿障害，甲状腺機能亢進症の患者. 間質性肺炎，偽アルドステロン症，ミオパシー(甘草)，肝機能障害，黄疸. その他：発疹などの過敏症(桂皮)，不眠，発汗過多，頻脈，動悸，全身脱力感，食欲不振などの消化器症状，排尿障害(麻黄). 併用注意：甘草含有製剤やグリチルリチン酸製剤，ループ系およびチアジド系利尿薬，麻黄含有製剤やエフェドリン類含有製剤，モノアミン酸酵素(MAO)阻害剤，甲状腺製剤，カテロールアミン製剤，キサンチン系製剤，その他の交感神経興奮薬.

⑳ **辛夷清肺湯**(しんいせいはいとう，原典：外科正宗[*13])

配合生薬　辛夷，知母，百合，黄芩(各3g)，山梔子，升麻(各1.5g)・麦門冬，石膏(各6g)，枇杷葉(1g).

適用　体力中等度以上で，濃い鼻汁がでて，ときに熱感を伴う人の鼻づまり，慢性鼻炎，蓄膿症(副鼻腔炎).

副作用　発疹，発赤，かゆみ，蕁麻疹，食欲不振，胃部不快感，軟便，下痢.

㉑ **真武湯**(しんぶとう，原典：傷寒論)

配合生薬　茯苓(5g)，芍薬，蒼朮(または白朮)(各3g)，生姜，附子(または修治附子末)(各1g)**.

適用　体力が中程度以下で，冷えと倦怠感が強く，尿量が減少して，めまい，動悸，痛みのある人の慢性胃腸障害や慢性下痢，低血圧症，感冒.

慎重投与・副作用　体力の充実している人，暑がりで，のぼせが強く，赤ら顔の人. 心悸亢進，のぼせ，舌のしびれ，悪心(附子)，発疹などの過敏症. 妊婦または妊娠している可能性のある婦人には投与しないことが望ましく，小児にも注意が必要(附子).

㉒ **大黄甘草湯**(だいおうかんぞうとう，原典：金匱要略)

配合生薬　大黄(4g)，甘草(1g)**.

適用　便秘，便秘に伴う頭重のほか肌荒れ，吹き出物，食欲不振は腹部膨満，腸内異状発酵，痔.

慎重投与・副作用　著しく胃腸の虚弱な患者，著しく体力の衰えている

*13 1617年，明の外科医・陳実功の著. 悪性腫瘍をはじめ，外科治療を157篇にわけて病理，診断，治療，適用処方などを列記した.

患者．偽アルドスラロン症，ミオパシー（甘草），食欲不振，腹痛，下痢など
の消化器症状（大黄）．

㉓ 無コウイ大建中湯（むこういだいけんちゅうとう，原典：金匱要略）

配合生薬　山椒（2 g），人参（3 g），乾姜（5 g）．

適用　体力虚弱で腹が冷えて痛み腹部膨満感のある人の胃アトニー
（胃無力）症，消化管機能障害．

慎重投与・副作用　肝機能障害のある人．肝機能障害，黄疸，その他：
発疹などの過敏症（人参），腹痛などの消化器症状．

㉔ 大柴胡湯（だいさいことう，原典：傷寒論，金匱要略）

配合生薬　柴胡（6 g），半夏（4 g），黄芩，芍薬，大棗（各3 g），枳実（2 g），
生姜，大黄（各1 g）．

適用　体力が充実して，脇腹からみぞおちあたりにかけて苦しく，便
秘の傾向がある人の次の諸症：胃炎，常習便秘，高血圧や肥満に伴う肩こ
り・頭痛・便秘，神経症，肥満症．

慎重投与・副作用　著しく体力の衰えている患者，重大な副作用：間質
性肺炎（黄芩の関与が疑われる），肝機能障害，黄疸．その他：胃腸が弱く下
痢しやすい人，はげしい腹痛を伴う下痢，腹痛．

㉕ 釣藤散（ちょうとうさん，原典：本事方[*14]）

配合生薬　釣藤鈎，陳皮，半夏，麦門冬，茯苓（各3 g），人参，防風，菊
花（各2 g），甘草，生姜（各1 g），石膏（5 g）**．

適用　体力中程度でのぼせて，高血圧気味の人の慢性的な頭痛，めま
い，肩こり，不眠症，神経症，高血圧．

慎重投与・副作用　偽アルドステロン症，ミオパシー（甘草）．その他：
食欲不振などの消化器症状（石膏），発疹などの過敏症（人参）．併用注意：甘
草含有製剤やグリチルリチン酸類含有製剤．

㉖ 桃核承気湯（とうがくじょうきとう，原典：傷寒論）

配合生薬　桃仁（5 g），桂皮（4 g），大黄（3 g），芒硝（2 g），甘草（1.5 g）．

適用　比較的体力があり，のぼせて便秘しがちな人の次の諸症：月経
不順，月経痛，月経時や産後の精神不安，腰痛，便秘，高血圧に伴う症状（頭
痛，めまい，肩こり）．

慎重投与・副作用　下痢・軟便がある人，腎障害のため食塩制限がある
人，偽アルドステロン症，ミオパシー（甘草），発疹，発赤，かゆみ，食欲不
振，胃部不快感，腹痛，下痢．

㉗ 当帰芍薬散（とうきしゃくやくさん，原典：金匱要略）

配合生薬　当帰，川芎（各3 g），芍薬（6 g），茯苓，白朮または蒼朮，沢
瀉（各4 g）．

適用　筋肉が軟弱で疲労しやすく，腰脚の冷えやすい人の次の諸症：

*14　普済本事方，類証普済
本事方ともいう．中国南宋時
代（1132年頃），許叔微撰．
おもに内科の常見する病証
23種の治療方剤と針灸法．
約300余方を10巻に収録し
ている．自分が用いた方剤の
処方箋を論述していることか
ら本事方と名づけた．

貧血，倦怠感，更年期障害，月経不順，月経痛，動悸.

副作用 発疹，かゆみ，だるさ，食欲不振，胃部不快感，悪心，嘔吐，腹痛，下痢.

㉘ 麦門冬湯(ばくもんどうとう，原典：金匱要略)

配合生薬 麦門冬(10 g)，半夏，粳米(各5 g)，大棗(3 g)，人参，甘草(各2 g).

適用 体力が中程度以下で，痰が粘稠で切れにくく，咽頭の乾燥感のある人のからせき，気管支炎，気管支喘息.

慎重投与・副作用 間質性肺炎，偽アルドステロン症，ミオパシー(甘草)，肝機能障害，黄疸. その他：発疹などの過敏症(人参). 併用注意：甘草含有製剤やグリチルリチン酸類製剤.

㉙ 八味地黄丸(はちみじおうがん，原典：金匱要略)

配合生薬 地黄(5 g)，山茱萸，山薬，沢瀉，茯苓，牡丹皮(各3 g)，桂皮，附子(または修治附子末)(各1 g)**.

適用 体力が中程度以下で疲労倦怠が著しく，四肢が冷えやすく，尿量が少なく頻尿で，口渇がある人の腰痛，神経痛，下肢痛，高齢者のかすみ目，排尿困難，残尿感，夜間尿，頻尿，陰萎，糖尿症.

慎重投与・副作用 体力の充実している患者，暑がりでのぼせが強く，赤ら顔の患者，著しく胃腸の虚弱な患者，食欲不振，悪心，嘔吐のある患者. 肝機能障害，食欲不振などの消化器症状(地黄)，発疹などの過敏症(桂皮)，心悸亢進，のぼせ，悪心，舌のしびれ(附子). 妊婦または妊娠している可能性のある婦人には投与しないことが望ましい. 小児には慎重に投与.

㉚ 半夏厚朴湯(はんげこうぼくとう，原典：金匱要略)

配合生薬 半夏(6 g)，茯苓(5 g)，厚朴(3 g)，蘇葉(2 g)，生姜(1 g)**.

適用 体力中程度で，気分がふさぎ，咽喉・食道部に異物感があり，動悸，めまい. 悪心のある人の不安神経症，不眠症，神経性胃炎，咳嗽，しわがれ声.

㉛ 半夏瀉心湯(はんげしゃしんとう，原典：傷寒論)

配合生薬 半夏(5 g)，黄芩，乾姜，人参，甘草，大棗(各2.5 g)，黄連(1 g).

適用 みぞおちがつかえ，ときに悪心・嘔吐があり食欲不振で腹が鳴って軟便または下痢の傾向のある人の次の諸症：胃腸の炎症や機能低下，口内炎，精神不安.

副作用 偽アルドステロン症，ミオパシー(甘草)，発疹，蕁麻疹.

㉜ 白虎加人参湯(びゃっこかにんじんとう，原典：傷寒論，金匱要略)

配合生薬 知母(5 g)，石膏(15 g)，人参(各1.5 g)，甘草(2 g)，粳米(8 g).

漢方処方の解析　9.4　　255

適用　のどの渇き，ほてり．

副作用　偽アルドステロン症，ミオパシー(甘草)，発疹，かゆみ，蕁麻疹，体がだるい，食欲不振，胃部不快感，軟便，下痢，口中不快感．

㉝ **防已黄耆湯**(ぼういおうぎとう，原典：金匱要略)

配合生薬　防已，黄耆(各5g)，白朮または蒼朮(3g)，生姜(0.8g)，大棗(3g)，甘草(1.5g)．

適用　色白で筋肉軟らかく水ぶとりの体質で疲れやすく，汗が多く，小便不利で下肢に浮腫をきたし，膝関節の腫痛する人の次の諸症：腎機能の低下，肥満症，関節炎，皮膚の炎症，むくみ，多汗症，月経不順．

副作用　間質性肺炎(黄芩)，偽アルドステロン症，ミオパシー(甘草)，発疹，発赤，かゆみなど．

㉞ **防風通聖散**(ぼうふうつうしょうさん，原典：黄帝素問宣明論方[15])

配合生薬　当帰，芍薬，川芎，山梔子，連翹，薄荷葉，荊芥，防風，麻黄(各1.2g)，生姜(0.3g)，大黄，芒硝(各1.5g)，白朮，桔梗，黄芩，甘草，石膏(各2g)，滑石(3g)．

適用　腹部に皮下脂肪が多く，便秘がちな人の次の諸症：高血圧に伴う症状(どうき，肩こり，のぼせ)，肥満症，むくみ，便秘．

慎重投与・副作用　狭心症・心筋梗塞などの心臓に障害があるまたはその既往がある人，甲状腺機能亢進症がある人，重症高血圧症がある人，下痢・軟便がある人，腎障害のため食塩制限がある人．間質性肺炎(黄芩)，偽アルドステロン症，ミオパシー(甘草)，黄疸，発疹，かゆみ，不眠，発汗過多，頻脈，動悸，食欲不振，胃部不快感，悪心，嘔吐，腹痛，軟便，下痢，排尿障害．

㉟ **補中益気湯**(ほちゅうえっきとう，原典：弁惑論[16])

配合生薬　黄耆，人参，白朮(または蒼朮)(各4g)，当帰(3g)，大棗，陳皮(各2g)，甘草(1.5g)，柴胡(1g)，生姜(または乾姜)，升麻(各0.5g)．

適用　胃腸機能が悪く虚弱体質で微熱，盗汗(寝汗)があり疲れやすい人の体力増強，夏やせ，食欲不振，病後・術後の衰弱，感冒．

慎重投与・副作用　偽アルドステロン症，ミオパシー(甘草)，発疹など過敏症(人参)，食欲不振など消化器症状(当帰)．

本剤の別名を医王湯といい，補剤の王座にあることからこの名がついている．

㊱ **麻黄湯**(まおうとう，原典：傷寒論)

配合生薬　麻黄，杏仁(各5g)，桂皮(4g)，甘草(1.5g)．

適用　悪寒，発熱，頭痛，腰痛，自然に汗のでない人の次の諸症：かぜ，インフルエンザ(初期)，ぜんそく，乳児の鼻づまり，哺乳困難．

副作用　偽アルドステロン症，ミオパシー(甘草)，発疹，発赤，かゆみ，不眠，発汗過多，頻脈，どうき，体がだるい，興奮する，食欲不振，胃部不

*15 1100年頃に中国の医師・劉完素によってまとめられた医学書．

*16 内外傷弁惑論，『内外傷弁』ともいう．中国金時代，李杲撰(1247年)，3巻．内傷の飲食労倦と外傷の風寒による疾病にたいする疑似証候を述べたもので，その治療法は，脾胃(胃腸とその働き)を助けることを強調している．

9章　漢方医薬学

*17 1555年，中国の医師・薛鎧と薛己の共著により編纂された小児科の医書.

*18 江戸時代の医師・浅井南溟が，1700年頃にまとめた腹診書.「抑肝散加陳皮半夏」の処方の記述はあるが，処方そのものは浅井南溟が考案したものではなく，発案者は不明である.

快感，悪心，嘔吐，排尿障害.

㊱ 抑肝散（よっかんさん，原典：保嬰撮要*17）

配合生薬　当帰，釣藤鈎，川芎（各3g），白朮または蒼朮，茯苓（各4g），柴胡（2g），甘草（1.5g）.

適用　虚弱な体質で神経がたかぶる人の次の諸症：神経症，不眠症，小児夜泣きや小児疳症（神経過敏）.

副作用　偽アルドステロン症，ミオパシー（甘草），発疹，発赤，かゆみ，食欲不振，胃部不快感，悪心，下痢，眠気，倦怠感.

㊳ 抑肝散加陳皮半夏（よっかんさんかちんぴはんげ，原典：浅井南溟先生腹診伝*18）

配合生薬　当帰，釣藤鈎，川芎（各3g），白朮（or蒼朮），茯苓（各4g），柴胡（2g），甘草（1.5g），陳皮（3g），半夏（5g）

適用　体力中等度で，やや消化器が弱く，神経がたかぶり，怒りやすい，イライラなどがある人の神経症，不眠症，小児夜泣き，小児疳症（神経過敏），更年期障害，歯ぎしり.

慎重投与・副作用　偽アルドステロン症，ミオパシー（甘草），食欲不振，胃部不快感，悪心，下痢. 併用注意：甘草含有製剤やグリチルリチン酸類を含有する製剤.

㊴ 六君子湯（りっくんしとう，原典：万病回春）

配合生薬　人参，白朮（または蒼朮），茯苓，半夏（各4g），陳皮，大棗（各2g），甘草（1g），生姜（0.5g）**. 四君子湯に半夏と陳皮を加えた処方.

適用　体力中程度以下で，虚弱で疲れやすく，胃腸が弱く食欲もなく貧血気味で手足が冷えやすい人の胃炎，消化不良，食欲不振，胃痛，嘔吐.

慎重投与・副作用　偽アルドステロン症，ミオパシー（甘草），肝機能障害. その他：発疹などの過敏症（人参），悪心などの消化器症状. 併用注意：甘草含有製剤やグリチルリチン酸含有製剤.

㊵ 苓桂朮甘湯（りょうけいじゅつかんとう，原典：傷寒論，金匱要略）

配合生薬　茯苓（6g），桂皮，白朮（または蒼朮）（各4g），甘草（2g）**.

適用　尿量が減少して胃内に停水のある人の立ちくらみ，眩暈（目がまわったり，かすんだりすること），頭痛，耳鳴り，動悸，息切，神経不安，ノイローゼ.

副作用　偽アルドステロン症，ミオパシー（甘草），発疹など過敏症（桂皮）.

（b）重要漢方処方

（1）桂枝湯類

❶ 桂枝湯（けいしとう，原典：傷寒論）

配合生薬　大棗（4g），桂枝，芍薬（各3g），甘草（2g），生姜（1.5g）.

桂皮は体表の機能改善（発汗作用など），のぼせ，悪寒，頭痛の改善，健胃作用を示す．芍薬は鎮痛，鎮痙作用，甘草は鎮咳，鎮痛，鎮痙，抗炎症，緩和作用をもち，芍薬と桂皮の併用で鎮痛，鎮痙作用が増強し，筋弛緩作用を示す．生姜は鎮吐，鎮咳，去痰，健胃消化作用を示し，大棗は緩和，強壮，鎮静作用がある．

　適　用　自然の発汗，軽い悪寒と微熱があり，体力が虚弱な人の風邪の初期，神経痛，筋肉痛，のぼせ．

　副作用　甘草による偽アルドステロン症，ミオパシー；桂皮による発疹，発赤，瘙痒などの過敏症．

関 連 処 方（図 9.2）

❷ **桂枝加芍薬湯**（けいしかしゃくやくとう）　桂枝湯の芍薬を増量した処方．体力が虚弱な人の腹痛，下痢，しぶり腹，過敏性大腸症候群に適用．芍薬が増量されることで腹直筋の緊張を緩める．

❸ **小建中湯**（しょうけんちゅうとう）　桂枝加芍薬湯に膠飴（コウイ）を加えた処方．腹部の過緊張のための腹痛，下痢，便秘小児の虚弱体質に適用，疲労回復．

❹ **桂枝加葛根湯**（けいしかかっこんとう）　桂枝湯に葛根を加えた処方．汗をかきやすい人の肩から背中のこりに適用．

❺ **桂枝加朮附湯**（けいしかじゅつぶとう）　桂枝湯に朮と附子を加えた処方．冷え性で体力がなく，汗のでやすい人の関節痛，神経痛，関節リウマチに適用．

❻ **桂枝加竜骨牡蛎湯**（けいしかりゅうこつぼれいとう）　桂枝湯に竜骨（リュウコツ）と牡蛎を加えた処方．体質が虚弱で疲れやすく，興奮しやすい人の神経症（過敏，不安，イライラ），不眠症，小児夜泣き，手足のだるさ，疲労感に適用．

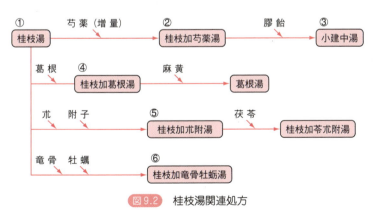

図 9.2　桂枝湯関連処方

（2）麻黄湯類

❶ **麻黄湯**（まおうとう，原典：傷寒論，金匱要略）

　配合生薬　麻黄，杏仁（各 4 g），桂皮（3 g），甘草（1.5 g）．

麻黄は発汗，鎮咳，去痰作用があり，桂皮と組み合わせることでさらに強い

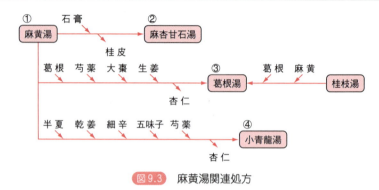

図9.3　麻黄湯関連処方

発汗作用を示す．杏仁には鎮咳，去痰作用があり，甘草は緩和作用とともに鎮咳，鎮痙，抗炎症作用がある．

　適用，副作用　などは局方収載処方の項参照．

関連処方（図9.3）

❷ **麻杏甘石湯**（まきょうかんせきとう，原典：傷寒論）　麻黄湯から桂皮をとり石膏を加えた処方．比較的体力がある人で，発汗し，熱感があって口や喉の渇きが強く呼吸困難となる咳嗽のある場合に用いる．感冒，気管支炎，肺炎に適用．

❸ **葛根湯**（かっこんとう，原典：傷寒論）　桂枝湯に葛根と麻黄を加えた処方．

❹ **小青竜湯**（しょうせいりゅうとう，原典：傷寒論）　麻黄湯から杏仁をとり，半夏，乾姜（カンキョウ），細辛，五味子，芍薬を加えた処方．

　適用，副作用　などは局方収載処方の項参照．

（3）柴胡湯類

❶ **小柴胡湯**（しょうさいことう，原典：傷寒論，金匱要略）

　配合生薬　柴胡，半夏（各6g），黄芩（オウゴン），大棗，人参（各3g），甘草（2g），生姜（1g）．柴胡は鎮静，鎮咳，鎮痛，解熱，抗潰瘍（かいよう），肝保護作用がある．黄芩は健胃消化，止瀉整腸，解熱鎮痛消炎薬作用がある．柴胡と黄芩によって呼吸器，上部消化器の炎症をとる．半夏は悪心，嘔吐感を改善，生姜は健胃消化作用を示す．人参は，滋養強壮と胃腸機能の改善効果があり，甘草と大棗は緩和作用を示す．本処方では柴胡，黄芩，半夏の強い作用を生姜，甘草，大棗，人参が緩和するようになっている．

関連処方（図9.4）

❷ **大柴胡湯**（だいさいことう）　小柴胡湯から人参と甘草をとり，芍薬，枳実（きじつ），大黄を加えた処方．

　適用，副作用　などは局方収載処方の項参照．

❸ **柴胡桂枝湯**（さいこけいしとう）　小柴胡湯に桂皮と芍薬を加えた処方．

❹ **柴朴湯**（さいぼくとう）　小柴胡湯と半夏厚朴湯（はんげこうぼくとう）の合方（ごうほう）[*19]で，小柴胡湯

[*19] 二つの処方を合わせて，効果を高めることを目的に行われる．

に厚朴，蘇葉，茯苓を加えた処方．

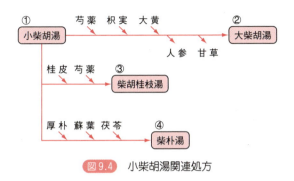

図9.4 小柴胡湯関連処方

(4) 人参湯類

❶ **人参湯**(にんじんとう，傷寒論，金匱要略)

配合生薬 人参，甘草，蒼朮(各3g)，乾姜(2〜3g)．人参は胃腸機能を高めるとともに，滋養強壮の作用がある．蒼朮は胃内停水をとり，甘草は胃を保護する．生姜は胃を温めて，保張するので，虚弱で胃腸に冷えがあり，口中にうすい唾がたまったり，うすい尿がでる人に適する．

適用 虚弱体質で顔色が悪く，冷える人の胃腸障害，胃アトニー(胃無力)症，食欲不振，下痢に適用．

副作用 偽アルドステロン症，ミオパシー(甘草)，発疹などの過敏症(人参)．

関連処方(図9.5)

❷ **桂枝人参湯**(けいしにんじんとう)　人参湯に桂皮を加えた処方．人参湯証でのぼせ，頭痛のある人の胃腸障害，胃アトニー症に適用．

❸ **四君子湯**(しくんしとう)　人参湯の乾姜を生姜にし，大棗，茯苓を加えた処方．虚弱で疲れやすく，貧血傾向で顔色が悪く，胃内に停水がある人の胃腸障害，胃アトニー症，食欲不振，下痢に適用．

❹ **六君子湯**(りっくんしとう)　四君子湯に半夏，陳皮を加えた処方．四君子湯証よりもさらに胃症状が悪く，悪心，嘔吐がある人の胃腸障害，胃ア

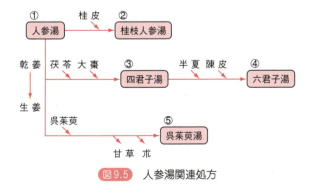

図9.5 人参湯関連処方

トニー症，食欲不振に適用．

❺ **呉茱萸湯**（ごしゅゆとう）　人参湯から甘草，蒼朮をとり，呉茱萸を加えた処方．体力が虚弱でみぞおちが膨満して手足が冷えやすい人の頭痛，嘔吐，悪心に適用．

9.5　漢方エキス製剤

学修事項　D-2-19
(2) 配合生薬の組み合わせによる漢方薬の系統的な分類

　漢方薬の従来の剤形としては，煎剤(湯液)，丸剤(丹)，散剤，酒剤，軟膏が用いられてきた．しかし，煎剤の調製には手間がかかり，患者に負担を強いることになり，保存や携帯する場合においても今日の生活様式にそぐわないなど利便性に欠けるところがあった．丸剤や散剤においても安定性や服用時の取扱いに難があった．そこで，従来の剤形にかかわらず，煎剤としての使用経験のある処方は，軟エキス剤や乾燥エキス剤として製剤化することが1995年に許可された．

9.5.1　エキス製剤と伝統的な煎剤の製法

　エキス製剤と伝統的な煎剤の製法を図 9.6 に示した．エキス製剤の抽出（煎出）には，水または含水エタノール(エタノール 30% 以下)が使用される．処方に従って調合した生薬混合物が一括して抽出され，構成生薬をそれぞれ単味で抽出したエキスを混合することはできない．医療用漢方エキス製剤の多くは，原末エキスに賦形剤を加えて顆粒や細粒にし，錠剤を製造する際には結合剤や潤沢剤が用いられる．賦形剤としては乳糖，バレイショやトウモ

(a) エキス製剤

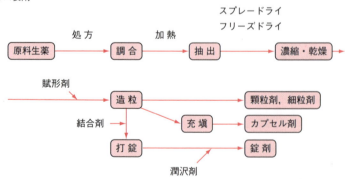

(b) 煎剤

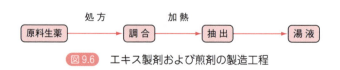

図 9.6　エキス製剤および煎剤の製造工程

ロコシデンプン，結晶セルロースなどが用いられ，結合剤にはヒドロキシプロピルセルロース，打錠用滑沢剤にはステアリン酸マグネシウムなどが使用される．

9.5.2　漢方エキス製剤の品質

　漢方エキス製剤は，従来の煎剤（湯液）と化学的および生物学的に同等性が担保されている必要がある．通常，標準湯液との成分組織や含量といった化学的および，薬効や吸収，代謝，排泄などの生物学的な同等性が検討される．標準湯液とは熟練者が調製した湯液で，再現性がよく，生薬から一定の移行率で成分が抽出されたものを指す．湯液の調製が不慣れな一般の患者にとって標準湯液レベルのものを得ることは困難であるが，エキス製剤では，標準湯液と同等とみなしうるような品質の確保が図られている．具体的には，複数の成分について指標成分や定量義務成分が規定されることによって品質が維持されている．また，エキス製剤では原料，製品ともに重金属，ヒ素などの含量，残留農薬試験および有害成分試験などの品質検定が義務づけられている．

9.5.3　漢方エキス製剤と煎剤の比較

　漢方エキス製剤と煎剤のそれぞれの長所と短所を表9.13に示した．漢方エキス製剤は，煎剤などの従来の剤形よりも携帯性や服用のしやすさなど利便性に富み，保管しやすく衛生的な取扱いが容易となっている．また，漢方エキス製剤は成分含量が均一化されており，一定の有効性，品質が担保されている．さらに，重金属，ヒ素，残留農薬，有害成分などに関しての試験が行われ，安全性が高いなどの利点がある．しかし，一方で漢方エキス製剤には煎剤と比べて有効性を十分再現していない場合もあるとの指摘や，散剤や丸剤とこれらをエキス製剤化した散料や丸料との間で精油成分などの脂溶性成分に同等性がないといわれている．さらに，乳糖などの賦形剤による消化器系障害の発生や乳糖不耐症の人への適用が困難であること，および漢方エキス製剤では加減法などの細やかな配剤ができず，逆に合方の際には重複する生薬が生じるなどの問題点がある．

262 9章 漢方医薬学

表9.13 漢方エキス製剤と煎剤の比較

	煎剤（湯液）	漢方エキス製剤
長所	① 生薬の加減や修治により患者それぞれの体質にあった煎剤の調製が可能である． ② 水に難溶性の精油や熱に不安定な瀉下成分などを含む生薬の煎出方法（加熱時間）を調節できる． ③ 服用効果だけでなく，煎じ液の温度，香りや味によって治療効果を高める． ④ 患者自身で煎出することによって，病気に対する治癒意欲を高める． ⑤ 煎剤の構成生薬の確認，検査が容易である． ⑥ 合方や構成生薬の種類が増えても，薬の服用量はあまり増えない．	① 携帯が便利で長期保存ができる． ② 苦味など味の悪い処方では煎剤（煎じ薬）に比べて飲みやすく，オブラートも利用できる． ③ 薬がかさばらず調剤が容易である． ④ 同一企業製品のものでは品質のバラツキが少ない．
短所	① 煎じるのに手間がかかり不便である． ② 処方によっては苦みが強く，煎剤特有の味や臭いで服用困難なことがある． ③ 薬の量が多くてかさばり，調剤に時間がかかる． ④ 煎じ液は長期保存が不可能で腐ることもある． ⑤ 生薬は保存状態が悪いと虫やカビが発生する．	① 処方構成が変えられない． ② 生薬の品質を検査することが困難である． ③ 合方を行う場合，生薬が重複する場合が生じる． ④ 賦形剤が多量に含まれる場合がある． ⑤ 開封時に湿気を吸いやすい． ⑥ 同一方剤であっても構成生薬の組成比や分量が企業によって異なる．

章末問題

1．明治初期に漢方医薬学が廃止され，また，第二次世界大戦後に復活した理由，歴史的背景を説明せよ．

2．漢方薬と民間薬の相違点について説明せよ．

3．漢方治療の特徴を説明せよ．

4．証について解説せよ．

5．桂皮を構成生薬とする漢方処方を3種あげて解説せよ．

6．人参を構成生薬とする漢方処方を3種あげて解説せよ．

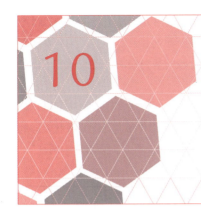

Part Ⅲ　現代医療のなかの生薬・漢方薬

10 漢方処方の応用

❖ 本章の目標 ❖
- 代表的な疾患に適用される漢方薬を学ぶ．
- 漢方薬の副作用と注意事項を学ぶ．

10.1　代表的な疾患に対する漢方薬

9.4.2 項において代表的な漢方処方における構成生薬と適応について解説した．本節では漢方治療で好結果が得られている疾患を中心にして，適用する生薬と漢方処方について解説する．

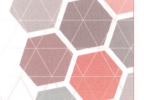

学修事項　**D-2-19**
(1) 漢方薬の適応となる証，症状，疾患
(2) 配合生薬の組み合わせによる漢方薬の系統的な分類

10.1.1　胃腸病などの消化器系疾患と漢方薬

消化器には口腔，食道，胃，十二指腸，小腸，大腸をはじめ，肝臓，胆嚢う，膵臓，肛門など多種類の臓器があり，それらの疾患に適応する漢方処方も多種多様に存在する．ここでは食欲不振，急性・慢性胃炎，過敏性腸症候群，便秘，下痢のほか，肝臓や胆嚢および膵臓疾患に対する漢方薬について述べる．

(a) 消化器系疾患の漢方治療

① **食欲不振**，**慢性胃炎**，**胃腸虚弱**などには四君子湯，六君子湯，半夏瀉心湯，補中益気湯，人参湯などが用いられる．これらの処方には，消化器機能の亢進作用とともに，強壮効果のある人参が配剤されており，虚証や中間証における胃腸機能低下を改善するとともに，体力増強が期待できる．また，六君子湯や半夏瀉心湯には，鎮吐作用のある半夏が配剤されているので心下部のつかえなど胃症状が強く，悪心，嘔吐がある人に適用する．

② **消化性潰瘍**，**急性胃炎**などには黄連解毒湯，半夏瀉心湯，柴胡桂枝湯，

四逆散，安中散などが用いられる．黄連解毒湯や半夏瀉心湯には心下部のつかえや痛みを取る黄連と黄芩が配剤されている．柴胡が配剤されている柴胡桂枝湯や四逆散は，比較的体力があり胃酸過多の人に適用する．

③ **便秘**には大黄が配剤されている大黄甘草湯，大承気湯，大柴胡湯，防風通聖散などが用いられる．大黄は大腸運動の亢進，水分吸収の抑制による緩下作用が知られており，比較的体力のある実証から中間証*に適用される．

*証については，9.3.2 項 (p. 234)参照.

④ **下痢を伴う消化不良**や**食あたり**には，実証に黄連解毒湯など，中間証に桂枝加芍薬湯，柴苓湯など，虚証に真武湯などが用いられる．

⑤ **肝臓疾患**には小柴胡湯がまず選択され，体力や腹力が中程度で胸脇苦満を認め，口が苦く舌に乾いた白苔のあることを指標とする．インターフェロンとの併用は禁忌である．柴胡桂枝湯はやせ型で口が苦く，疲労しやすく，胸脇苦満と右脇直筋に緊張があるときに用いる．本方は，胃痛や嘔気などの消化器症状を伴う場合に適用され，小柴胡湯よりも作用は緩やかといえる．六君子湯も消化器症状と慢性疲労感のある虚証の肝機能障害に適用する．

⑥ **胆嚢炎**や**胆結石**などの胆道疾患には，柴胡桂枝湯，四逆散，大柴胡湯などが用いられる．大柴胡湯は体力が中程度以上で肥満，便秘傾向があり，急性炎症で胸脇苦満が強く認められる場合に適用する．四逆散は胸脇部の膨満感とつかえ感があり，腹直筋の強い緊張のある場合に適用する．

10.1.2　高血圧などの循環器系疾患と漢方薬

高血圧における降圧作用など血圧調整機能を漢方薬に大きく期待することは困難といわれているが，高血圧に伴うさまざまな愁訴に対しては有効な結果が得られている．

（a）循環器系疾患の漢方治療

① 壮年期で**肥満高血圧**の患者は陽実証の病態に近いことから大柴胡湯，柴胡加竜骨牡蛎湯，黄連解毒湯などが用いられる．大柴胡湯は肥満型の便秘傾向で精神的ストレスを受けやすいような実証タイプの高血圧症に適用される．柴胡加竜骨牡蛎湯は，比較的体力があり，不眠，抑うつ，興奮しやすいなどの精神的に不安定な患者の高血圧症状の改善に用いられる．この処方には鎮静作用がある竜骨や牡蛎が含まれており，心因性の高血圧からくる動悸に有効と考えられる．黄連解毒湯は赤ら顔で熱感(のぼせ)があり，不眠，焦燥感のある肥満者の高血圧に適用される．

陽　実

一般の機能が亢進増強し，卒中性体質であり，頭痛，発熱，悪寒，筋骨疼痛，皮膚発斑などの証を表す.

② 慢性の**頭痛，頭重感，めまい**のある中高年齢者の癇症(心身症，神経症)には，柴胡加竜骨牡蛎湯や釣藤散が用いられる．末梢組織の血行障害による閉塞性動脈疾患には，当帰四逆加呉茱萸生姜湯が有効である場合が多い．

③ **低血圧症**はやせ型で陰虚証の虚弱体質者に多く，疲労しやすい，倦怠感，頭重感，めまい，立ちくらみなどの愁訴がある．これらの低血圧症には真武湯，補中益気湯，当帰芍薬散が適用される．

10.1.3　風邪などの呼吸器系疾患と漢方薬

呼吸器系疾患には風邪症候群(頭痛，発熱，鼻炎，咽頭炎，咳，痰)，気管支炎，肺炎などがあり，ウイルス感染などによる炎症が原因となっている．これらの治療に漢方薬が著効を示す場合が多く，免疫機能の亢進作用が考えられる．

（a）呼吸器系疾患の漢方治療

① **風邪の初期**には桂枝湯，葛根湯，麻黄湯，小青竜湯が用いられる．桂枝湯は，胃腸が弱く体力が落ちた人で自汗する場合に用いられる．葛根湯は，頭痛，肩こり，関節痛などの症状の緩和に有効であり，麻黄湯は発熱が顕著な場合で，小青竜湯は鼻水，くしゃみが激しい場合に適用される．葛根湯，麻黄湯，小青竜湯では，麻黄と桂皮によって発汗させて解熱することから，無汗であることが証として重要である．

② **風邪の状態が進んだ病態**には，参蘇飲，小青竜湯，麦門冬湯が用いられる．参蘇飲は，嘔気などがあり胃腸も弱った人で微熱が続く場合に適用され，麦門冬湯は気道粘膜の湿潤化による鎮咳作用が強い．

③ **慢性状態や回復期**には，麦門冬湯，清肺湯，補中益気湯が用いられる．このなかで清肺湯は，粘稠な痰のある場合に適応され，慢性期の気道炎症に有効とされる．

④ **気管支炎，気管支喘息，肺炎**には，小青竜湯，小柴胡湯，柴朴湯などが用いられる．柴朴湯は不安神経症やアレルギー性の炎症性疾患で発作に精神的側面の関与が考えられる人の気管支喘息や気管支炎に適用される．

10.1.4　糖尿病などの代謝・内分泌系疾患と漢方薬

『黄帝内経』や『金匱要略』では消渇と記載されている病状は，口渇，水の多飲，多尿，しびれなどの病態が知られており，今日では糖尿病を指すと考えられている．糖尿病の漢方治療においては，直接的な血糖降下作用を期待するのではなく，合併症への対応が行われている．

（a）糖尿病，肥満症の漢方治療

① **糖尿病**には白虎加人参湯，八味地黄丸，桂枝加朮附湯，牛車腎気丸，清心蓮子飲などが適用される．激しい口渇が生じる糖尿病初期には白虎加人参湯が有効であり，虚証の中高齢者で腰，下肢の脱力感，冷え，しびれなどがあり，口渇とともに夜間の頻尿を訴える場合に八味地黄丸が適用される．糖尿病性神経障害による強いしびれのある場合は牛車腎気丸が有効で，血管拡張作用による血流改善作用と利尿作用によるうっ血（浮腫）の改善効果が期待される．八味地黄丸や牛車腎気丸で胃腸障害がある場合には桂枝加朮附湯が用いられる．

② **肥満症**には防已黄耆湯や防風通聖散，大柴胡湯が用いられる．肥満は代謝の異常で消化吸収された栄養分や水分が消費されずに蓄積されたと考え，これらを排出することにより改善する．防已黄耆湯は利尿作用のある生薬で構成されており〝水ぶとり〟を改善する．防風通聖散は腹部に皮下脂肪が多く，便秘がちな実証タイプの〝固ぶとり〟に適用される．

10.1.5 腎・泌尿器系疾患と漢方薬

　腎・泌尿器系疾患のなかで漢方治療で好結果が得られている疾患には慢性腎炎，ネフローゼ症候群，尿路感染症，腎・尿路結石，前立腺肥大，老化に伴う腎機能低下などがあり，柴胡剤，駆水剤，駆瘀血剤が用いられる．

（a）腎・泌尿器疾患の漢方治療

① **慢性系球体腎炎**，**ネフローゼ症候群**，**糖尿病性腎症**には柴苓湯，五苓散が用いられる．体力中程度で口渇，浮腫，尿量減少，自汗傾向が適用の目標となる．

② **前立腺肥大**，老化に伴う**腎機能低下**，**糖尿病性腎症**には八味地黄丸，牛車腎気丸が用いられる．比較的体力が低下した人や高齢者で下半身，とくに膝以下の冷えや浮腫，脱力感，しびれなどがあり，夜間の頻尿が使用目標となる．

③ **腎・尿管結石症**，**尿路感染症**には猪苓湯が用いられる．頻尿，残尿感，排尿痛，血尿などを使用目標とする．

10.1.6 頭痛など神経・筋疾患と漢方薬

　神経・筋疾患のなかでは，頭痛，めまい，しびれ，神経痛，麻痺，脳血管障害，こむらがえりなどの治療に漢方薬が適用されている．

（a）神経・筋疾患の漢方治療

① **頭痛**には呉茱萸湯，当帰四逆加呉茱萸生姜湯，半夏白朮天麻湯，釣藤散などが用いられる．これらの処方はいずれも体質虚弱か体力の

低下した冷え性の人に適用される．高脂血症や高血圧傾向のある実証
タイプには桃核承気湯や柴胡剤が用いられる．

② **めまい**，**動悸**，**息切れ**などに，実証では三黄瀉心湯や黄連解毒湯が用
いられ，虚証には半夏白朮天麻湯や苓桂朮甘湯，真武湯などが適用さ
れる．こむらがえり（有痛性の筋けいれん）には芍薬甘草湯が第一選択
される処方である．

10.1.7　産婦人科疾患と漢方薬

産婦人科疾患のなかで，漢方治療で好結果が得られているものに，月経異
常（周期異常，過多月経，月経困難症），不正出血，月経前緊張症，更年期障
害である．

（a）産婦人科疾患の漢方治療

① **月経異常**には当帰芍薬散，温経湯，温清飲，桂枝茯苓丸，桃核承気湯
などが用いられる．当帰芍薬散は，虚証で貧血傾向，疲れやすく冷え
症でめまい感や，頭重感がある場合に適用する．温経湯は，虚証から
虚実中間証で湿疹，肌荒れなどの瘀血傾向があり，手足にほてり感の
ある場合に適用する．虚実中間証から実証で瘀血の症状がある場合に
は温清飲や桂枝茯苓丸が用いられる．体力があって症状が急迫性での
ぼせやイライラ，不眠などの精神不穏症状と便秘傾向のある場合には
桃核承気湯が適用される．

② **更年期障害**には加味逍遥散，女神散，桂枝茯苓丸，柴胡加竜骨牡蛎
湯などが用いられる．加味逍遥散は，虚実中間証から虚証で多彩な不
定愁訴があり，それらがいろいろ変化するような場合に用いる．女神
散は，のぼせとめまいが強い場合に，桂枝茯苓丸と柴胡加竜骨牡蛎湯
はやや実証気味で精神神経症状のある場合に用いる．

10.1.8　リウマチ・自己免疫疾患と漢方薬

リウマチ・自己免疫疾患は西洋医学においても難治性疾患の一つと考えら
れており，治療方法も確立されているとはいいがたい．漢方治療は関節リウ
マチや変形性関節炎などで行われるがステロイド剤との併用やステロイドの
副作用への対策として使用されている．

（a）関節リウマチの漢方治療

虚証で四肢の**しびれ感**と**疼痛**，**全身の冷え性**のある場合には大防風湯や桂
枝加朮附湯が用いられる．虚実中間証で関節水腫や関節のしびれ感のある
場合には防已黄耆湯，薏苡仁湯が用いられる．関節患部の緊張やしびれ感，
疼痛などリウマチ初期には越婢加朮湯や麻杏薏甘湯が選択される．

10.2 漢方薬の副作用と注意事項

学修事項 D-2-19
(1) 漢方薬の適応となる証, 症状, 疾患
(2) 配合生薬の組み合わせによる漢方薬の系統的な分類

　漢方薬は多成分の総合的な作用によって薬効が現れることや証に従って体全体を見て投薬されることもあって, 単一化合物を用いる西洋医薬学による治療の場合よりも副作用は少ないと考えられる. しかし, 毒性の強い生薬が配剤されている場合や, 処方に繁用される生薬の重複投与によって副作用のでる可能性がある. また, 漢方治療における原則的用法からは間違った使用法によって生じる悪い結果を誤治といい, 副作用とは区別されている.

10.2.1 生薬と副作用

(a) *l*-エフェドリンおよび関連フェネチルアミンアルカロイド

　麻黄に含有される *l*-エフェドリン(*l*-ephedrine)および関連フェネチルアミンアルカイド(p.88 参照)には交感神経興奮や中枢神経興奮作用があり, 不眠, 動悸, 頻脈, 興奮, 血圧上昇, 発汗過多, 排尿障害などが生じる可能性がある. そのため, 狭心症, 心筋梗塞, 重症高血圧症, 不整脈, 高度腎障害, 甲状腺機能亢進症などの患者には注意が必要である.

① 慎重投与：i) 病後の衰弱期, 体力が衰えている患者, ii) 胃腸の虚弱あるいは食欲不振, 悪心, 嘔吐のある患者, iii) 発汗傾向のある患者, iv) 狭心症, 心筋梗塞などの循環器系の生涯またはその既往歴のある患者, v) 重症高血圧症や甲状腺機能亢進症の患者, vi) 高度の腎障害や排尿障害のある患者

② 相互作用：i) 麻黄およびエフェドリン類含有製剤, ii) モノアミン酸化酵素阻害剤, iii) 甲状腺製剤, iv) カテコールアミン製剤, v) キサンチン系製剤

③ 副作用：i) 不眠, 発汗過多, 頻脈, 動悸, 全身脱力感, 精神興奮など自律神経症状, ii) 食欲不振, 胃部不快感, 悪心, 嘔吐など消化器系症状, iii) 排尿障害などの泌尿器症状

(b) グリチルリチン

　甘草の主要成分であるグリチルリチン(glycyrrhizin, p.41 参照)には尿細管でのカリウム排泄促進作用があり低カリウム血症, ミオパシー, 偽アルドステロン症を生じる可能性がある. さらに, 甘草は一般用漢方製剤 294 処方中の 7 割に配剤されていることから重複投与される可能性もある. 甘草やグリチルリチン製剤を服用している患者に対して, むくみ, 動悸, 脱力感, 筋力低下などの症状に注意が必要である.

① 禁忌(一日量として甘草 2.5 g 以上を含有する漢方薬)：i) アルドステロン症の患者, ii) ミオパシーの患者, iii) 低カリウム血症の患者
　甘草を比較的多量に含む処方：黄芩湯, 黄連湯, 乙字湯, 甘草湯, 甘麦

大棗湯，桔梗湯，芎帰膠艾湯，桂枝人参湯，五淋散，炙甘草湯，芍薬甘草湯，芍薬甘草附子湯，小青竜湯，人参湯，排膿散及湯，半夏瀉心湯，附子人参湯

② 重要な基本的注意：i）血清カリウム値や血圧などに留意し，異常が認められた場合には投与を中止，ii）ほかの漢方製剤などと併用する場合は，甘草の適量服用に注意

③ 相互作用：i）甘草およびグリチルリチン含有製剤，ii）ループ利尿薬やチアジド系利尿薬

④ 重大な副作用（甘草 1 g 以上）：i）偽アルドステロン症，ii）ミオパシー

（c）アコニチン

附子は，アコニチン（aconitine, p.84 参照）などの猛毒性アルカロイドを含有する劇薬であるが，修治によって減毒された炮附子や加工附子末が使用されているので常用量では中毒を起こす危険性はない．しかし，増量して用いる場合や川附子などの未修治附子を使用する場合は，動悸，のぼせ，舌のしびれ，悪心などの症状に注意を要する．産婦，授乳婦，妊婦または妊娠している可能性のある婦人には投与しないことが望ましい．また，小児には慎重に投与する必要がある．

① 慎重投与：i）体力の充実している患者，ii）暑がり，のぼせが強く，赤ら顔の患者

② 重要な基本的注意：ほかの漢方製剤を併用する場合は附子の重複による適量服用に十分注意

③ 副作用：心悸亢進，のぼせ，舌のしびれ，悪心など

（d）センノシド A

大黄には瀉下作用成分としてセンノシド A（sennoside A, p.68 参照）などのジアントロン配糖体を含有し，大腸刺激性下剤として用いられる．大黄の瀉下活性の発現には個人差のあることが知られており，また，長期連用によって大腸メラノーシス（粘膜内の褐色色素沈着）が生じ便秘を増悪させることがあり，用法，用量に注意が必要である．一般に，高齢者は生理機能が低下しているので，減量するなどの注意が必要．また，妊婦または妊娠している可能性のある婦人に投与しないことが望ましく，授乳中の婦人には慎重に投与する．

① 慎重投与：i）下痢，軟便の患者，ii）胃腸の虚弱な患者，iii）体力の衰えている患者

② 重要な基本的注意：i）ほかの漢方製剤を併用する場合は，大黄の重複による過量服用に注意，ii）大黄の瀉下作用には個人差が認められるので用法・用量に注意

③ 相互作用：非ステロイド性抗炎症薬

④ 副作用：ⅰ）食欲不振，腹痛，下痢などの消化器系症状，ⅱ）骨盤内臓器の充血

（e）多糖類・オリゴ糖類

たとえば，地黄のように多糖類やオリゴ糖類が大量に含有されている生薬は，胃腸虚弱，食欲不振，悪心，嘔吐のある場合には胃腸症状を悪化させることがある．

① 慎重投与：胃腸の虚弱あるいは食欲不振，悪心，嘔吐のある患者

② 副作用：食欲不振，胃部不快感，悪心，嘔吐など消化器系症状

（f）石　膏（硫酸カルシウム）

石膏は胃腸虚弱者，虚弱体質や冷えのある場合に胃腸障害が生じる可能性がある．

10.2.2　漢方処方の服用で見られる副作用

（a）間質性肺炎

服薬中に発熱，咳嗽（せき），呼吸困難，肺音の異常，胸部Ｘ線での異常などの肺胞隔壁の病変が生じた場合には本症を疑って対応する必要がある．服薬から症状発現までの期間は6か月以内であり，2か月以内に多く認められる．小柴胡湯による発症が最も多く，発生頻度は105人当たり4人とされている．小柴胡湯は，インターフェロン製剤との併用や肝硬変・肝がんおよび慢性肝炎（血小板数10万/mm³以下）の患者には禁忌となっている．間質性肺炎は小柴胡湯のほかに，黄連解毒湯，乙字湯，柴苓湯，柴朴湯，柴胡桂枝湯，柴胡桂枝乾姜湯，柴胡加竜骨牡蛎湯，辛夷清肺湯，清肺湯，清心蓮子飲，小青竜湯，防風通聖散，補中益気湯，半夏瀉心湯による症例が報告されている．

（b）偽アルドステロン症（p. 247 参照）

甘草を含む処方の重複投与によって低カリウム血症，血圧上昇，ナトリウム・体液の貯留，浮腫，体重増加などの偽アルドステロン症状が現れることがある．

（c）ミオパシー（p. 248 参照）

甘草を含む処方の重複投与によって生じる末梢性筋障害．小柴胡湯および芍薬甘草湯ではさらに横紋筋融解症が報告されている．

（d）湿疹・皮膚炎

桂皮，人参，黄耆を含む処方で発疹，発赤，瘙痒などの過敏症が生じることがある．

（e）肝機能障害

漢方薬による肝機能障害の発症頻度は全薬剤肝障害の0.01～0.05％にすぎない．そのなかで黄芩を構成生薬とする処方に肝機能障害が生じたとの報告

が多く認められる．しかし，葛根湯，桂枝茯苓丸，大建中湯などでの報告
もあるので注意が必要である．

章末問題

1．食欲不振や胃腸虚弱に適用される漢方処方を3種あげて解説せよ．

2．高血圧に適用される漢方処方を3種あげて解説せよ．

3．風邪に適用される漢方処方を3種あげて解説せよ．

4．糖尿病に適用される漢方処方を解説せよ．

5．月経異常に適用される漢方処方を解説せよ．

6．甘草の副作用について解説せよ．

7．漢方処方による間質性肺炎について解説せよ．

付記　収載漢方処方解説

(1日量，単位：g)

❶ 安中散(あんちゅうさん，和剤局方)

配合生薬 延胡索，桂皮，牡蠣(各 3.0)，茴香，甘草，縮砂(各 2.0)，良姜(1.0)

適 用 やせ型で腹部筋肉が弛緩する者の消化力低下に伴う(諸疾患，胃痛，胸やけ，胃炎，胃液吐出，胃内停滞感，悪心，嘔吐など).

❷ 温経湯(うんけいとう，金匱要略)

配合生薬 麦門冬(10.0)，半夏(5.0)，呉茱萸(3.0)，甘草，桂皮，芍薬，川芎，当帰，人参，牡丹皮，阿膠(各 2.0)，生姜(0.3)

適 用 やや虚弱で口唇が乾燥する冷え症者の月経不順，月経困難，こしけ，更年期障害.

❸ 越婢加朮湯(えっぴかじゅつとう，金匱要略)

配合生薬 石膏(8.0)，麻黄(6.0)，大棗，白朮(各 4.0)，甘草(2.0)，生姜(1.0)

適 用 発汗して小便不利で浮腫がある者の腎炎，ネフローゼ，脚気，関節リウマチ，夜尿症，湿疹.

❹ 黄連湯(おうれんとう，傷寒論)

配合生薬 半夏(5.0)，黄連，乾姜，甘草，桂皮，大棗，人参(各 3.0)

適 用 食欲不振，吐き気，胃部の重圧，停滞感がある者の胃炎，胃腸カタル，腹痛，二日酔い，口内炎.

❺ 黄連解毒湯(おうれんげどくとう，外台秘要方)

配合生薬 黄芩，黄柏，山梔子(各 3.0)，黄連(1.5)

適 用 比較的体力があり，のぼせ気味で，いらいらする傾向の者の不眠症，神経症，血の道症，高血圧，胃炎，皮膚瘙痒症.

❻ 乙字湯(おつじとう，原南陽)

配合生薬 当帰(6.0)，柴胡(5.0)，黄芩(3.0)，甘草(2.0)，升麻(1.5)，大黄(0.5)

適 用 便秘の傾向のある者の痔疾.

❼ 葛根湯(かっこんとう，傷寒論，金匱要略)

配合生薬 葛根(8.0)，大棗，麻黄(各 4.0)，桂皮，芍薬(各 3.0)，甘草(2.0)，生姜(1.0)

適 用 比較的体力のある者の発汗がなく，頭痛発熱，悪寒，肩こりなどの諸症，感冒，鼻かぜ，肩こり，筋肉痛，神経痛，蕁麻疹，熱性疾患の初期，炎症性疾患.

❽ 加味逍遥散(かみしょうようさん，和剤局方)

配合生薬 柴胡，芍薬，当帰，白朮，茯苓(各 3.0)，山梔子，牡丹皮(各 2.0)，甘草(1.5)，生姜，薄荷(各 1.0)

適 用 虚弱体質の婦人の冷え症，精神不安，月経不順，月経困難，更年期症状，地の道症.

❾ 甘草湯(かんぞうとう，傷寒論)

配合生薬 甘草(5.0)

適 用 急性咽喉カタル，胃痙攣，咳嗽.

❿ 甘麦大棗湯(かんばくたいそうとう，金匱要略)

配合生薬 小麦(20.0)，大棗(6.0)，甘草(5.0)

適 用 神経症(ヒステリー)，強度の不眠症，ひきつけ，夜泣き.

⓫ 桔梗湯(ききょうとう，傷寒論)

配合生薬 甘草(3.0)，桔梗(2.0)

適 用 咽頭がはれて痛み，咳がでる者の咽喉炎，扁桃炎.

⓬ 芎帰膠艾湯(きゅうききょうがいとう，金匱要略)

配合生薬 地黄(5.0)，芍薬，当帰(各 4.0)，艾葉，甘草，川芎，阿膠(各 3.0)

適 用 子宮出血，月経過多，血尿，痔出血.

次頁につづく.

付記　収載漢方処方解説　　273

⑬ **桂枝湯**(けいしとう，傷寒論)
　　配合生薬　大棗(4.0)，桂皮，芍薬(各3.0)，甘草(2.0)，生姜(1.0)
　　適　用　体力が衰えて発汗の傾向のある者の感冒の初期.

⑭ **桂枝加葛根湯**(けいしかかっこんとう，傷寒論)
　　配合生薬　葛根(6.0)，桂皮，芍薬，大棗各(3.0)，甘草(2.0)，生姜(1.0)
　　適　用　桂枝湯証で項背部が緊張する者の感冒，肩こり.

⑮ **桂枝加芍薬湯**(けいしかしゃくやくとう，傷寒論)
　　配合生薬　芍薬(6.0)，桂皮，大棗(各4.0)，甘草，生姜(各1.0)
　　適　用　比較的体力のない者の腹部膨満感を伴う腹痛，しぶり腹.

⑯ **桂枝加朮附湯**(けいしかじゅつぶとう，吉益東洞)
　　配合生薬　桂皮，芍薬，大棗，白朮(各4.0)，甘草(2.0)，生姜(1.0)，炮附子(0.5)
　　適　用　冷え症者の神経痛，関節痛.

⑰ **桂枝加竜骨牡蠣湯**(けいしかりゅうこつぼれいとう，金匱要略)
　　配合生薬　桂皮，芍薬，大棗，牡蠣(各3.0)，甘草，竜骨(各2.0)，生姜(1.0)
　　適　用　虚弱体質者の神経症，不眠，遺精，陰萎，小児夜尿症.

⑱ **桂枝加苓朮附湯**(けいしかりょうじゅつぶとう，方機)
　　配合生薬　朮(5.0)，桂皮(4.0)，芍薬，生姜，大棗(各3.0)，甘草(1.5)，附子(0.5)
　　適　用　虚弱体質で冷え症者の神経痛，顔面神経麻痺，五十肩.

⑲ **桂枝人参湯**(けいしにんじんとう，傷寒論)
　　配合生薬　桂皮(4.0)，甘草，蒼朮，人参(各3.0)，乾姜(2.0)
　　適　用　胃腸の弱い者の頭痛，動悸，慢性胃腸炎，胃アトニー.

⑳ **桂枝茯苓丸**(けいしぶくりょうがん，金匱要略)
　　配合生薬　桂皮，芍薬，桃仁，茯苓，牡丹皮(各2.0)を蜂蜜で練る.
　　適　用　体格がしっかりしていて赤ら顔の者の月経不順，月経困難，子宮内膜炎，更年期障害，冷え症，血の道症，しみ.

㉑ **牛車腎気丸**(ごしゃじんきがん，張氏医通)
　　配合生薬　地黄(6.0)，牛膝，山茱萸，山薬，車前子，沢瀉，茯苓，牡丹皮(各3.0)，桂皮(1.0)，炮附子(0.5)
　　適　用　中年以降老齢者の下肢痛，腰痛，排尿困難，頻尿，むくみ.

㉒ **呉茱萸湯**(ごしゅゆとう，傷寒論，金匱要略)
　　配合生薬　呉茱萸(4.0)，大棗，人参(各3.0)，生姜(2.0)
　　適　用　比較的体力が弱く，手足の冷えやすい者の習慣性偏頭痛，習慣性頭痛，嘔吐.

㉓ **五淋散**(ごりんさん，和剤局方)
　　配合生薬　茯苓(5.0)，黄芩，当帰(各3.0)，甘草，山梔子，芍薬(各2.0)
　　適　用　胃腸が虚弱でない者の頻尿，排尿感，残尿感.

㉔ **五苓散**(ごれいさん，傷寒論，金匱要略)
　　配合生薬　沢瀉(1.9)，蒼朮，猪苓，茯苓(各1.1)，桂皮(0.8)
　　適　用　口渇，少尿の者の浮腫，ネフローゼ，急性胃腸カタル，水瀉性下痢，頭痛，胃内停水，二日酔.

㉕ **柴胡加竜骨牡蠣湯**(さいこかりゅうこつぼれいとう，傷寒論)
　　配合生薬　柴胡(5.0)，半夏(4.0)，桂皮，茯苓(各3.0)，黄芩，大棗，人参，牡蠣，竜骨(各2.5)，大黄(1.0)，生姜(0.5)
　　適　用　比較的体力ある者の高血圧症，動脈硬化症，慢性腎臓病，神経衰弱症，心悸亢進，不眠，更年期障害，小児夜泣き.

㉖ **柴胡桂枝湯**(さいこけいしとう，傷寒論，金匱要略)
　　配合生薬　柴胡(5.0)，半夏(4.0)，黄芩，桂皮，芍薬，大棗，人参(各2.0)，甘草(1.5)，生姜(1.0)
　　適　用　発汗，発熱，身体痛，頭痛，はきけのある者の感冒，胃腸炎，神経症，更年期障害，胆のう炎，胆石症.

次頁につづく.

㉗ **柴朴湯**（さいぼくとう）
配合生薬 柴胡(7.0)，半夏，茯苓(各5.0)，黄芩，厚朴，大棗，人参(各3.0)，甘草，蘇葉(各2.0)，生姜(1.0)9
適用 体力が中程度で咽喉，食道部に異物感があり，動悸，めまい，悪心などのある者の気管支炎，咳嗽，神経症および小児喘息．

㉘ **柴苓湯**（さいれいとう，得効方）
配合生薬 柴胡，沢瀉(各5.0)，半夏(4.0)，黄芩，蒼朮，猪苓，茯苓(各3.0)，桂皮，大棗，人参(各2.5)，甘草(2.0)，生姜(1.0)
適用 体力が中程度で悪心，口渇，食欲不振があり，尿量が少ない者の水瀉性下痢，急性胃腸炎，暑気あたり，むくみ．

㉙ **三黄瀉心湯**（さんおうしゃしんとう，金匱要略）
配合生薬 大黄(2.0)，黄芩，黄連(各1.0)
適用 のぼせ気味で，顔面紅潮し，精神不安，便秘傾向の者の高血圧症，動脈硬化症，精神不安，便秘，更年期障害，血の道症．

㉚ **四逆散**（しぎゃくさん，傷寒論）
配合生薬 枳実，柴胡，芍薬(各2.0)，甘草(1.0)
適用 比較的体力ある者の胆のう炎，胆石症，胃炎，胃潰瘍，鼻カタル，気管支炎，神経症．

㉛ **四君子湯**（しくんしとう，和剤局方）
配合生薬 蒼朮，人参，茯苓(各4.0)，甘草，大棗(各1.0)，生姜(0.3)
適用 血色悪く，食欲がなく，疲れやすい者の胃腸虚弱，慢性胃炎，嘔吐，下痢．

㉜ **四物湯**（しもつとう，和剤局方）
配合生薬 地黄，芍薬，川芎，当帰(各3.0)
適用 皮膚が枯燥し，色つやの悪い体質で胃腸障害のない者の産後，流産後の障害，月経不順，冷え症．

㉝ **炙甘草湯**（しゃかんぞうとう，傷寒論，金匱要略）
配合生薬 麦門冬(6.0)，大棗(5.0)，炙甘草，地黄(各4.0)，桂皮，麻子仁(各3.0)，阿膠，人参(各2.0)，生姜(1.0)
適用 体力衰弱し，疲れやすい者の動悸，息切れ．

㉞ **芍薬甘草湯**（しゃくやくかんぞうとう，傷寒論）
配合生薬 甘草，芍薬(各4.0)
適用 急激に起こる筋肉の痙攣を伴う陣痛，腹痛，腰痛，こむらがえり．

㉟ **芍薬甘草附子湯**（しゃくやくかんぞうぶしとう，傷寒論）
配合生薬 芍薬，甘草(各3.0)，炮附子(0.3)
適用 冷えを伴う者のこむらがえり，筋肉の痙攣，胃痛，腹痛，腰痛，神経痛．

㊱ **十全大補湯**（じゅうぜんだいほとう，傷寒論）
配合生薬 黄耆，桂皮，地黄，芍薬，川芎，当帰，人参，白朮，茯苓(各3.0)，甘草(1.5)
適用 虚弱体質者または産後の衰弱者の疲労倦怠感，食欲不振，冷え症，貧血，ねあせ．

㊲ **小建中湯**（しょうけんちゅうとう，傷寒論，金匱要略）
配合生薬 芍薬(6.0)，桂皮，大棗(各4.0)，甘草(2.0)，生姜(1.0)，飴糖(膠飴，イトウ コウイ 20.0)
適用 小児虚弱体質，小児夜尿症，小児夜啼症，慢性胃腸炎，神経症．

㊳ **小柴胡湯**（しょうさいことう，傷寒論，金匱要略）
配合生薬 柴胡，半夏(各6.0)，黄芩，大棗，人参(各3.0)，甘草(2.0)，生姜(1.0)
適用 諸種の急性熱病，慢性胃腸障害，肝機能障害，体質改善．

㊴ **小青竜湯**（しょうせいりゅうとう，傷寒論，金匱要略）
配合生薬 半夏(6.0)，乾姜，甘草，桂皮，五味子，細辛，芍薬，麻黄(各3.0)
適用 自然発汗がなく水様の痰，鼻水，くしゃみのある者の気管支炎，気管支喘息，鼻炎，鼻水，咳嗽．

次頁につづく．

付記　収載漢方処方解説　　275

⑳ **消風散**(しょうふうさん，外科正宗)
　配合生薬　石膏，当帰，生地黄(各3.0)，牛蒡子，蒼朮，防風，木通(各2.0)，胡麻，知母(各1.5)，甘草，苦参，荊芥，蝉退(センタイ)(各1.0)
　適用　熱感と分泌物が多く，痒みの激しい，慢性皮膚病.

㊶ **真武湯**(しんぶとう，傷寒論)
　配合生薬　芍薬，生姜，茯苓(各3.0)，蒼朮(2.0)，附子(1.0)
　適用　体力が衰弱している者の各種胃腸疾患，めまい，むくみ，神経症，高血圧症.

㊷ **参蘇飲**(じんそいん，和剤局方)
　配合生薬　半夏，茯苓(各3.0)，葛根，桔梗，前胡，陳皮(各2.0)，枳実，蘇葉，大棗，人参，木香(各1.5)，乾姜，甘草，(各1.0)
　適用　胃腸が虚弱な者のやや慢性化した感冒，咳嗽.

㊸ **清上防風湯**(せいじょうぼうふうとう，万病回春)
　配合生薬　黄芩，桔梗，山梔子，川芎，白芷，防風，連翹(各2.5)，黄連，甘草，枳実，荊芥，薄荷(各1.0)
　適用　実証の者のにきび.

㊹ **清暑益気湯**(せいしょえっきとう，医学六要)
　配合生薬　黄耆，蒼朮，当帰，人参，麦門冬(各3.0)，黄柏，甘草，五味子，陳皮(各2.0)
　適用　虚弱体質で発汗のある者の夏やせ，暑気まけ.

㊺ **清心蓮子飲**(せいしんれんしいん，和剤局方)
　配合生薬　麦門冬，茯苓，蓮肉(レンニク)(各4.0)，黄芩，車前子，人参(各3.0)，黄耆，地骨皮(コッピ)(各2.0)，甘草(1.5)
　適用　体力が低下し，口や舌が乾く者で残尿管，頻尿，排尿痛.

㊻ **清肺湯**(せいはいとう，万病回春)
　配合生薬　当帰，麦門冬，茯苓(各3.0)，黄芩，桔梗，杏仁，山梔子，桑白皮(ソウハクヒ)，大棗，竹筎(チクジョ)，陳皮，天門冬，貝母(各2.0)，甘草，五味子，生姜(各1.0)
　適用　慢性呼吸器疾患，痰の多い咳.

㊼ **大黄甘草湯**(だいおうかんぞうとう，金匱要略)
　配合生薬　大黄(4.0)，甘草(1.0)
　適用　常習便秘.

㊽ **大柴胡湯**(だいさいことう，傷寒論，金匱要略)
　配合生薬　柴胡，半夏(各6.0)，黄芩，枳実，芍薬，大棗(各3.0)，生姜(1.5)，大黄(0.5)
　適用　比較的体力があり，便秘がちの者の胆石症，胆のう炎，黄疸，高血圧症，不眠症.

㊾ **大柴胡湯去大黄**(だいさいことうきょだいおう，傷寒論)
　配合生薬　柴胡(6.0)，半夏，生姜(各4.0)，黄芩，芍薬，大棗(各3.0)，枳実(2.0)
　適用　胃腸病，気管支喘息，黄疸，胆石症，胆のう炎，高血圧症.

㊿ **大承気湯**(だいしょうきとう，傷寒論，金匱要略)
　配合生薬　厚朴(4.0)，枳実(2.5)，大黄，芒硝(各2.0)
　適用　肥満体質で腹部がつかえて硬く張り，膨満感の強い者の腹部膨満，便秘症，高血圧症.

(51) **大防風湯**(だいぼうふうとう，百一選方)
　配合生薬　白朮(4.5)，黄耆，芍薬，地黄，当帰，杜仲，防風(各3.5)，白川附子(シラカワブシ)(炮附子)，川芎，大棗(各2.0)，甘草，羌活(キョウカツ)，牛膝，人参(各1.5)，生姜(1.0)
　適用　虚証者の慢性関節炎，関節リウマチ.

次頁につづく.

(52) **釣藤散**(ちょうとうさん，多紀元簡)
配合生薬 石膏(5.0)，釣藤鈎，陳皮，麦門冬，半夏，茯苓，(各3.0)，菊花，人参，防風(各2.0)，甘草，生姜(各1.0)
適 用 中高年で，のぼせて高血圧の傾向のある者の常習頭痛，肩こり，神経症，更年期障害，高血圧症.

(53) **猪苓合四物湯**(ちょれいごうしもつとう，本朝経験)
配合生薬 阿膠，滑石，沢瀉，猪苓，茯苓，地黄，芍薬，川芎，当帰(各3.0)
適 用 皮膚が乾燥し，血色が悪く，胃腸が弱くない者の排尿困難，残尿感，頻尿，排尿痛.

(54) **桃核承気湯**(とうかくじょうきとう，傷寒論)
配合生薬 桃仁(4.0)，甘草，桂皮，芒硝(各2.0)，大黄(0.5)
適 用 比較的体力があり，のぼせ気味で便秘傾向の者の月経不順，月経困難，神経症，腰痛，常習便秘，高血圧症.

(55) **当帰四逆加呉茱萸生姜湯**(とうきしぎゃくかごしゅゆしょうきょうとう，傷寒論)
配合生薬 大棗(5.0)，桂皮，芍薬，当帰，木通(各3.0)，甘草，呉茱萸，細辛(各2.0)，生姜(1.0)
適 用 手足の冷え，腹痛，尿利減少の者の頭痛，腰痛，下腹部痛，しもやけ.

(56) **当帰芍薬散**(とうきしゃくやくさん，金匱要略)
配合生薬 芍薬(2.2)，川芎，沢瀉，(1.1)，蒼朮，茯苓(各0.6)，当帰(0.4)
適 用 筋肉軟弱で，疲労しやすく，冷え症の者の貧血，倦怠感，更年期障害，月経不順，月経困難，不妊症，妊娠中の諸症，慢性腎炎.

(57) **女神散**(にょしんさん，浅田宗伯)
配合生薬 香附子，川芎，蒼朮，当帰(各3.0)，黄芩，桂皮，人参，檳榔子(ビンロウジ)(各2.0)，黄連，甘草，木香(各1.5)，大黄，丁字(各0.5)
適 用 産前産後の神経症，月経不順，血の道症.

(58) **人参湯**(にんじんとう，傷寒論，金匱要略)
配合生薬 乾姜，甘草，人参，蒼朮(各3.0)
適 用 虚弱体質者，体力低下者の急性，慢性胃腸障害，胃アトニー，胃拡張，萎縮腎.

(59) **人参養栄湯**(にんじんようえいとう，和剤局方)
配合生薬 地黄，当帰，白朮，茯苓(各4.0)，人参(3.0)，桂皮(2.5)，遠志(オンジ)，芍薬，陳皮(各2.0)，黄耆(1.5)，甘草，五味子(各1.0)
適 用 病後の体力低下，疲労，食欲不振，貧血.

(60) **排膿散及湯**(はいのうさんきゅうとう，華岡青洲)
配合生薬 桔梗(4.0)，甘草，枳実，芍薬，生姜，大棗(各3.0)
適 用 陣痛を伴う化膿性腫れもの.

(61) **麦門冬湯**(ばくもんどうとう，金匱要略)
配合生薬 麦門冬(10.0)，粳米(コウベイ)，半夏(各5.0)，大棗(3.0)，甘草，人参(各2.0)
適 用 激しい咳嗽，気管支炎，気管支喘息.

(62) **八味地黄丸**(はちみじおうがん，金匱要略)
配合生薬 地黄(5.0)，山茱萸，山薬，沢瀉，茯苓，牡丹皮(各3.0)，桂皮，炮附子(各1.0)
適 用 腎炎，糖尿病，陰萎，坐骨神経痛，膀胱カタル，前立腺肥大，高血圧症，白内障.

(63) **半夏瀉心湯**(はんげしゃしんとう，傷寒論，金匱要略)
配合生薬 半夏(5.0)，黄芩，乾姜，甘草，大棗，人参(各2.5)，黄連(1.0)
適 用 胃腸カタル，神経性胃炎，胃弱，口内炎，神経症.

(64) **半夏白朮天麻湯**(はんげびゃくじゅつてんまとう，脾胃論)
配合生薬 陳皮，半夏，白朮，茯苓(各3.0)，神麹(シンキク)，天麻，麦芽(各2.0)，黄耆，人参，沢瀉，蒼朮(各1.5)，黄柏(1.0)，乾姜，生姜(各0.5)
適 用 胃腸虚弱で冷え症者の頭痛，めまい.

次頁につづく.

(65) **白虎加人参湯**(びゃっこかにんじんとう，傷寒論，金匱要略)
配合生薬　石膏(15.0)，粳米(8.0)，知母(5.0)，人参(各3.0)，甘草(2.0)
適　用　口渇，発汗，発熱の症状のある糖尿病初期，日射病.

(66) **附子人参湯**(ぶしにんじんとう，直指方)
配合生薬　人参，甘草，白朮，乾姜(各3.0)
適　用　胃潰瘍，慢性胃炎，妊婦悪阻，神経症.

(67) **平胃散**(へいいさん，和剤局方)
配合生薬　白朮(4.0)，厚朴，陳皮(各3.0)，大棗(2.0)，甘草(1.0)，生姜(0.5)
適　用　体力が中程度からやや虚弱で胃内に停水のある者の胃炎，胃アトニー，消化不良，食欲不振.

(68) **防已黄耆湯**(ぼういおうぎとう，金匱要略)
配合生薬　黄耆(5.0)，大棗，防已(各4.0)，蒼朮(3.0)，甘草(2.0)，生姜(1.0)
適　用　色白の水太りで疲れやすく，汗多く，小便不利で浮腫があり関節が痛む者の腎炎，ネフローゼ，浮腫，多汗症，肥満症，関節炎，月経不順.

(69) **防風通聖散**(ぼうふうつうしょうさん，宣明論)
配合生薬　滑石(3.0)，黄芩，甘草，桔梗，石膏，蒼朮(各2.0)，大黄(1.5)，荊芥，山梔子，川芎，芍薬，当帰，薄荷，防風，麻黄，連翹(各1.2)，芒硝(0.6)，生姜(0.4)
適　用　体力充実し，肥満体質者の常習便秘，高血圧に伴う諸症.

(70) **補中益気湯**(ほちゅうえっきとう，内外傷辨惑論)
配合生薬　黄耆，人参，白朮(各4.0)，当帰(3.0)，大棗，陳皮(各2.0)，甘草(1.5)，柴胡(1.0)，生姜，升麻(各0.5)
適　用　胃腸衰弱し，体力衰弱者の体力増強，食欲不振，胃下垂，感冒，陰萎，半身不随.

(71) **麻黄湯**(まおうとう，傷寒論，金匱要略)
配合生薬　杏仁，麻黄(各4.0)，桂皮(3.0)，甘草(1.5)
適　用　自然発汗がなく，悪寒，発熱，頭痛，腰痛，関節痛を伴う体力の充実した者の感冒，関節痛，筋肉痛，喘息.

(72) **麻杏甘石湯**(まきょうかんせきとう，傷寒論)
配合生薬　石膏(8.0)，麻黄(4.0)，杏仁(3.0)，甘草(2.0)
適　用　発汗し，熱感があり体力が虚弱でない者の気管支喘息，小児喘息.

(73) **麻杏薏甘湯**(まきょうよっかんとう，金匱要略)
配合生薬　薏苡仁(10.0)，麻黄(4.0)，杏仁(3.0)，甘草(2.0)
適　用　発汗し体力が虚弱でない者の関節痛，筋肉痛，神経痛.

(74) **薏苡仁湯**(よくいにんとう，明医指掌)
配合生薬　薏苡仁(8.0)，蒼朮，当帰，麻黄(各4.0)，桂皮，芍薬(各3.0)，甘草(2.0)
適　用　自然発汗がなく，悪寒，発熱，頭痛があり，比較的体力の充実した者の関節痛，筋肉痛.

(75) **六君子湯**(りっくんしとう，万病回春)
配合生薬　蒼朮，人参，半夏，茯苓(各4.0)，大棗，陳皮(各2.0)，甘草(1.0)，生姜(0.5)
適　用　虚弱体質者の胃炎，胃アトニー，胃下垂，食欲不振，胃痛，嘔吐.

(76) **苓甘姜味辛夏仁湯**(りょうかんきょうみしんげにんとう，金匱要略)
配合生薬　杏仁，半夏，茯苓(各4.0)，乾姜，甘草(各3.0)，五味子，細辛(各2.0)
適　用　冷え症で水様の痰，鼻水，鼻閉，くしゃみのある者の慢性気管支炎，気管支喘息，慢性腎臓炎.

(77) **苓桂朮甘湯**(りょうけいじゅつかんとう，傷寒論，金匱要略))
配合生薬　茯苓(6.0)，桂皮，蒼朮(各4.0)，甘草(2.0)
適　用　尿量が減少して胃内に停水がある者の息切れ，心悸亢進，神経症，頭痛，のぼせ.

学修事項対応頁

薬学教育モデル・コアカリキュラム(令和4年度改訂版)のうち,本書に関連している学修事項に対応する本書の頁を示す.
【　　】内の数字はすぐ上に掲載されている学修目標の番号に対応している.

C-2 医薬品及び化学物質の分析法と医療現場における分析法
C-2-3 定性分析,日本薬局方試験法
[学修目標]
1）医薬品の性状及び品質の適正化への日本薬局方の役割を説明する.
2）日本薬局方の試験法の原理と特徴及び操作法を説明する.
3）無機イオン分析の目的と方法を説明する.

[学修事項]
（2）日本薬局方で規定される代表的な医薬品の確認試験,純度試験,定量法【2】

157

C-2-4 電磁波を用いる分析法
[学修目標]
1）医薬品や生体成分の濃度測定への電磁波の応用原理を説明する.
2）電磁波を用いる様々な分析法の操作法と応用例について説明する.
3）金属の分析法の原理を説明する.
4）医療現場や医薬品の品質管理の現場におけるこれらの分析法の利用目的を説明する.

[学修事項]
（2）紫外可視吸光度測定法【2,4】

162,203

（4）赤外吸収スペクトル(IR スペクトル)測定法【2,4】

203

（5）代表的な電磁波を用いる分析法【2,4】

203

C-2-5 有機化合物の特性に基づく構造解析－原理－
[学修目標]
1）有機化合物と電磁波との相互作用が,有機化合物の化学構造に影響されることを説明する.
2）磁場や電場の中のイオンの運動が,その質量と関係することを説明する.

[学修事項]
（1）核磁気共鳴(NMR)スペクトル測定法,ゼーマン分裂【1】

162,203

（2）赤外吸収スペクトル(IR スペクトル)測定法【1】

203

（3）質量分析法,質量電荷比【2】

203

C-2-6 分離分析法
[学修目標]
1）生体試料や医薬品の中の特定の化合物を他の物質から分離する原理や方法を説明する.
2）通電によりイオンが力を受けて移動し、互いに分離される仕組みを説明する.
3）分離された物質を検出し定量する方法の原理と特徴を説明する.
4）医療現場や医薬品の品質管理の現場におけるこれらの分析法の利用目的を説明する.

[学修事項]
（1）分離分析法の原理【1】

199

（2）液体クロマトグラフィー,薄層クロマトグラフィー,ガスクロマトグラフィー【1,3,4】

162,199

C-3 薬学の中の有機化学
C-3-4 有機化合物の特性に基づく構造解析
[学修目標]
1）有機化合物の構造解析のための機器分析法を説明する.
2）分析スペクトルから有機化合物の構造を推定する.

[学修事項]
（1）核磁気共鳴(NMR)スペクトル【1,2】

157,203

（2）赤外吸収スペクトル(IR スペクトル)【1,2】

203

（3）マススペクトル（MS）【1，2】

203

C-3-5 無機化合物・錯体
[学修目標]
1）生体内物質や医薬品として機能する無機化合物や
金属錯体を説明する．
[学修事項]
（1）医薬品及び生体内の無機化合物【1】

96

（2）無機化合物の酸化物【1】

96

C-5 薬学の中の生薬学・天然物化学
C-5-1 生薬学・天然物化学の基礎
[学修目標]
1）医薬品及び医薬品原料としての生薬について，代
表的な生薬の基原，特徴，用途，成分及び確認試
験，品質評価法等の基本的事項を説明する．
[学修事項]
（1）薬用植物に関する基本的知識【1】

3，6，10，13，23

（2）生薬の種類，基原，成分，薬効・用途【1】

28

（3）生薬の同定と品質評価【1】

157，159，162，166，168

C-5-2 天然由来医薬品各論
[学修目標]
1）化学構造と生合成経路に基づいて，有用天然有機

化合物を分類する．

2）医薬資源となる生薬エキスや天然物由来有機化合
物の用途を説明する．
[学修事項]
（1）天然有機化合物の生合成経路別分類【1】

109，110，122，134，140，144，213，223

（2）天然有機化合物を基に開発された医薬品【2】

28，96，173，213，223，225

（3）天然有機化合物を基に開発された機能性食品，
農薬，香粧品【2】

28，96，155

（4）生薬を利用した医薬品，天然物を利用した機能
性を示す食品【2】

28，96

D-2 薬物治療につながる薬理・病態
D-2-19 漢方療法
[学修目標]
1）漢方医学の考え方，漢方医学における疾患の概念，
西洋医学と漢方医学の考え方の違いを説明する．
2）代表的な漢方薬の適応と有害反応（副作用），使用
上の注意事項などを理解し，漢方療法を症状や疾
患に適用する根拠を説明する．
[学修事項]
（1）漢方薬の適応となる証，症状，疾患【1】

233，234，235，239，240，263，268

（2）配合生薬の組み合わせによる漢方薬の系統的な
分類【2】

247，260，263，268

索 引

A〜Z

Ara-A	194
Ara-C	194
arcanum	6
BHC	158, 159
Caventou	6
^{13}C NMR スペクトル	209
Comission E	237
DDT	158, 159
DEPT スペクトル	209
Dioscorides	6
Galenus	6
G_2 期	87
Hippocrates	6
HMBC スペクトル	210
HMG-CoA 還元酵素	114, 193
HMQC スペクトル	210
^{1}H NMR スペクトル	208
^{1}H-^{1}H COSY スペクトル	210
NMR 法	160
NOESY スペクトル	211
Paracelsus	6
Pelletier	6
POPs 農薬	159
ROESY スペクトル	211
S 期	87
Sertürner	6
TLC による確認試験	164

あ

アカキナノキ	43, 133
アカネ科	28, 43, 56, 71, 75
アカメガシワ	28
アカヤジオウ	57, 116
アカルボース	222
アクチノマイシン D	220
アケビ	89, 118
アケボシド	89, 119
アコニチン	84, 134, 269
──系アルカロイド	85
アコニン	84
アサ	89, 143
アサガオ	47
アジアヒキガエル	97, 121
アジマリン	91, 131, 177
亜種	22
アストラガロシド	36
アスパラサポニン	72
アスピリン	7, 48, 173
アセチルコリン	98
アセチルサリチル酸	48, 174
アデノシン三リン酸(ATP)	227
アトラクチロン	82, 118
アドレナリン	179
アトロピン	93, 94, 124, 175
アニス	136

アネトール	33, 135
アビエチン酸	118
アブシジン酸	118, 122
アベルメクチン	193, 220
アマチャ	30, 149
アミオダロン	142
アミガサユリ	79
アミグダリン	44, 74
アミド誘導体	57, 72
アミノグリコシド系抗生物質	215
アミノ酸	90, 98
──経路	123
──誘導体	89
アミノシクリトール	215
β-アミリン	118
アムホテリシン B	216
アモキシシリン	215
アヤメ科	55
アーユル・ヴェーダ生薬	4
アラキドン酸	182
アリストロキア酸 I	55
アリソール	70
アルカリとの反応	163
アルカロイド	29, 60, 90, 122, 123, 174
アルクチイン	52, 92
アルファカルシドール	184
アルブチン	35
アルプロスタジル	182
アルベカシン	224
アレコリン	83
アロエ-エモジン	31, 66, 68, 141
アンズ	44
アンスロン型化合物	141
アンチエイジング	190
アントシアニジン	145, 146
アントシアニン	146
アントラキノン	31, 39, 47, 66, 68, 141
アントロン	191
──(アンスロン)配糖体	31, 66, 68, 141
アンミ	142
アンレキサノクス	190
イカリイン	32
イカリソウ	32
維管束系	15
イケマ	24
イコサペンタエン酸(EPA)	182
医食同源	7
医心方	9, 233
異性体	211
イソインペラトリン	44
イソキノリンアルカロイド	35, 37, 46, 50, 54, 93
イソキノリン系	29
イソクマリン	28, 30

イソフラボノイド	148
イソフラボン	36, 39, 145
イソプレノイド経路	111, 113
イソプレン単位	110
イソペンテニル二リン酸(IPP)	111, 182
イタボガキ科	97
イチイ科	95
一次代謝産物	109
イチョウ	118
胃腸病	263
イトヒメハギ	37, 118
イヌサフラン	53, 128
イネ	49, 50
──科	50, 80, 85, 91
イノコステロン	51
イノシン	227
異病同治	239
イプラトロピウム	175
イプリフラボン	190
イベルメクチン	193, 220
イミダゾールアルカロイド	90
イミペネム	215
イリドイド	115
──配糖体	40, 43, 56, 57, 58, 78
イリノテカン	95, 179
インターフェロン α	228
インドジャボク	91, 131
インドール	177
──アルカロイド	40, 46, 71, 80, 130, 177
インドロキナゾールアルカロイド	52
インペラトリン	81
陰陽	240
ウイキョウ	33, 135
ウコギ科	59, 76, 77, 78
ウコン	33, 34
ウシ	96
ウスバサイシン	55, 136
ウツボグサ	38
ウド	76
ウベニメクス	222
ウマノスズクサ科	55
ウラルカンゾウ	118
ウリ科	27, 41, 72
ウルソデオキシコール酸	97, 186
ウルソール酸	38, 83
ウンシュウミカン	75, 114, 146
ウンベリフェロン	137
液体クロマトグラフィー(LC)	201
エクチナサイジン 743	194
エストラジオール	186
エゼリン	40
エゾウコギ	59

X 線結晶解析	211
X 線結晶構造解析	203
エトポシド	87, 188
(−)-エピカテキン	148
(−)-エピガロカテキン-3-O-ガレート	148
エビスグサ	46, 141
エフェドラジン	88
エフェドリン	88, 128, 134, 179, 268
エブリコ酸	83
エーベルスパピルス	6
エボジアミン	52
エメチン	75, 129
エモジン	39, 47, 66, 68, 141
エリスロマイシン	144, 223
D-エリトロース 4-リン酸	134
エリブリン	194
エルゴカルシフェロール	186
エルゴステロール	71, 186
エルゴタミン	80, 133, 178
エルゴメトリン	80, 133, 178
エレウテロシド B	59
エレクトロスプレーイオン化 (ESI)	206
塩化鉄(III)試液	163
塩酸ヒドロキシアンモニウム-塩化鉄(III)による呈色反応	166
エンジュ	146
エンメイン	118
オイゲノール	39, 71, 136
β-オイデスモール	50, 82, 117
オウゴノシド	146
オウバクノン	119
オウレン	37, 125
──末の純度試験	167
オオカラスウリ	40
オオサンザシ	54
オオツヅラフジ	85
オオバコ	62
オオバナオケラ	82
オキサセフェム系	214
オキシテトラサイクリン	216
2,3-オキシドスクアレン	119, 120
オクトリカブト	84
瘀血	49
オケラ	81, 118
オストール	61
オタネニンジン	77, 118
オニノヤガラ	71
オニユリ	81
オフィオポゴニン	79
オミナエシ科	39
オモダカ科	69
オリゴ糖類	270
γ-オリザノール	50

索 引

オリベトール酸 143	カワラヨモギ 32, 137	ギンセノシド 77, 118	ケジギタリス 58
オルセリン酸 140	肝機能障害 270	キンポウゲ科 24, 31, 37, 64, 84, 85	血 243
オレアナン系 77	緩下薬 47	クアッシン 76	結晶スポンジ法 211
オレアナン骨格 118	間質性肺炎 270	クエルシトリン 62	α-ケッシルアルコール 40
オレアノール酸 83	カンナビジオール(CBD) 143	クエン酸 225	厥陰病 242
オンコセルカ症 193, 220	寒熱 240	茎 17	ゲニステイン 148, 190
オンジサポニン 37, 118	——往来 54	——の内部構造 18	ゲニポシド 56, 116
	官能基 200, 206	クコ 45, 60	ケノデオキシコール酸 97
か	ガンビリイン 29	クコアミン 60	ケープアロエ 141
	(+)-カンファー 63, 115	クサスギカズラ 72	ケラー-キリアニ反応 165
科 22	α-カンフェン 76	クズ 39, 148	ゲラニイン 47
カイソウ 121	カンプトテシン 94, 133, 179	クスノキ 115	ゲラニオール 115
解体新書 234	d-カンフル 63, 115, 183	——科 34, 46	ゲラニルゲラニル二リン酸 (GGPP) 111, 182
カイニン酸 89, 180, 194	漢方 9	クチナシ 56, 116, 122	ゲラニル二リン酸(GPP) 111, 182
外部形態 159	——エキス 262	グッタペルカ 75	
カウレン酸 76	——製剤 261	駆風 79	ゲラニルファルネシル二リン酸 (GFPP) 182
ガガイモ科 54	漢方処方 246	クマ科 97	ケリン 142, 188
化学構造 203	——の解析 246	クマコケモモ 35	ゲル化 166
化学シフト 207, 208	——用薬 153	クマリン 32, 44, 61, 65, 80, 81, 85, 86, 137, 188	健康食品 237
カキ 97	漢方の歴史年表 8	p-クマル酸 135	元素分析 206
カギカズラ 71, 131	漢方薬 4	p-クマロイル CoA 143, 144	ゲンタマイシン 215
カギクルマバナルコユリ 36	——服用での副作用 270	苦味チンキ 57	ゲンチアナ 116
核オーバーハウザー効果 211	——を構成する医薬品 153	グラブリジン 148	ゲンチオピクロシド 67, 116
核磁気共鳴スペクトル 203, 207	漢薬 4	クララ 45, 125	ゲンノショウコ 47
確認試験 162	カンレンボク 94, 133	クラリスロマイシン 223	コイキセノリド 91
学名 22	緩和 41	C-クラリン 46	抗寄生虫抗生物質 220
過酸化水素水-塩酸による呈色 反応 165	気 243	クラーレ 126	高血圧 264
果実 22	偽アルドステロン症 270	グリコペプチド系抗生物質 217	抗細菌抗生物質 217
α-カジネン 92	キカラスウリ 26, 40	グリセロール配糖体 81	抗腫瘍抗生物質 220
ガシュツ 34, 117	器官 15	クリソファノール 39, 141	抗真菌抗生物質 220
加水ハロサイト 98	キキョウ 42	グリチルリチン 41, 42, 268	香辛料 153
ガスクロマトグラフィー(GC) 201	キク科 24, 32, 42, 49, 52, 61, 82, 89	——酸 41, 118	抗生物質 213
風邪 265	気血水 240	グルカン 220	構造解析 203
カタルポシド 43	キササゲ 43	クルクミン 33	——の手順 205
カタルポール 58, 116	キサンチン 180	グルコン酸 226	高速液体クロマトグラフィー (HPLC) 201
カッシノイド 76, 119	キサントトキシン 138, 188	クルゼレノン 34, 117	酵素阻害剤 222
カッシン 119	キダチアロエ 31	グルタチオン 227	酵素法 225
カテキン 29, 147, 148	キナクリン 44	クレマチチネノシド 32	黄帝内経 7
カテコール 181	キニジン 44, 133, 179	クロイソカイメン 194	高分解能質量分析 206
カナマイシン 215	キニーネ 44, 133, 179	クロウメモドキ科 68, 69	コウホネ 65, 134
カノコシド A 40	キノリジジン 124	クロシン 56, 122	糊化 166
カノコソウ 39	——アルカロイド 45	クロマトグラフィー 201	コカイン 51, 124, 176
カピラリシン 32	キノリンアルカロイド 43, 94, 130, 179	クロマン 188	コガネバナ 36, 146
カピリン 32	キハダ 37, 119, 125	クロモグリク酸 142	コカノキ 51, 124
カフェイン 180	キバナイカリソウ 32	——ナトリウム 188	五感 159
カプサイシン 72, 181	キバナオウギ 36	クロモン 32, 141, 188	呼吸器系疾患と漢方薬 265
過分極 220	基本組織系 15	クロラムフェニコール 217	五行論 244
カベントウ 6	キャッサバ 47	クロロキン 44, 179	ゴシュユ 52
カヤツリグサ科 49	胸脇苦満 54	クワ科 67, 89	コショウ 124
β-ガラクトシダーゼ 228	強心ステロイド 97	君薬 238	コスツノリド 90
カラスウリ 27	強心配糖体 58, 121	ケイガイ 46	五性 238
カラスビシャク 80	鏡像異性体 204	ケイ酸アルミニウム 98	後世方派 9, 233
カラバルマメ 130	キョウチクトウ科 24, 91, 95	ケイ酸マグネシウム 98	五臓論 244
カラムクロマトグラフィー 202	共役系 206	啓迪院 233	誤治 268
ガランタミン 129, 180	極性 200	啓迪集 9, 233	コデイン 29, 127, 177
カルコン 49, 144, 146	虚実 240	ケイヒアルコール 39	コブシ 65
カルシトリオール 184	虚証 241	ケイヒアルデヒド 46	ゴボウ 24, 52, 139
カルタミン 49	ギリシャ本草 6	ケイ皮酸 135, 137	古方派 9, 233, 234
カルバペネム系 214	金匱要略 7, 25, 233	——誘導体 135	ゴマ 52, 139
ガレヌス 6	キンギンボク 27	ケイリンサイシン 55	——油 52
カロテノイド 45, 56, 121	[6]-ギンゲロール 63	ケシ 29, 126	——科 52
β-カロテン 122	ギンコリド 118	——科 29, 35	

索引 *283*

ゴマノハグサ科 58
五味 238
ゴミシン 53, 139
コリスチン 216
コリスミ酸 135
(＋)-コリダリン 35
コール酸 96, 97
コルチゾン 186
コルヒチン 53, 128, 177
コレカルシフェロール 185
コレステロール 184
コンズランゴグリコシド 54
コンビナトリアルケミストリー 192

さ

サイクロセリン 217
サイコサポニン 54, 118
細胞 13
サキシマボタンヅル 31
さく果 23, 57
酢酸 225
―マロン酸経路 140
サジオモダカ 69
サツマイモ 49
サトイモ科 80
サネブトナツメ 69
サフラン 55, 122
サフロール 136
サポニン 118
佐薬 238
サラシナショウマ 24, 64
サリシン 48, 173
サリチル酸 48, 137, 173
サルコフスキー反応 163
サルノコシカケ科 71, 83
三陰三陽 240, 242
サンザシ 54
サンシュユ 56, 116
サンショウ 57
α-サンショオール 57
サントニン 61, 117, 184
産婦人科疾患と漢方薬 267
残留性有機汚染化合物(POPs) 159
ジアスターゼ 228
シアニジン 146
シアノコバラミン 228
ジアリールヘプタノイド 33
ジオスゲニン 186
紫外・可視円二色性スペクトル 211
紫外可視(UV-Vis)吸収スペクトル 207
紫外(UV)スペクトル 166
四気 238
ジギタリス 58, 121
ジギトキシン 58, 121, 186
D-ジギトキソース 187
シキミ科 33
シキミ酸 134
―経路 134
ジクマロール 188

シクロアルテノール 121
シクロスポリン 222
シクロペンタノペルヒドロフェ
ナントレン骨格 120
ジゴキシン 58, 121, 186
シコニン 26, 60
シザンドリン 53, 139
脂質 91
ジジフスサポニン 69
止瀉 29
四重極型(Q) 206
四重極飛行時間型(Q-TOF) 206
四診 239
シソ 68, 114
―科 36, 38, 39, 46, 68, 79, 90
シタラビン 194
実証 241
湿疹・皮膚炎 270
質量(マス)スペクトル 206
質量分析計(MS) 201
質量分析装置 203
ジテルペン 76, 95, 111, 112, 118, 183
―アルカロイド 84
シード化合物 199
β-シトステロール 121
シトラール 65, 115
シナオケラ 82
シナニッケイ 25, 135
シナヨモギ 115
シネオール 34, 115
シノブファギン 121
ジノプロスト 182
シノメニン 85
ジヒドロエルゴタミン 178
ジヒドロフラボノール 145, 146
シビリコシド 36
ジベカシン 224
ジベレリン 118
α-シペロン 49
脂肪酸 76, 98
脂肪油 52, 72, 89
シマカンギク 42
シミゲノール 64
ジメチルアリル二リン酸
(DMAPP) 111, 182
6,7-ジメチルエスクレチン 32
指紋領域 207
ジャガイモ 49
使薬 238
シャクヤク 61, 115
瀉下薬 24
ジャノヒゲ 79
種 22
修治 11, 85
収れん 29
種子 22
樹脂配糖体 47
ジュジュボシド 69
シュート 17
種培地 223
種培養 223

循環器系疾患と漢方薬 264
峻下薬 47
純度試験 166
証 240
少陰病 242
昇華 166
ショウガ 63, 117
―科 33, 34, 63, 64, 90, 92
消化器系疾患と漢方薬 263
消化器系疾患の漢方治療 263
傷寒論 7, 25, 233
生薬 3
―試験法 158, 160
―総則 157
―と特徴 3
―と副作用 268
―の鑑別 159, 161
―の同定 168
―の品質評価法 168
―の分類 3, 4
―の薬効 151
―の流通 12
―の歴史 6
少陽病 242
ショーガオール 63
植物の分類と名前 22
植物由来医薬品 153
ジリグナン 139
シリンギン 59
シリンドリン 86
シロバナムショケギク 115
シロバナヨウシュチョウセンア
サガオ 94
ジンギベレン 63
神経・筋疾患と漢方薬 266
人工的生成物 200
人工的突然変異 223
親試実験 9, 233
シンナムアルデヒド 46
シンナモムム・カッシア 25
神農本草経 7
腎・泌尿器系疾患と漢方薬 266
臣薬 238
水 243
スイカズラ 27, 78
随証治療 239
スイレン科 65, 92
スウェルチアマリン 67, 116
スキサメトニウム 177
スクラメート 204
(S)-スコウレリン 126
スコポレチン 85, 93, 94, 123, 137, 175
スタキドリン 90
スチラレンA 121
スチルベン 143, 145, 149
頭痛 266
ステビア 118
ステビオシド 118
ステロイド 51, 120, 184
―アルカロイド 79
―サポニン 36, 54, 56, 70, 72, 79, 81

ステロール 71
ストリキニーネ 87, 128, 132
ストリクトシジン 131, 133
ストレプトマイシン 193, 215
G-ストロファンチン 121
ストロファンツス 121
スネリング反応 165
(−)-スパルテイン 125
スピン結合定数(J値) 208
スペルミンアルカロイド 60
スポンゴウリジン 194
スポンゴチミジン 194
スミラックスサポニン 56
生合成 109
―経路 109
生産培地 223
青酸配糖体 44, 74
生産培養 223
精製 199, 201, 223
精油 32, 33, 34, 35, 39, 40, 46, 49, 50, 55, 61, 63, 64, 65, 68, 71, 73, 74, 75, 76, 79, 90, 92
―成分 114
セイヨウイチイ 95
セイヨウシロヤナギ 173
セイヨウムラサキ 26
赤外(IR)吸収スペクトル 207
セコイリドイド 67, 115, 116
セコロガニン 116, 129, 131
セサミノール 139
セサミン 52, 139
セサモリン 52
セスキテルペン 33, 34, 35, 40, 49, 50, 61, 63, 82, 90, 92, 111, 112, 116, 183
―アルカロイド 66
セスキリグナン 139
セスタテルペン 111, 112, 183
切診 239
絶対立体配置 211
セネガ 38
セネギン 37, 38
セファロスポリンC 214
セフェム系 214
セリ科 33, 44, 54, 61, 65, 73, 80, 81, 86
ゼルチュルナー 6
セロトニン 130
センキュウ 73
煎剤 260, 261, 262
選択毒性 214
センノシド 66, 68, 141, 191, 269
センブリ 66, 116
双懸果 23, 33
相剋 244
相生 244
相対立体配置 211
属 22
組織 13
―系 14
粗抽出物(液) 200
ソラレン 188

た

太陰病	242
ダイウイキョウ	136
ダイオウ	141, 149
——の純度試験	167
代謝・内分泌系疾患と漢方薬	265
ダイジン	148
ダイゼイン	148
ダイダイ	74, 146
代替・相補医療	237
大同類聚方	9
タイヘイヨウイチイ	95, 118
太陽病	242
タキソテール	95
タキソール	95, 118, 184, 192
タクロリムス	222
タデ科	24, 38, 68
多糖	36, 41, 57, 83
——類	71, 270
タバコ	123
ダマラン系	77
タムシバ	65
炭酸カルシウム	97, 99
胆汁酸	96, 97
タンニン	47, 148
丹波康頼	233
単胞子分離	223
ダンマレン骨格	118
ダンマレンジオール	118
単離	199
チガヤ	85
チクセツサポニン	78
チモサポニン	70
チモール	184
チャノキ	148
抽出	199, 200
中心柱	15
超音波抽出	200
チョウジ	70, 117, 136
チョウセンゴミシ	53, 139
チョレイマイタケ	71
チラミン	127
チロシン	125, 135
チンネベリーセンナ	141
ツツジ科	35
ツヅラフジ科	45, 53, 85
ツボクラリン	46, 126, 177
ツルドクダミ	24, 38
ツルメロン	33
ディオスコリデス	6
テイコプラニン	217
呈色試薬	162
呈色反応	162
3-デオキシ-D-アラビノヘプツ	
ロソン酸 7-リン酸	134
デオキシコール酸	96
デオキシ糖	121
テオフィリン	180
デキストラン	226
デキストリン	49
テストステロン	186
デスラノシド	58, 186

テトラサイクリン	216
テトラテルペン	111, 112
テトラヒドロイソキノリン	125
テトラヒドロカンナビノール	
(THC)	30, 143
テバイン	127
デヒドロコール酸	186
デメチルクロルテトラサイクリ	
ン	216
デメチルコクラウリン	128
デルトイン	86
(+)-α-テルピニルアセテート	
	64
デルフィニジン	146
テルペノイド	110, 111, 182
——アルカロイド	134
テレストリアミド	60
テレビン油	111
伝承薬物	3
テンダイウヤク	34
伝統医薬品	3
天然医薬品	3
天然資源	199
天然薬物	3
天然有機化合物	199, 203
デンプン	41, 50, 57
トウガラシ	72
トウガン	72
トウキ	73, 137
トウダイグサ科	28
糖尿病	265, 266
同病異治	239
トウモロコシ	47
トウヨウミツバチ	98
トウリンドウ	67, 116
糖類	92
ドキシサイクリン	216
ドキソルビシン	220
トキワイカリソウ	32
ドクダミ	24, 62
ドコサヘキサエン酸(DHA)	182
α-トコフェロール	190
トコン	129
トチバニンジン	78
トチュウ	75
ドパミン	125, 127, 129
ドラーゲンドルフ試薬	162
トラニラスト	187
トリアシショウマ	24
トリカブト	85
トリテルペン	64, 70, 76, 83,
	86, 111, 112, 118, 183
——エステル	50
——サポニン	32, 36, 37, 38,
	41, 42, 45, 54, 69, 72, 77,
	78, 85, 89
トリプタミン	131
トリプトファン	130
(S)-トロパ酸	124
トロパン	175
——アルカロイド	
	51, 93, 94, 123, 175
トロピノン	123
トロポロン	177

——アルカロイド	53

な

内部形態	161
長井長義	9
ナガイモ	57
ナス科	45, 60, 72, 93, 94
ナツミカン	74
ナツメ	68
ナフトキノン	60
ナリルチン	146
ナリンギン	74, 75
ナルコユリ	36
ナンジノシド	187
ニガキ	76, 119
ニクズク	76, 136
ニコチン	123, 204
二次元 NMR スペクトル	209
二次代謝産物	109
二重盲検法	237
ニチニチソウ	95, 132
ニッケイ	25
日本民間薬	235
日本三大色素	49
日本三大民間薬	47, 67
日本薬局方	3, 157
——に収載されている生薬	5
乳酸	226
ニリンソウ	85
ヌートカトン	90
ヌファリジン	66, 134
ヌマミズキ科	94
根	16
——の内部構造	16
ネオスチグミン	178
ネオリグナン	139
ネムロコウホネ	65
粘液性多糖	62
ノイバラ	35
ノウゼンカズラ科	43
農薬	155
ノギテカン	95
ノスカピン	29, 177
ノダケ	65
ノダケニン	65
ノルコクラウリン	125, 128

は

葉	19
バイオアッセイ	200
バイオリアクター	225
バイカリン	36, 146
バイカレイン	36, 190
ハイコンテンツスクリーニング	
(HCS)	195
ハイスループットスクリーニン	
グ(HTS)	195
ハカタユリ	81
麦芽糖	49
薄層クロマトグラフィー	
	162, 202
——による確認試験	164

ハクモクレン	64
パクリタキセル	118, 184, 192
ハシリドコロ	93, 123, 137
ハス	92
パチマン	83
パチョリアルコール	39
パチョリ油	39
ハッカ	79, 114
バッカク	133
バッカクキン	79, 133
麦角アルカロイド	80, 133
八綱	240
——弁証	240
発酵法	222
ハトムギ	91
花	21
華岡青洲	234
ハナスゲ	70
ハナトリカブト	84, 134
バニラ	137
バニリルアルコール	71
バニリン	137
葉の内部構造	20
パパベリン	29, 177
ハマスゲ	49
ハマビシ	60
ハマボウフウ	80
バラ科	35, 44, 54, 73, 83
パラセルスス	6
バルバロイン	31, 141
パルマチン	54
ハルミン	60
半合成抗生物質	223
バンコマイシン	217
半表半裏	241
ヒアルロン酸	226
ビオプラリン	98
ヒキオコシ	118
ヒキガエル科	97
ヒゲナミン	125, 128
飛行時間型(TOF)	206
ひ針形	30
微生物限度試験法	168
皮層	15
ビタミン A	122
ビタミン K	228
ビダラビン	194
ビタリ-フリーマン反応	165
10-ヒドロキシ-2-(E)-デセン	
酸	98
p-ヒドロキシフェネチルアル	
デヒド	128
ヒドロコタルニン	177
ヒドロコルチゾン	228
ヒナタイノコズチ	51
ヒネソール	82, 118
α-ピネン	76, 115
ピノレシノールジグルコシド	
	75
ビフラボノイド	29
ピペリジンアルカロイド	83
ピペリン	124
ヒペロシド	55
ヒポクラテス	6

ビマール酸 76
肥満症 266
ヒメクロモン 188
ヒメハギ科 37, 38
非メバロン酸経路 111, 182
ヒユ科 51
苗条 17
ヒョウタンボク 27
表皮系 15
表裏 240
ヒヨスチアミン 93, 94, 123, 124
ヒルガオ科 47
ヒルスチン 131
ピレスロイド 115
ピロカルピン 90, 179
ヒロハセネガ 38
ピロリジンアルカロイド 123
ピロールニトリン 224
ビワ 83
ビンカアルカロイド 95
ビンクリスチン 96, 132, 177, 192
品質評価 161
品種 22
ビンデシン 96
ビンブラスチン 96, 132, 177
ビンロウ 83
ファルカタン 36
ファルネシル二リン酸(FPP) 111, 182
ファルビチン 47
フィサリエン 45
フィシオン 141
フィゾスチグミン 40, 130, 177
フィトナジオン 190
フィロズルシン(フィロズルチン) 30, 149
フウロソウ科 47
フェニルアラニン 125, 135
フェニルアルカノイド 63
フェニルクロマン 144
フェニルプロパノイド 33, 46, 55, 59, 71, 77, 134, 187
フェニルプロパン 187
フェニルプロペン 135
フェネチルアミン 60
——アルカロイド 88, 268
フェノール 86, 174
——カルボン酸 81
——酸化縮合 126
——配糖体 35
プエラリン 39, 148
複合経路 144
フジマツモ科 88
フジマメ 84
プソイドアルカロイド 133
フタリド 73
ブチルスコポラミン 176
普通名 22
フトモモ科 70
ブトピウム 176
ブファリン 97
不飽和度 206, 207
α-フムレン 117

プラエルプトリン A 65
ブラジリン 68
ブラチコジン 42
フラノクマリン 137
フラノクロモン 142
プラバスタチン 222
フラバノール 145, 147
フラバノン 74, 75, 144, 145, 146
——配糖体 146
フラボノイド 143, 144, 188
——の分類 145
フラボノール 145, 146
——配糖体 32, 35, 55, 62, 146
フラボン 36, 43, 67, 145, 146
——配糖体 62, 146
プランタギニン 62
プランタゴムチラゲ A 62
プリマキン 44
プリン 180
ブルネリン 38
ブルプレアグリコシド A 58
ブレオマイシン 221
プレフェン酸 135
プロカイン 176
プロゲステロン 186
プロスタグランジン 181
——E_1 182
——$F_{2α}$ 182
プロスタン酸 182
プロピオニル CoA 144
プローブ 199
ブロモクリプチン 80
フロリジン 190
フロロアセトフェノン 140
分光分析法 204
分子式 206
分子量 206
分配 201
分離 199, 201
ペイミン 79
平薬 238
ペオニフロリン 61, 86, 115
ペオノール 86
ベカナマイシン 224
ヘキサノイル CoA 143
ヘスペリジン 146
ペナム系 214
ペニシリン 193, 214
ベニバナ 49
ペネム系 214
ペプチドグリカン 214
ペプチド系抗生物質 216
ヘミテルペン 111
ベラドンナ 94, 123
ペラルゴニジン 146
ペリルアルデヒド 68, 114
ベルガプテン 80, 138
ベルゲニン 28
ベルチミン 79
ベルベリン 37, 125, 126, 177
ペレティエ 6
変種 22
ベンジルイソキノリン 176

——アルカロイド 125, 127, 128, 176
ベンジルテトラヒドロイソキノリン 125
ベンジルペニシリン 193, 214
ベンゾイルアコニン 84
ベンゾジヒドロピラン 188
炮炙 11
望診 239
炮製 11
放線菌 144
ホオノキ 50, 117, 126, 139
——オール 139
補血 24
——薬 24
ホザキイカリソウ 32
ホスホエノールピルビン酸(PEP) 134
ホスホマイシン 217
ホソバオケラ 82, 117
保存培地 223
ボタン 86, 115
——科 61, 86
ホッカイトウキ 73
ポドフィルム 139
ポドフィロトキシン 87, 188
ホマトロピン 175
ホミカ 132
——の確認試験 165
ホモイソフラバノン 68
ホモゲンチジン酸 81, 160
ポリアセチレン化合物 32
ポリエンマクロライド系抗生物質 216
ポリケチド 140, 143, 144
ポリビアキナノキ 43
ポリミキシン 216
ホルモノネチン 36
ホンアンズ 44
本草綱目 9, 24

ま

マイトマイシン C 220
マオウ科 88
マグネシウム-塩酸反応 162
マグノクラリン 50
マグノフロリン 126
マグノロール 50, 139
マクリ 88
マクロライド系抗生物質 216
マクロライド構造 144
マグワ 67
マチン科 45, 87
マツブサ科 53
マツホド 83
マトリックス支援レーザー脱離イオン化(MALDI) 206
マトリン 45, 125
曲直瀬道三 9, 233
マメ科 36, 39, 40, 41, 45, 47, 66, 67, 84
マルチフロリン A 35
マロニル CoA 143, 144

マンニッヒ型の反応 123
ミオパシー 248, 270
ミカファンギン 220
ミカン科 37, 52, 57, 74, 75, 90
ミシマサイコ 54, 118
ミズキ科 56
密度汎関数理論(DFT)計算 211
ミツバアケビ 89
ミツバチ科 98
ミノサイクリン 216
未病 235
ミブヨモギ 61
ミリスチシン 77
ミリスチン酸 76
ムクロジ科 92
ムラサキ 25, 60
芽 17
メカセルミン 228
メギ科 32, 87
メタボロミクス 196
メタロプロテアーゼ 222
メチシリン耐性黄色ブドウ球菌(MRSA) 215, 217
メチルエリトリトールリン酸(MEP) 111
——経路 113
メチルエルゴメトリン 80
メチルオイゲノール 55
O-メチルコリパリン 93
メチルジゴキシン 186
メチルマロニル CoA 144
3,4-メチレンジオキシメタンフェタミン(MDMA) 30
メトキサレン 188
メナテトレノン 190
メハジキ 90
メバスタチン 193
メバロン酸 111
——経路 111, 182
免疫抑制剤 222
(-)-メントール 79, 114, 181, 183
(+)-メントン 46
モクセイ科 92
モクレン科 50, 65
モッシャー法 211
モノテルペン 34, 46, 63, 64, 65, 68, 74, 75, 79, 111, 112, 113, 115, 183
——イソキノリンアルカロイド 75
——インドールアルカロイド 43, 87, 91, 94, 95, 131
——配糖体 61, 86, 115
モノバクタム系 214
モモ 73
モルシン 67
モルヒネ 29, 126, 127, 176
モルフィナンアルカロイド 85
モルフィナン系 29
問診 239

や・ら・わ

薬食同源	7, 155, 235
薬性能毒	233
薬徴	9
薬用植物の識別	23
ヤシ科	83
ヤナギ	48
ヤマゴボウ	24
ヤマノイモ	57
有機酸	92
ユキノシタ科	24, 30
ユビデカレノン	190
ユリ科	31, 36, 53, 56, 70, 72, 79, 81
陽実	264
ヨウシュチョウセンアサガオ	94, 123
ヨウシュヤマゴボウ	24
ヨウ素試液	163
溶媒	200
陽明病	242
吉益東洞	9
ヨヒンビン	131
ヨヒンベ	131
ヨモギ	85
ヨロイグサ	81
ヨーロッパミツバチ	98
ライムギ	80
β-ラクタム環	214
β-ラクタム系抗生物質	214
ラセミ体	204
ラッパオール A	139
ラナトシド C	58, 186
ラボンチシン	149
ラン科	71
蘭方	9, 234
リウマチ・自己免疫疾患と漢方薬	267
リグスチリド	73
リグナン	50, 52, 53, 87, 92, 135, 138
――配糖体	75
リグニン	135, 139
リコイソフラボン A	148
李時珍	9, 24
李朱医学	9, 233
リゼルギン酸ジエチルアミド（LSD）	30, 80, 133
利胆	32
リドカイン	176
リード化合物	199
リナロール	115
リバスチグミン	178
リファンピシン	219
リーベルマン-ブルヒャード反応	163
リボフラビン	228
リモニン	119
(+)-リモネン	74, 75, 114
リモノイド	119
リュウガン	92
硫酸カルシウム	98
リンコフィリン	71
リンコマイシン	217
リン酸カルシウム	97, 99
リンデレン	35
リンドウ科	66, 67
ルチン	146
ルテオリン	43
ルピニン	125
ルピンアルカロイド	125
レイン	66, 68, 141
レオヌリン	90
レガロシド	81
レスベラトロール	149
レセルピン	91, 131, 177
レチクリン	126, 127
レチノール	184
レボドパ	181, 227
レンギョウ	92
ロガニン	57, 78, 116
六病位	242
ろ紙クロマトグラフィー（PC）	202
ワシントン条約	10
和名	22
和薬	4
ワルファリンカリウム	188

● 生薬索引

アカメガシワ	28
悪実	24
アセンヤク（阿仙薬）	28
アニス	136
アヘン（阿片）	29, 126
アマチャ（甘茶）	30, 149
アロエ（ロカイ）	31, 141
イレイセン（威霊仙）	31
インチンコウ（茵蔯蒿，茵陳蒿）	32, 137
インヨウカク（淫羊藿）	32
ウイキョウ（茴香）	33
ウイキョウ油	33
ウコン（鬱金）	33
ウヤク（烏薬，天台烏薬）	34
ウワウルシ	35
エイジツ（営実）	35, 160
エンゴサク（延胡索）	35, 160
エンメイソウ	118
オウカコン（王瓜根）	27
オウギ（黄耆）	36
オウゴン（黄芩）	36, 146, 160
オウセイ（黄精）	36
オウバク（黄柏）	36, 119, 125, 160, 165
オウレン（黄連）	37, 125, 160, 165
オンジ（遠志）	37, 118
カイカ	146
カイソウ	121
ガイヨウ	153
加工ブシ（加工附子）	84, 269
カゴソウ（夏枯草）	38
カシュウ（何首烏）	24, 38
ガジュツ（莪蒁，莪朮）	34, 117
カッコウ（藿香，広藿香）	39
カッコン（葛根）	39, 148
カッセキ（滑石，軟滑石）	98
カノコソウ（吉草根）	39
カラバルマメ（カラバル豆）	40
カロコン（栝楼根）	26, 40
カロニン（栝楼仁）	27
カンキョウ（乾姜）	63
カンゾウ（甘草）	41, 118, 148, 160
甘草	268
ガンビール	28
キキョウ（桔梗根）	42, 163
キクカ（菊花）	42
キコク（枳殻）	74
キササゲ	43
キジツ（枳実）	74, 146, 160
キジュ（喜樹）	94, 133
キナ（キナ皮）	43, 133
キョウカツ（羌活）	44
キョウニン（杏仁）	44
ギンキョウ（銀杏）	118
クコシ（枸杞子）	44
クジン（苦参）	45, 125
クラーレ	45
ケイガイ（荊芥穂）	46
ケイヒ（桂皮）	25, 46, 135, 160
ケツメイシ（決明子）	46, 141
ケンゴシ（牽牛子）	47
ゲンチアナ	67, 116
ゲンノショウコ	47, 153
コウイ（膠飴）	47
コウカ（紅花）	49
コウジン（紅参）	77
コウブシ（香附子）	49
コウベイ（粳米）	50
コウボク（厚朴）	50, 117, 126, 139
ゴオウ（牛黄）	96
コカヨウ	51, 124
ゴシツ（牛膝）	51
ゴシュユ（呉茱萸）	52, 128, 160
ゴボウシ（牛蒡子）	24, 52, 139
ゴマ（胡麻）	52, 139
ゴミシ（五味子）	53, 139, 160
コルヒクム（コルヒクム子）	53
コロンボ	53
コンズランゴ	54
サイコ（柴胡）	54, 118, 160
サイシン（細辛）	55, 128, 136, 160
サフラン	55, 122
サンキライ（山帰来）	56
サンザシ（山査子）	54
サンシシ（山梔子）	56, 116, 122
サンシュユ（山茱萸）	56, 116, 160
サンショウ（山椒）	57, 160
サンソウニン（酸棗仁）	69
サンヤク（山薬）	57, 160
ジオウ（地黄）	57, 116
ジギタリス	58, 121
シゴカ（刺五加）	59
ジコッピ（地骨皮）	59
シコン（紫根）	60, 160
シツリシ（蒺藜子）	60
シナカ	60, 115, 117
シャクヤク（芍薬）	61, 115, 160
ジャショウシ（蛇床子）	61
シャゼンシ（車前子）	62
シャゼンソウ（車前草）	62
ジュウヤク（十薬）	24, 62
シュクシャ（縮砂）	63
ショウキョウ（生姜，乾生姜）	63, 117, 160
ショウズク（小豆蔲，小豆蔻）	64
ショウノウ（樟脳）	115
ショウマ（升麻）	24, 64
ショウリク（商陸）	24
シンイ（辛夷）	64
ステビア	118
ストロファンツス	121
セイヨウイチイ（西洋一位）	95
セッコウ（石膏）	98, 270
セネガ	38
センキュウ（川芎）	73, 160
ゼンコ（前胡）	65
センコツ（川骨）	65, 134
センソ（蟾酥）	97, 121
センナ	66, 141
センブリ（当薬）	66, 116, 160
ソウジュツ（蒼朮）	82, 117, 160
ソウハクヒ（桑白皮）	67
ソボク（蘇木）	67
ソヨウ（紫蘇葉，蘇葉）	68, 114, 160
ダイウイキョウ	136
ダイオウ（大黄）	68, 141, 149, 153, 160
大黄	269
タイソウ（大棗）	68, 160
タイマ（大麻）	143
タクシャ（沢瀉）	69
ダツラ	94, 123
チクセツニンジン（竹節人参）	78
チモ（知母）	70
チャヨウ（茶葉）	148
チョウジ（丁香，丁子）	70, 117, 128, 136, 160

チョウトウコウ(釣藤鉤，釣藤鉤) 71, 131	ニチニチソウ(日々草) 95	ブシ(附子) 84, 85, 128, 134, 269	モクツウ(木通) 89, 118
チョレイ(猪苓) 71	ニンジン(人参) 77, 118, 160, 163	加工ブシ(加工附子) 84, 269	モッコウ(木香) 89, 160
チンピ(陳皮) 75, 114, 146, 160	ニンドウ(忍冬) 27, 78	粉末飴 47	ヤクチ(益智) 90
テンマ(天麻) 71	バイモ(貝母) 79	ベラドンナコン(ベラドンナ根) 94, 123	ヤクモソウ(益母草) 90
テンモンドウ(天門冬) 72	バクモンドウ(麦門冬) 79	ヘンズ(扁豆) 84	ヤボランジ(ヤボランジ葉) 90
トウガシ(冬瓜子) 72	ハッカ(薄荷) 79, 114, 160	ボウイ(防已) 85	ユウタン(熊胆) 97
トウガラシ(番椒) 72	バッカク(麦角) 79	ボウコン(茅根) 85	ヨクイニン(薏苡仁) 91
トウキ(当帰) 73, 137, 160	バニラ 137	ボウショウ 160	ラウオルフィア(印度蛇木) 91
トウニン(桃仁) 73	ハマボウフウ(浜防風) 80	ボウフウ(防風) 86	リュウガンニク(竜眼肉) 92
トウヒ(橙皮) 74, 160	ハンゲ(半夏) 80, 160	炮附子 269	リュウコツ(竜骨) 99
ドカコン(土瓜根) 27	ビャクカシュウ(白何首烏) 24	ボタンピ(牡丹皮) 86, 115, 160	リュウタン(竜胆) 67, 116, 160
ドクカツ(ドッカツ，独活) 76	ビャクゴウ(百合) 81	ポドフィルム 139	リョウキョウ(良姜) 92
ドクダミ 153	ビャクシ(白芷) 81, 160	ポドフィルムコン(ポドフィルム根) 87	レンギョウ(連翹) 92
トコン(吐根) 75, 129	ビャクジュツ(白朮) 81, 118, 160	ホミカ 87, 128	レンニク(蓮肉) 92
トチュウ(杜仲) 75	ビワヨウ(枇杷葉) 83	ボレイ(牡蛎) 97, 160	ロートコン 93, 123, 137
ナンテンジツ 153	ビンロウジ(檳榔子) 83	マオウ(麻黄) 88, 128, 133, 268	ローヤルゼリー 98
ニガキ(苦木) 76, 119	フェンネル油 33	マクリ(海人草) 88	
ニクズク(肉豆蔲，肉豆蔻) 76, 136	ブクリョウ(茯苓) 84, 160	マシニン(火麻仁，麻子仁) 89	

● 漢方薬索引

安中散 33, 36, 63, 92, 264	香蘇散 50	小建中湯 257	二朮湯 32
茵蔯蒿湯 32	杞菊地黄丸 45	小柴胡湯 54, 251, 258, 264	女神散 50, 71, 83
茵蔯五苓散 32	五虎湯 67	小青竜湯 53, 55, 251, 258	人参湯 259, 263
温清飲 37, 58, 247	牛車腎気丸 52, 57, 58, 62, 84, 249	消風散 52, 53, 89	麦門冬湯 50, 79, 254
黄連解毒湯 37, 56, 246, 247, 263	呉茱萸湯 52, 249, 260	辛夷清肺湯 64, 65, 70, 79, 81, 83, 252	八味地黄丸 57, 58, 70, 84, 87, 254
乙字湯 36, 64, 73, 247	五物解毒散 62	参蘇飲 65	半夏厚朴湯 50, 63, 68, 81, 254
藿香正気散 39	五淋散 89	真武湯 84, 252, 264	半夏瀉心湯 37, 81, 254, 263
葛根湯 39, 41, 69, 88, 247, 258	五苓散 70, 71, 82, 249	清上防風湯 80	半夏白朮天麻湯 72
葛根湯加川芎辛夷 39, 65, 69, 73, 248	柴胡加竜骨牡蛎湯 99	清心蓮子飲 60, 93	白虎加人参湯 50, 70, 77, 99, 254
加味帰脾湯 38, 69, 90, 92, 248	柴胡桂枝乾姜湯 41, 46, 54, 97, 250	清肺湯 67, 72, 79	防已黄耆湯 36, 82, 85, 255
加味逍遙散 56, 73, 79, 248	柴胡桂枝湯 46, 54, 249, 258, 263, 264	疎経活血湯 32, 44, 67	防風通聖散 42, 46, 79, 86, 92, 98, 255, 264
芎帰調血飲 35	柴朴湯 50, 68, 250, 258	大黄甘草湯 41, 68, 252, 264	補中益気湯 64, 75, 255, 263
響声破笛丸 29	柴苓湯 71, 250, 264	大黄牡丹皮湯 72	麻黄湯 44, 255, 257
苦参湯 45	滋陰降火湯 72	大建中湯 49, 57	麻杏甘石湯 258
葛粉 39	滋陰至宝湯 60, 79	大柴胡湯 54, 69, 75, 253, 258, 264	麻杏薏甘湯 91
葛湯 39	紫雲膏 25, 53, 60	大承気湯 264	麻子仁丸 89
荊芥連翹湯 81	四逆散 264	大防風湯 76	無コウイ大建中湯 253
桂枝加葛根湯 257	四君子湯 259, 263	治打撲一方 66, 71	薏苡仁湯 91
桂枝加芍薬湯 257, 264	炙甘草湯 89	治頭瘡一方 49, 78	抑肝散 71, 256
桂枝加朮附湯 257	芍薬甘草湯 41, 61, 251	中黄膏 34, 53	抑肝散加陳皮半夏 71, 75, 256
桂枝加竜骨牡蛎湯 99, 257	蛇庄子湯 62	釣藤散 43, 71, 75, 79, 86, 253	六君子湯 63, 75, 256, 259, 263
桂枝湯 256	十全大補湯 58, 77, 251	通導散 49, 68	竜胆瀉肝湯 67
桂枝人参湯 259	十味敗毒湯 76	桃核承気湯 74, 253	苓桂朮甘湯 256
桂枝茯苓丸 46, 74, 83, 249	潤腸湯 89	当帰飲子 39, 60	
啓脾湯 93		当帰芍薬散 61, 70, 73, 82, 253	
香砂養胃湯 64			

● 欧文索引：生薬のラテン名，基原動植物・鉱物の学名，科名を示す.

A

A. acutiloba Kitagawa var. sugiyamae Hikino 73	A. fauriei H. Léveillé et Vaniot 51	A. spicata Baker 31	Aconiti Radix 84
A. africana Miller 31	A. japonicum Thunberg 84	A. trifoliata Koidzumi 89	Aconitum carmichaeli 134
A. arborescens var. natalensis 31	A. longiligulare T. L. Wu 63	A. villosum Loureiro var. villosum 63	——Debeaux 84
A. cerana Fabricius 98	A. macrocephala Koidzumi 82	Acanthopanax senticosus Harms 59	Akebia quinata 118
A. chinensis Koidzumi 82	A. maritima Linné 61	Achyranthes bidentata Blume 51	——Decaisne 89
	A. mongholicus Bunge 36	Achyranthis Radix 51	Akebiae Caulis 89
	A. ovata De Candolle 82		Alisma orientale Juzepczuk 69
	A. sieboldii F. Maekawa 55		Alismataceae 69
			Alismatis Tuber 69

Aloe	31	
Aloe ferox	141	
——Miller	31	
Alpinia officinarum Hance	92	
Alpinia oxyphylla Miquel	90	
Alpiniae Fructus	90	
Alpiniae Officinarum Rhizoma		
	92	
Amaranthaceae	51	
Ammi visnaga	142	
Amomi Semen	63	
Amomum villosum Loureiro		
var. *xanthioides* T. L. Wu et		
S. J. Chen	63	
Anemarrhena asphodeloides		
Bunge	70	
Anemarrhenae Rhizoma	70	
Angelica acutiloba	138	
——Kitagawa	73	
Angelica dahurica Bentham et		
Hooker filius ex Franchet et		
Savatier	81	
Angelica decursivum Franchet		
et Savatier	65	
Angelicae Acutilobae Radix	73	
Angelicae Dahuricae Radix	81	
Apidae	98	
Apilac	98	
Apis mellifera Linné	98	
Apocynaceae	91, 95	
Araceae	80	
Aralia cordata Thunberg	76	
Araliaceae	59, 76, 77, 78	
Araliae Cordatae Rhizoma	76	
Arctii Fructus	52	
Arctium lappa	24, 139	
——Linné	52	
Arctostaphylos uva-ursi		
Sprengel	35	
Areca catechu Linné	83	
Arecae Semen	83	
Aristolochiaceae	55	
Armeniacae Semen	44	
Artemisia capillaris	137	
——Thunberg	32	
Artemisia cina	115	
—— Berg	61	
Artemisiae Capillaris Flos	32	
Asclepiadaceae	54	
Asiasari Radix	55	
Asiasarum heterotropoides		
F. Maekawa var.		
mandshuricum F. Maekawa		
	55	
Asiasarum sieboldii	136	
Asparagi Radix	72	
Asparagus cochinchinensis		
Merrill	72	
Astilbe thunbergii var.		
congesta	24	
Astragali Radix	36	
Astragalus membranaceus		
Bunge	36	
Atractylodes japonica	118	

——Koidzumi ex Kitamura	81	
Atractylodes lancea	118	
——De Candolle	82	
Atractylodis Lanceae Rhizoma		
	82	
Atractylodis Rhizoma	81	
Atropa belladonna	123	
——Linné	94	
Aurantii Fructus Immaturus	74	
Aurantii Pericarpium	74	

B

B. cerifera Savi forma		
emarginata K. Kimura et		
Sugiyama	72	
B. melanostictus Schneider	97	
Belladonnae Radix	94	
Benincasa cerifera Savi	72	
Benincasae Semen	72	
Berberidaceae	32, 87	
Bezoar Bovis	96	
Bignoniaceae	43	
Boraginaceae	60	
Bos taurus Linné		
var. *domesticus* Gmelin	96	
Bovidae	96	
Bufo gargarizans	121	
——Cantor	97	
Bufonidae	97	
Bufonis Crustum	97	
Bupleuri Radix	54	
Bupleurum falcatum	118	
——Linné	54	

C

C. acuminata Karsten	75	
C. acutifolia Delile	66	
C. aurantium Linné	74	
——var. *daidai* Makino	74	
C. bungei C. A. Meyer	43	
C. chinensis Franchet	37	
C. chinensis Osbeck	31	
C. deltoidea C. Y. Cheng et		
Hsiao	37	
C. foetida Linné	64	
C. heracleifolia Komarov	64	
C. hexapetala Pallas	31	
C. kwangsiensis S. G. Lee et		
C. F. Liang	34	
C. morifolium Ramatulle	42	
C. natsudaidai Hayata	74	
C. phaeocaulis Valeton	34	
C. pinnatifida Bunge		
var. *major* N. F. Brown	54	
C. pubescens Vahl	43	
C. reticulata Blanco	75	
C. sieboldii	25	
C. simplex Turczaninow	64	
C. succirubra Pavón et		
Klotzsch	43	
C. teeta Wallich	37	
C. tora Linné	46	

Caesalpinia sappan Linné	67	
Calumbae Radix	53	
Camellia sinensis	148	
Campanulaceae	42	
Camptotheca acuminata	133	
——Decne	94	
Cancer Tree	94	
Cannabis Fructus	89	
Cannabis sativa	143	
——Linné	89	
Caprifoliaceae	78	
Capsici Fructus	72	
Capsicum annuum Linné	72	
Cardamomi Fructus	64	
Carthami Flos	49	
Carthamus tinctorius Linné	49	
Caryophylli Flos	70	
Cassia angustifolia	141	
——Vahl	66	
Cassia obtusifolia	141	
——Linné	46	
Cassiae Semen	46	
Catalpa ovata G. Don	43	
Catalpae Fructus	43	
Catharanthus roseus	132	
——(L.) G. Don	95	
Cephaelis ipecacuanha	129	
——A. Richard	75	
Chondodendron tomentosum		
	126	
——Ruiz et Pavion	45	
Chrysanthemi Flos	42	
Chrysanthemum indicum		
Linné	42	
Cimicifuga dahurica		
Maximowicz	64	
Cimicifuga simplex	24	
Cimicifugae Rhizoma	64	
Cinae Flos	60	
Cinchona ledgeriana Moens et		
Trimen	43	
Cinchona pubescens	133	
Cinchonae Cortex	43	
Cinnamomi Cortex	46	
Cinnamomum camphora	115	
Cinnamomum cassia	25, 135	
—— J. Presl	46	
Citri Unshiu Pericarpium	75	
Citrus aurantium	146	
——Linné	74	
——Linné var. *daidai* Makino		
	74	
Citrus unshiu	114, 146	
——Marcowicz	75	
Claviceps purpurea	133	
——Tulasne	79	
Clavicipitaceae	80	
Clematidis Radix	31	
Clematis manshurica		
Ruprecht	31	
Cnidii Monnieri Fructus	61	
Cnidii Rhizoma	73	
Cnidium monnieri Cusson	61	
Cnidium officinale Makino	73	

Cocae Folium	51	
Coicis Semen	91	
Coix lacryma-jobi Linné		
var. *mayuen* Stapf	91	
Colchici Semen	53	
Colchicum autumnale	128	
——Linné	53	
Compositae		
	32, 42, 49, 52, 61, 82, 89	
Condurango Cortex	54	
Convolvulaceae	47	
Coptidis Rhizoma	37	
Coptis japonica	125	
——Makino	37	
Cornaceae	56	
Corni Fructus	56	
Cornus officinalis	116	
——Siebold et Zuccarini	56	
Corydalis Tuber	35	
Corydalis turtschaninovii		
Besser forma *yanhusuo*		
Y. H. Chou et C. C. Hsu	35	
Crataegi Fructus	54	
Crataegus cuneata Siebold et		
Zuccarini	54	
Crocus	55	
Crocus sativus	122	
——Linné	55	
Cucurbitaceae	41, 72	
Curare	45	
Curcuma longa Linné	33	
Curcuma zedoaria	117	
——Roscoe	34	
Curcumae Longae Rhizoma	33	
Curcumae Rhizoma	34	
Cynanchum caudatum	24	
Cyperaceae	49	
Cyperi Rhizoma	49	
Cyperus rotundus Linné	49	

D, E

D. batatas Decaisne	57	
D. lanata Ehrhart	58	
D. stramonium Linné	94	
Datura tatula	123	
——Linné	94	
Daturae Folium	94	
Digenea	88	
Digenea simplex C. Agardh	88	
Digitalis	58	
Digitalis purpurea	121	
——Linné	58	
Dioscorea japonica Thunberg		
	57	
Dioscoreaceae	57	
Dioscoreae Rhizoma	57	
Dolichi Semen	85	
Dolichos lablab Linné	85	
E. bodinieri Dode	52	
E. brevicornu Maximowicz	32	
E. equisetina Bunge	88	
E. grandiflorum Morren var.		
thunbergianum Nakai	32	

索引　289

E. intermedia Schrenk et
　C. A. Meyer　88
E. pubescens Maximowicz　32
E. ruticarpa Hooker filius et
　Thomson　52
E. sagittatu Maximowicz　32
E. sempervirens Nakai　32
E. wushanense T. S. Ying　32
Elettaria cardamomum Maton
　64
Eleutherococci Senticosi
　Rhizoma　59
Eleutherococcus senticosus
　Maximowicz　59
Ephedra sinica Stapf　88
Ephedraceae　88
Ephedrae Herba　88
Epimedii Herba　32
Epimedium koreanum Nakai
　32
Ergota　79
Ericaceae　35
Eriobotrya japonica Lindley
　83
Eriobotryae Folium　83
Erythroxylaceae　51
Erythroxylon coca　124
　——Lamarck　51
Erythroxylum coca Lamarck
　51
Eucommia ulmoides Oliver　75
Eucommiaceae　75
Eucommiae Cortex　75
Eugenia caryophyllata
　Thunberg　70
Euodia officinalis Dode　52
Euodiae Fructus　52
Euphorbiaceae　28
Euphoria longana Lamarck　92
Evodia officinalis Dode　52

F

Fel Ursi　97
Foeniculi Fructus　33
Foeniculum vulgare　135
　——Miller　33
Forsythia suspensa Vahl　92
Forsythiae Fructus　92
Fossilia Ossis Mastodi　99
Fritillaria verticillata
　Willdenow var. *thunbergii*
　Baker　79
Fritillariae Bulbus　79

G〜J

G. glabra Linné　41
G. manshurica Kitagawa　67
G. triflora Pallas　67
Gambir　28
Gardenia jasminoides　116, 122
　——Ellis　56
Gardeniae Fructus　56

Gastrodia elata Blume　71
Gastrodiae Tuber　71
Gentiana lutea　116
　——Linné　67
Gentiana scabra　116
　——Bunge　67
Gentianaceae　66, 67
Gentianae Radix　67
Gentianae Scabrae Radix　67
Geraniaceae　47
Geranii Herba　47
Geranium thunbergii Siebold
　et Zuccarini　47
Ginger officinale　117
Ginkgo biloba　118
Ginseng Radix　77
　——Rubra　77
Glehnia littoralis F. Schmidt ex
　Miquel　80
Glehniae Radix cum Rhizoma　80
Glycyrrhiza uralensis　118
　——Fisher　41
Glycyrrhizae Radix　41
Gramineae　50, 80, 85, 91
Gypsum Fibrosum　98
Halichondria okadai　194
Houttuynia cordata　24
　——Thunberg　62
Houttuyniae Herba　62
Hydrangea macrophylla　149
　——Seringe var. *thunbergii*
　Makino　30
Hydrangeae Dulcis Folium　30
Illiciaceae　33
Illicium verum　136
　——Hooker filius　33
Imperata cylindrica Beauvois
　85
Imperatae Rhizoma　85
Ipecacuanhae Radix　75
Ipompea batatas Poiret　49
Iridaceae　55
Jaborandi Folium　90
Jateorhiza columba Miers　53

K〜O

Kasseki　98
Koi　47
L. barbarum Linné　45, 60
L. brownii F. E. Brown　81
　——var. *colchesteri* Wilson　81
L. pumilum De Candolle　81
L. sibiricus Linné　90
Labiatae　36, 38, 39, 46, 68, 79, 90
Lardizabalaceae　89
Lauraceae　34, 46
Leguminosae
　36, 39, 40, 41, 45, 47, 66, 67, 84
Leonuri Herba　90
Leonurus japonicus Houttuyn
　90
Liliaceae
　31, 36, 53, 56, 70, 72, 79, 81

Lilii Bulbus　81
Lilium lancifolium Thunberg
　81
Lindera strychnifolia
　Fernandez-Villar　34
Linderae Radix　34
Lithospermi Radix　60
Lithospermum erythrorhizon
　25
　——Siebold et Zuccarini　60
Lithospermum officinale　26
Loganiaceae　45, 87
Longan Arillus　92
Lonicera japonica　27
　——Thunberg　78
Lonicerae Folium cum Caulis　78
Lycii Cortex　59
Lycii Fructus　44
Lycium chinense Miller　45, 60
M. denudata Desrousseaux　65
M. heptapeta Dandy　64
M. hypoleuca Siebold et
　Zuccarini　50
M. kobus De Candolle　65
M. officinalis Rehder et
　E. H. Wilson　50
　——var. *biloba* Rehder et
　E. H. Wilson　50
M. salicifolia Maximowicz　65
M. sprengeri Pampanini　65
Madagascar Periwinkle　95
Magnolia biondii Pampanini　64
Magnolia obovata　117, 126, 139
　——Thunberg　50
Magnoliaceae　50, 65
Magnoliae Cortex　50
Magnoliae Flos　64
Malloti Cortex　28
Mallotus japonicus Müller
　Argoviensis　28
Manihot esculenta Crantz　47
Marsdenia cundurango
　Reichenbach filius　54
Medicago sativa　188
Menispermaceae　45, 53, 85
Mentha arvensis　114
　——Linné var. *piperascens*
　Malinvaud　79
Menthae Herba　79
Moraceae　67, 89
Mori Cortex　67
Morus alba Linné　67
Moutan Cortex　86
Myrisitica fragrans　136
　——Houttuyn　76
Myristicaceae　76
Myristicae Semen　76
Myrtaceae　70
N. forbesii Boissieu　44
N. pumila De Candolle　65
Nelumbinis Semen　92
Nelumbo nucifera Gaertner　92
Nicotiana tabacum　123
Notopterygii Rhizoma　44

Notopterygium incisum Ting
　ex H. T. Chang　44
Nuphar japonica　134
　——De Candolle　65
Nupharis Rhizoma　65
Nymphaeaceae　65, 92
Nyssaceae　94
Oleaceae　92
Ophiopogon japonicus
　Ker-Gawler　79
Ophiopogonis Radix　79
Opium　29
Orchidaceae　71
Oryza sativa Linné　49, 50
Oryzae Fructus　50
Ostrea gigas Thunberg　97
Ostreae Testa　97
Ostreidae　97

P

P. americana　24
　——L. var. *ansu* Maximowicz
　44
P. chinense Schneider　37
P. cyrtonema Hua　36
P. decursivum Maximowicz　65
P. falcatum A. Gray　36
P. jaborandi Holmes　90
P. moutan Sims　86
P. persica Batsch var. *davidiana*
　Maximowicz　73
P. schinseng Nees　77
P. senega Linné var. *latifolia*
　Torrey et Gray　38
P. sibirica Linné　44
P. sibiricum Redouté　36
Paeonia lactiflora　115
　——Pallas　61
Paeonia suffruticosa　115
　——Andrews　86
Paeoniaceae　61, 86
Paeoniae Radix　61
Palmae　83
Panacis Japonici Rhizoma　78
Panax ginseng　118
　——C. A. Meyer　77
Panax japonicus C. A. Meyer
　78
Papaver somniferum　126
　——Linné　29
Papaveraceae　29, 35
Pausinystalia yohimbe　131
Pedaliaceae　52
Perilla frutescens　114
　——Britton var. *crispa*
　W. Deane　68
Perillae Herba　68
Persicae Semen　73
Peucedani Radix　65
Peucedanum praeruptorum
　Dunn　65
Pharbitidis Semen　47
Pharbitis nil Choisy　47

Phellodendri Cortex 36
Phellodendron amurense
　　　　　　　119, 125
　　——Ruprecht 37
Physostigma venenosum 130
　　——Balfour 40
Physostigmatis Semen 40
Phytolacca esculenta 24
Picrasma quassioides 119
　　——Bennet 76
Picrasmae Lignum 76
Pilocarpus microphyllus Stapf
　　　　　　　90
Pimpinella anisum 136
Pinellia ternata Breitenbach 80
Pinelliae Tuber 80
Piper nigrum 124
Plantaginaceae 62
Plantaginis Herba 62
Plantaginis Semen 62
Plantago asiatica Linné 62
Platycodi Radix 42
Platycodon grandiflorus A. De
　　Candolle 42
Podophylli Rhizoma 87
Podophyllum peltatum 139
　　——Linné 87
Pogostemi Herba 39
Pogostemon cablin Bentham 39
Polygala senega Linné 38
Polygala tenuifolia 118
　　——Willdenow 37
Polygalaceae 37, 38
Polygalae Radix 37
Polygonaceae 38, 68
Polygonati Rhizoma 36
Polygonatum kingianum
　　Collette et Hemsley 36
Polygoni Multiflori Radix 38
Polygonum multiflorum 24
　　——Thunberg 38
Polyporaceae 71, 83
Polyporus 71
Polyporus umbellatus Fries 71
Poria 83
Poria cocos Wolf 83
Processi Aconiti Radix 84
Prunella vulgaris Linné
　　var. *lilacina* Nakai 38
Prunellae Spica 38

Prunus armeniaca Linné 44
Prunus persica Batsch 73
Pueraria lobata 148
　　——Ohwi 39
Puerariae Radix 39

R, S

R. coreanum Nakai 68
R. glutinosa Liboschitz 58
R. officinale Baillon 68
R. tanguticum Maximowicz 68
Rabdosia japonica 118
Ranunculaceae 31, 37, 64, 84
Rauwolfia serpentina 131
　　——Bentham 91
Rauwolfiae Radix 91
Rehmannia glutinosa 116
　　——Liboschitz var. *purpurea*
　　Makino 57
Rehmanniae Radix 57
Rhamnaceae 69
Rhei Rhizoma 68
Rheum palmatum 141, 149
　　——Linné 68
Rhodomelaceae 88
Rosa multiflora Thunberg 35
Rosaceae 35, 44, 54, 73, 83
Rosae Fructus 35
Rubiaceae 28, 43, 56, 71, 75
Rutaceae 37, 52, 57, 74, 75, 90
S. carniolica Jacquin 93
S. parviflora Nakai 93
Saccharopolyspora erythraea
　　　　　　　144
Salix alba 48, 173
Sapindaceae 92
Saposhnikovia divaricata
　　Schischkin 86
Saposhnikoviae Radix 86
Sappan Lignum 67
Saururaceae 62
Saussurea lappa Clarke 89
Saussureae Radix 89
Saxifragaceae 30
Schisandra chinensis 139
　　——Baillon 53
Schisandraceae 53
Schisandrae Fructus 53

Schizonepeta tenuifolia
　　Briquet 46
Schizonepetae Spica 46
SciFinder Scholar 205
Scopolia japonica 123, 137
　　——Maximowicz 93
Scopoliae Rhizoma 93
Scrophulariaceae 58
Scutellaria baicalensis 146
　　——Georgi 36
Scutellariae Radix 36
Secale cereale Linné 80
Senegae Radix 38
Sennae Folium 66
Sesami Semen 52
Sesamum indicum 139
　　——Linné 52
Simaroubaceae 76
Sinomeni Caulis et Rhizoma 85
Sinomenium acutum Rehder
　　et E. H. Wilson 85
Smilacis Rhizoma 56
Smilax glabra Roxburgh 56
Solanaceae 45, 60, 72, 93, 94
Solanum tuberosum Linné 49
Sophora flavescens 125
　　——Aiton 45
Sophorae Radix 45
Stevia rebandiana 118
Strophanthus glatus 121
Strychni Semen 87
Strychnos nux-vomica 132
　　——Linné 87
Strychnos toxifera Bentham 45
Styphnolobium japonicum 146
Swertia japonica 116
　　——Makino 66
Swertiae Herba 66
Syzygium aromaticum
　　　　　　　117, 136
　　——Merrill et L. M. Perry 70

T ~ Z

T. bracteata Voigt 41
T. brevifolia Nuttall 95
T. cucumeroides 27
T. kirilowii Maximowicz
　　var. *japonica* Kitamura 40

Tanacetum cinerariifolium
　　　　　　　115
Taxaceae 95
Taxus baccata Linné 95
Taxus brevifolia 118
Tribuli Fructus 60
Tribulus terrestris Linné 60
Trichosanthes kirilowii
　　Maximowicz 40
　　——var. *japonica* 26
Trichosanthis Radix 40
U. macrophylla Wallich 71
U. sinensis Haviland 71
Umbelliferae 33, 44, 54, 61, 65,
　　　　　73, 80, 81, 86
Uncaria gambir Roxburgh 28
Uncaria rhynchophylla 131
　　——Miquel 71
Uncariae Uncis cum Ramulus 71
Uriginea scilla 121
Ursidae 97
Ursus arctos Linné 97
Uvae Ursi Folium 35
Valeriana fauriei Briquet 39
Valerianaceae 40
Valerianae Fauriei Radix 39
Vanilla planifolia 137
Wolfiporia cocos Ryvarden et
　　Gilbertson 83
Yew 95
Zanthoxyli Piperiti Pericarpium
　　　　　　　57
Zanthoxylum piperitum De
　　Candolle 57
Zea mays Linné 47
Zingiber officinale Roscoe 63
Zingiberaceae
　　　　33, 34, 63, 64, 90, 92
Zingiberis Rhizoma 63
　　——Processum 63
Ziziphi Fructus 68
Ziziphus jujuba Miller
　　var. *inermis* Rehder 68
Ziziphus jujuba Miller
　　var. *spinosa* Hu ex H. F. Chou
　　　　　　　69
Zizyphi Semen 69
Zygophyllaceae 60

編者略歴

青木　俊二（あおき　しゅんじ）

1964 年　大阪府生まれ
1994 年　大阪大学大学院薬学研究科博士後期課程中途退学
現　在　兵庫医科大学薬学部教授
専　門　天然薬物学
博士（薬学）

ベーシック薬学教科書シリーズ ⑦　**生薬学・天然物化学**（第 3 版）［電子版教科書付］

第 1 版	第 1 刷	2008 年 3 月 10 日
第 2 版	第 1 刷	2012 年 4 月 10 日
第 2 版増補版	第 1 刷	2024 年 3 月 1 日
第 3 版	第 1 刷	2025 年 4 月 30 日

検印廃止

JCOPY 〈出版者著作権管理機構委託出版物〉

本書の無断複写は著作権法上での例外を除き禁じられています．複写される場合は，そのつど事前に，出版者著作権管理機構（電話 03-5244-5088，FAX 03-5244-5089，e-mail: info@jcopy.or.jp）の許諾を得てください．

本書のコピー，スキャン，デジタル化などの無断複製は著作権法上での例外を除き禁じられています．本書を代行業者などの第三者に依頼してスキャンやデジタル化することは，たとえ個人や家庭内の利用でも著作権法違反です．

編　　者　青木　俊二
発 行 者　曽根　良介
編集担当　栫井　文子
発 行 所　㈱化学同人

〒600-8074　京都市下京区仏光寺通柳馬場西入ル
編 集 部　TEL 075-352-3711　FAX 075-352-0371
企画販売部　TEL 075-352-3373　FAX 075-351-8301
　　　　　　　　　　　振　替　01010-7-5702
e-mail　webmaster@kagakudojin.co.jp
URL　https://www.kagakudojin.co.jp

印刷
製本　㈱創栄図書印刷

Printed in Japan　©S. Aoki *et al.*　2025　無断転載・複製を禁ず
乱丁・落丁本は送料小社負担にてお取りかえいたします．

ISBN978-4-7598-2395-0

薬学教育モデル・コアカリキュラムに準拠

ベーシック
薬学教科書シリーズ

＜編集委員＞

杉浦幸雄（京都大学名誉教授・薬学博士）　　**野村靖幸**（久留米大学医学部客員教授・薬学博士）

夏苅英昭（新潟薬科大学薬学部客員教授・薬学博士）　　**井出利憲**（広島大学名誉教授・薬学博士）

平井みどり（神戸大学名誉教授・医学博士）

本 シ リ ー ズ の 特 徴

◆ 薬学教育モデル・コアカリキュラムに準拠

◆ 基礎科目から専門科目までを網羅

◆ すべての薬学生が理解しておかねばならない選びぬかれた内容

◆ 学問としての基礎的な事項を重要視

◆ 全体にわたって図表・写真が豊富，ビジュアルで理解しやすい2色刷

シリーズラインナップ

白ヌキ数字は既刊

1 薬学概論・ヒューマニズム	小澤孝一郎 編	12 環 境（増補版）	武田　健・太田　茂 編
2 分析科学（第3版）	萩中　淳 編	13 疾患病態学	藤村欣吾 編
3 物理化学（第2版増補版）	石田寿昌 編	14 機能形態学	玄番宗一 編
4 無機化学（増補版）	青木　伸 編	15 微生物学・感染症学（第3版）	塩田澄子・黒田照夫 編
5 有機化学（第3版） 夏苅英昭・高橋秀依 編		16 薬 理 学（第2版）	金子周司・村山俊彦 編
6 創薬科学・医薬化学（第2版増補版） 橘高敦史 編		17 医薬品安全性学（増補版）	漆谷徹郎 編
7 生薬学・天然物化学（第3版）	青木俊二 編	18 薬物動態学	橋田　充 編
8 生 化 学	中西義信 編	19 薬物治療学（第2版増補版） 平井みどり・三木知博 編	
9 ゲノム薬学	田沼靖一 編	20 薬 剤 学（第2版）	北河修治 編
10 免 疫 学（第3版）	土屋孝弘 編	21 医薬品情報学（第2版増補版） 上村直樹・下平秀夫 編	
11 健 康	武田　健・太田　茂 編		

★書名等は変更されることがございます．あらかじめご了承ください．

☞ 詳細情報は，化学同人ホームページをご覧ください． https://www.kagakudojin.co.jp

天然物化学——生命現象の解明と天然物の有効利用

● 昆虫ホルモン類 ●

エクジソン(ecdysone)/ 前胸腺にあり, 脱皮, 変態を促進

幼若ホルモン(juvenile hormone : JH)/ 脳のうしろにあるアラタ体にあり, 変態を抑制しながら幼虫の成長を促進

	R^1	R^2
JH I	CH_2CH_3	CH_2CH_3
JH II	CH_2CH_3	CH_3
JH III	CH_3	CH_3

● 昆虫フェロモン類 ●

ボンビコール(bombykol)/ カイコガ雌の性フェロモン

ディスパーリュア(disparlure)/ マイマイガ雌の性フェロモン / マイマイガの幼虫は木の葉を食べる

ペリプラノン B(periplanone B)/ ワモンゴキブリ雌の性フェロモン/ ワモンゴキブリは, 代表的な家屋性害虫種

リンゴコカクモンハマキ雌の性フェロモン / リンゴコカクモンハマキは, 果実被害, 新梢被害をもたらす

ラセンウジバエの性フェロモン / ラセンウジバエは, 人畜に有害な病原菌を運ぶ

(1S, 4R, 5R)-アコラジエン〔(1S, 4R, 5R)-acoradiene〕/ オオツノコクヌストモドキ雄の集合フェロモン / オオツノコクヌストモドキは, 食品害虫

(S)-(−)-イプセノール〔(S)-(−)-ipsenol〕/ マツクイムシの集合フェロモン

(−)-ラーレン酸〔(−)-lurlenic acid)〕/ 緑鞭毛藻の性フェロモン

(4R, 9Z)-9-オクタデセン-4-オリド〔(4R, 9Z)-octadecen-4-olide〕/ スグリハバチ雌の性フェロモン / スグリハバチは, アカスグリを食べる害虫